# 존스 홉킨스도 위험한 병원이었다

# 존스 홉킨스도 위험한 병원이었다

## 환자가 안전한 스마트 병원 만들기

피터 프로노보스트, 에릭 보어 지음 | **강병철** 옮김

☑ SAFE PATIENTS,
☑ SMART HOSPITALS

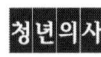

SAFE PATIENTS, SMART HOSPITALS
Copyright @ 2010 By Peter Pronovost and Eric Vohr
Korean Translation Copyright @ 2012 By The Korean Doctors' Weekly

This Korean Edition Is Published By Arrangement With Peter Pronovost and Eric Vohr
c/o LJK Literary Management, LLC. Through Duran Kim Agency.

환자가 안전한 스마트 병원 만들기

# 존스 홉킨스도 위험한 병원이었다

지은이 | 피터 프로노보스트, 에릭 보어
옮긴이 | 강병철

펴낸날 | 초판 1쇄 2012년 11월 30일
　　　　초판 6쇄 2020년　6월 23일

펴낸이 | 이왕준
펴낸곳 | ㈜청년의사
출판신고 | 제313-2003-305호(1999년 9월 13일)
주소 | (04074) 서울시 마포구 상수동 324-1 한주빌딩 4층
전화 | 02-3141-9326
팩스 | 02-2643-0852
전자우편 | books@docdocdoc.co.kr
홈페이지 | www.docbooks.co.kr

저작권 ⓒ 피터 프로노보스트, 에릭 보어, 2010
한국어판 저작권 ⓒ 청년의사, 2012

한국어판 저작권은 듀란킴에이전시를 통해 저작권자와 독점 계약한 ㈜청년의사에 있습니다.
저작권법에 의해 한국 내에서 보호를 받는 저작물이므로 무단 전재와 무단 복제를 금합니다.

ISBN 978-89-91232-49-5 03510

책값은 뒤표지에 있습니다.
잘못 만들어진 책은 바꿔드립니다.

이 책을 나의 아버지께 바칩니다. —P. P.

# 차례

# 옮긴이의 말

살다가 한번쯤은 병원 신세를 지게 된다. 신체적으로는 물론 정신적으로 가장 취약한 때 자신을 맡기는 곳이 병원이다. 따라서 누구나 병원이 가장 안전한 곳이기를 바란다. 그러나 실제로 병원은 얼마나 안전한 것일까?

십여 년 전 미국의 통계에 의하면 예방 가능한 의학적 실수로 사망하는 환자 수가 연간 5만에서 10만 명이라고 한다. 우리나라에서는 정확한 통계가 없지만 역시 상당한 숫자의 의료사고가 있을 것으로 추정하고 있다. 이런 경우 사람들은 흔히 의사를 비난하지만 의사들이 자신의 환자를 의도적으로 위험에 빠뜨리지는 않는다는 점을 생각한다면 문제의 원인이 다른 곳에 있다는 사실을 쉽게 알 수 있다. 사실 의사든 간호사든 그밖에 환자 진료에 관계하는 어떤 사람도 환자의 건강을 위해 최선을 다하고자 하는 선의를 가지고 있다. 그럼에도 불구하고 의료사고가 끊이지 않는 이유는 행정적 문제, 문화적 문제, 의료 시스템의 문제, 권위주의와 무관심 등에 있다.

이 책의 저자 피터 프로노보스트 박사는 흔히 세계 최고의 병원이라고 하는 존스 홉킨스에서 환자 안전성의 문제를 연구하고 있었다. 일상적 연구를 수행하던 그에게 엄청난 자극이 된 사건은 18개월의 귀여운 소녀가 화상으로 입원했다가 의료사고로 목숨을 잃은 일이었다. 이 사건을 계기로 그는 의료의 안전성을 위협하는 문제를 본격적으로 파고들어 현대 의료의 눈부신 발전에도 불구하고 여전히 환자들이 위험에 처해 있는 현실을 타개하고자 좌충우돌하기 시작한다.

그가 문제를 해결하기 위해 도입한 것은 체크리스트였지만, 정작 중요한 것은 의료 현장에 만연한 의사소통의 부재, 팀워크의 실패, 권위적 위계질서 등 문화적 요소였다. 그는 간호사들로 하여금 의사를 감시하게 한다든지, 회진에 의사와 간호사, 심지어 보호자를 참여시킨다든지 하는 획기적인 조치를 도입하여 수많은 저항에 직면하지만 결국 중요한 것은 환자의 안전과 건강이라는 신념으로 모든 난관을 헤쳐 나간다. 결국 그가 개발한 방법은 존스 홉킨스라는 하나의 의료 기관을 넘어 전 미국, 나아가 WHO의 지원을 얻어 전 세계로 뻗어나가게 된다.

이 책은 이러한 과정 중에 그가 겪은 일들을 기술한 일종의 회고담으로 의료에 있어 환자 안전성이라는 문제를 고민하는 사람들에게 영감을 불러일으킬 수많은 통찰과 일화를 가득 담고 있다. 카테터의 교체 시기를 쉽게 알 수 있도록 다른 색깔의 스티커를 붙이는 일부터 의료 산업계 전체를 움직이기까지, 간호사들과의 조그만 회의로부터 하원 청문회에 이르는 모든 모임에서 사람들을 설득하기까지, 또한 권위주의에 젖은 동료 의사들에게 의료의 목표를 상기시키고 때로는 얼굴을 붉히는 일마저 불사하는 저돌성에 이르기까지 환자 안전성이라는 목표를 이루기 위해 모든 노력을 기울이는 과정이 생생하게 기술되어 의료를 모르는 사람이 읽기에도 흥미진진하다.

이 책은 일차적으로 의료 현장에 있는 사람들을 위한 책이다. 그러나 의사소통과 팀워크, 낡은 문화의 개선을 꿈꾸는 사람이라면 누구든 이 책을 통해 용기와 지혜, 그리고 실질적인 아이디어를 얻을 수 있을 것이다. 저자가 말하고 있듯 그가 이루어낸 것은 '세상을 보다 좋은 곳으로 만들고 자기 자신을 넘어선 어떤 것에 기여하며, 확실한 성과를 얻으면서도 혁신을 촉진시키고 헌신과 성취를 자랑스럽게 여기기 위해 꼭 필요한 것들'이기 때문이다.

2012년 11월
강병철

# 서문

2001년 1월 어느 서늘한 저녁, 킹 가족은 식사를 하기 위해 부엌이자 식사 공간이자 거실이자 놀이 공간인 어수선한 방에 둘러앉았다. 이들 6인 가족은 얼마 전 볼티모어 외곽의 풀이 무성한 언덕 위에 서 있는, 금방이라도 무너질 듯한 이 녹색 지붕 집에 이사와 한창 뜯어고치는 중이었다. 방들은 엉망이었고 복도에는 각목과 합판이 어지럽게 쌓여 있었다.

   부엌도 쓸 수 없었으므로, 저녁은 밖에서 사 온 태국 음식이었다. 소렐 킹Sorrel King은 새 집을 보러 버지니아에서 직접 차를 몰고 온 어머니를 환영하는 뜻에서 와인 병을 땄다. 18개월 된 막내 조시Josie가 조그만 카세트에서 흘러나오는 바니 노래 '아이 러브 유I Love You'에 맞춰 춤을 추었다. 잭(6세), 렐리(5세), 에바(3세) 등 다른 세 아이들은 좋아하는 TV 만화 '러그래츠Rugrats'를 보러 위층으로 올라 갔다. 소렐과 남편 토니, 그리고 다들 '빅 렐Big Rel'이라고 부르는 그녀의 어머니는 종이 접시에 태국식 볶음국수와 치킨카레를 퍼 담고 와인 잔을 기울이며 앞으로 해야 할 일을 의논했다. 갑자기 소렐은 바니 노래가 멈췄다는 사실을 깨달았다.

"조시는 어디 갔을까?"

막내가 보이지 않자 그녀는 걱정스런 목소리로 물었다. 말이 채 끝나기도 전에 겁에 질린 비명이 낡은 집을 뒤흔들었다.

그날 저녁 일찍, 빅 렐은 킹 가족이 평소에는 사용하지 않는 위층 욕실에서 거품 목욕을 하며 아이들과 놀았다. 또래보다 빠른 편인 조시는 욕실에 있는 낡은 주철 욕조를 너무나 좋아했다. 빅 렐은 호기심 많은 아이가 바닥에 흘러넘친 하얀 거품 위에 장난감 비행기를 띄우며 놀도록 했다. 어른들이 저녁을 먹는 동안, 조시는 형제들을 따라 위층으로 올라가서는 낡은 욕조로 직행했다.

소렐은 비명을 듣자마자 위층으로 뛰어 올라갔다. 조시는 욕실에서 팔을 양쪽으로 벌린 채 미친 듯이 소리를 지르고 있었다. 분홍색 유아복이 흠뻑 젖어 있었다. 소렐은 토니에게 구급차를 부르라고 소리 지르며 아이의 옷을 허겁지겁 벗겼다. 파자마는 너무 뜨거워 만지기도 어려울 정도였는데, 고무로 된 발 부분은 특히 심했다. 드러난 피부는 붉게 벗겨져 아이의 밝은 푸른색 눈동자와 마구 헝클어진 부드러운 금발 머리칼과 뚜렷한 대조를 이루었다. 소렐은 욕조를 들여다보았다. 반쯤 차 있는 물 위로 조시의 장난감 비행기가 무심히 떠 있었다. 물에 손을 대보았다. 깜짝 놀랄 정도로 뜨거웠다.

조시는 비행기를 다시 욕조에 띄우고 싶어서 수도꼭지를 돌린 것이 틀림없었다. 안타깝게도 아이가 선택한 것은 뜨거운 쪽이었다. 소렐은 낡은 집의 물탱크가 고장 나 조시의 피부에 쏟아진 물의 온도가 거의 끓는 물에 가까웠다는 사실을 나중에야 알았다.

구급대원들은 아이의 팔과 다리에 조심스럽게 하얀 거즈를 감은 후 구급차에 태웠다. 전신의 60퍼센트에 2도 화상을 입은 상태였다. 누구에게든 심각한 상처였겠지만 이렇게 어린 나이라면 생명이 위험했다. 구급차에 함께 타고 병원으로 달리는 동안 소렐의 시선은 고통스러워하는 아이에게서 떠날 줄 몰랐다. 그녀는 끊임없이 되뇌었다.

"괜찮을 거야, 우리 아이는 괜찮을 거야."

조시가 존스 홉킨스 베이뷰 병원에 도착한 후, 의료진은 화상 때문에 정맥주사를 하는 데 애를 먹었다. 아이는 가장 중한 환자를 치료하기 위한 장비가 갖춰진 어린이 중환자실pediatric intensive care unit, PICU로 옮겨졌다.

2도 화상을 입으면 피부에서 체온과 수분을 조절하는 능력이 없어진다. 성인에 비해 몸무게 대비 피부 면적이 넓은 어린이에게는 더욱 심각한 문제다. 또한 2도 화상은 3도 화상보다 통증이 심하다. 신경 근육이 죽지 않고 남아 있어 감각을 느낄 수 있기 때문이다. 2도 화상의 심한 통증은 심장박동 수를 증가시키고 혈압을 상승시키는 등 심각한 생리학적 문제를 일으킬 수 있다.

조시에게 가장 시급한 문제는 정맥을 통해 수액을 공급하는 것이었으므로 의사들은 우선 아이의 목과 손목, 허벅지 안쪽에 정맥주사를 했다. 그러나 며칠 후에는 수술실에서 이 라인들을 제거하고 혈관을 따라 반영구적으로 쓸 수 있는 튜브를 심장 바로 옆까지 밀어 넣었다. 수액과 영양소, 약물을 보다 효율적으로 투여하는 한편, 심장 기능도 모니터하기 위한 조치였다.

막내가 인공호흡기를 비롯한 온갖 복잡한 기계에 매달려 중환자실에 누워 있는 동안, 소렐과 토니는 수심에 가득 차 병상을 지켰다. 그들의 세계에서는 모든 것이 정지한 채였다.

그들 가족은 버지니아 주 리치몬드에서 살다 1999년 볼티모어로 옮겨왔다. 34세의 토니는 와초비아<sup>Wachovia, 미국 종합 금융사. 2008년 웰즈파고에 합병됨-역주</sup>에서 투자상담사로 일하던 중 볼티모어에 새로운 지점이 생기면서 전근 발령을 받았다. 역시 34세였던 소렐은 여성 의류 디자이너로서 성공적인 경력을 잠시 접고 가사에 전념하기로 했다.

이들은 젊고 행복한 가족의 전형이었다. 바닥엔 장난감들이 흩어져 있고 아이들은 이리저리 뛰어다니고, 항상 쾌활한 커다란 개가 함께 뒹굴었다. 조시는 집안의 막내로서 특권을 누렸다. 이제 막 '사랑해, 사랑해'라는 말을 배운 아이는 언니, 오빠들을 끔찍이 좋아했다. 무엇보다 부모에게 귀여운 짓을 많이 해서 사랑을 독차지했다.

그러던 아이가 이제는 조그만 병상에 미동도 않고 누워 있다. 부부의 모든 관심은 살아남기 위해 사투를 벌이는 어린것에게 향했다. 병원은 소렐의 새로운 집이 되었다. 종종 남편과 워싱턴에서 날아온 동생 마가렛이 곁에 있었지만 그녀가 아이 곁을 떠나는 경우는 거의 없었다.

소렐은 언제나 도움이 되려고 했기 때문에 이내 의료진과 친해졌다. 종종 커피와 머핀을 가져왔으며 최대한 진료를 방해하지 않으려고 애썼다.

"저는 존스 홉킨스 의료진이 매우 훌륭하다고 생각했고, 그들이 조시를 돌봐주는 것이 너무나 고마웠어요."

소렐의 말이다.

"전 모든 것에 감동받았죠. 중환자실에서 보낸 모든 순간, 의사들, 간호사들, 모든 것이 놀라웠어요. 커피와 머핀을 사러갈 때면 병원 복도의 포스터들을 눈여겨보곤 했죠. 존스 홉킨스를 미국에서 최고의 병원으로 선정한 〈유에스 뉴스 앤 월드 리포트US News and World Report〉 표지가 실린 포스터 말이에요. 여기 오게 돼서 정말 다행이라고 생각하며 말이에요."

입원 초기, 의사와 간호사들은 조시를 치료하는 데 최선을 다했다. 외과 의사들은 수술실에서 화상을 입지 않은 부위의 피부를 이식했다. 조시에게서 얻을 수 없는 부분은 기증자의 피부를 사용했다. 죽은 조직을 제거하고 정기적으로 멸균 드레싱을 교체하여 감염을 예방하고, 통증을 덜어주기 위해 강력한 마약을 안전하게 투여하는 '통증 펌프'를 이식했다.

조시 곁에 있지 않을 때, 소렐은 상태가 매우 중한 환자들을 위해 특별히 마련된 방에서 잠을 잤다. 의료진은 집에 가서 제대로 휴식을 취하라고 했지만 그녀는 막내 곁에 있고 싶었다.

"조시는 제 아이니까 제가 돌볼게요. 곁에 있을래요."

그녀가 자는 방은 사생활을 보호하기 위해 침대마다 커튼이 드리워져 있었다. 소렐은 대개 제일 늦게 들어가 가장 먼저 나왔기 때문에 다른 사람들과 마주치는 일이 없었다. 그러나 방 한구석에 이곳을 거쳐 간 부모들이 남기고 싶은 말을 적어두는 일기가 놓여 있었다. 어느 날 밤 소렐은 일기를 집어 들고 읽기 시작했다.

"그 이야기들이 기억나요. 몇 개는 외국어로 씌어 있었죠. 제가 이해할 수 있었던 것들은 낫 모양의 적혈구 빈혈과 암에 걸린 아이들에 관한 얘기였어요. 그들은 세계 각지에서 존스 홉킨스를 찾아왔어요. 정말 심각한 문제들을 갖고 왔구나 하는 생각을 했죠. 저와는 상관없는 얘기였죠. 조시는 며칠 있으면 집에 갈 거였으니까요."

소렐의 회상이다.

조시가 치료받는 동안 소렐은 화상에 관한 책을 닥치는 대로 읽고 의사들과 정기적으로 치료에 관해 상의했다. 잠깐 병원을 비울 때는 집에 있는 아이들과 시간을 보내기 위한 것이었다. 그녀의 어머니는 볼티모어에 머무르며 집과 아이들을 돌봤다.

아이의 상태는 점차 나아졌다. 인공호흡기도 떼고 화상을 입은 자리 역시 아물어갔다. 아이는 고형식을 먹기 시작했다.

"조시는 급식 튜브를 갖고 있었지만, 이제 젤리-오$^{Jelly-O,\ 젤라틴으}$$_{로\ 만든\ 디저트-역주}$를 먹기 시작했어요. 포크를 사용하려고 애쓰면서요. 먹는 것만 봐도 어찌나 기쁘던지. 아이가 정상을 되찾기 시작하니 정말 행복했어요."

그리고 최고의 뉴스가 들려왔다. 빠르면 열흘 안에 퇴원할 수도 있을 거라는 것이었다.

"아이가 퇴원할 거라는 소식을 들은 그날은 일생 중 가장 행복한 날이었어요."

소렐의 말이다.

밸런타인데이 전날, 조시의 상태는 더욱 좋아져 중환자실에서 중간 단계 병동으로 옮길 수 있었다. 퇴원을 준비하기 위해 의사들은 통증 펌프를 제거하고, 진통제 금단 현상을 누그러뜨리는 데 도움이 되는 메타돈을 투여하기 시작했다.

조시의 언니, 오빠들 역시 집에 오는 동생을 맞이하기 위해 색색 풍선을 불고 카드를 쓰느라 바빴다. 소렐은 조시의 방을 다시 꾸밀 계획에 착수했다.

"큰애들 방처럼 꾸며주려고 했어요."

또한 소렐은 아이를 그토록 잘 돌봐준 의사와 간호사들을 비롯하여 그 어려운 고비를 넘기는 데 도움을 준 모든 사람을 위한 파티를 준비했다. 일이 잘못되기 시작한 것은 바로 그때였다.

조시가 열이 나더니 규칙적으로 토하기 시작한 것이다. 2월 18일에는 체온이 38.9도에 이르렀다. 2월 19일 시행한 검사상 중심 정맥관에서 채취한 혈액에서 세균 감염이 확진되었다. 소위 중심 정맥관 패혈증이었다. 의사들은 중심 정맥관을 제거하고 경구용 항생제를 투여했다. 이러한 감염에는 원래 정맥주사용 항생제를 써야 하지만 조시는 화상 흉터 때문에 정맥주사가 어려워 경구용 항생제를 시작한 것이었다. 의사들이 처음부터 상황이 오래가리라 생각했다면 보다 열심히 정맥 라인을 확보하려고 노력했겠지만, 대부분 조시가 머지않아 집에 갈 수 있을 거라고 믿고 있었다.

조시는 계속 토했으며 설사까지 겹쳤다. 항생제 치료를 하면 음식물의 소화를 돕는 이로운 세균도 함께 죽기 때문에 설사가 동반되는 일이 많다. 정맥주사를 통해 신체에 수분을 공급할 수 없었으므로 설사와 구토를 할 때마다 몸에서 물이 빠져나갔다.

소렐은 아이가 계속 울면서 마실 것을 가진 사람이 곁에 올 때마다 손을 내민다는 사실을 알아차렸다. 소렐은 간호사들에게 조시가 탈수된 것 같다고 말했다. 그러나 간호사들은 물이나 주스를 허용하지 않고 얼음 조각만 줄 뿐이었다. 마실 것을 주면 설사와 구토가 심해져서 상태가 더욱 나빠질 것이라고 했다. 소렐의 요청에 따라 의사들은 조시의 심장박동 수, 호흡수, 혈압, 체온, 체중 등을 측정했다. 또한 '들어간 양'과 '나온 양', 즉 섭취한 음식과 음료, 소변과 대변은 물론 구토한 양을 검토했다.

"활력징후는 정상이라고 하더군요. 그래서 '아이가 정말 목말라 해요. 정맥주사를 하면 안 될까요?'하고 물었죠. 의사들은 '조시는 괜찮아요. 병원에 오래 있다 보면 그럴 수도 있어요.'라고 대답했어요."

소렐은 아이의 상태가 계속 나빠지는 것 같아 걱정이 되었다. 의사와 간호사들이 자기가 걱정하는 것을 과연 제대로 보고 있는지 확신할 수 없었다. 치료진이 제대로 평가하지 못하는 부분에 대해 부모들이 귀중한 통찰을 제공하는 일이 종종 있다. 이 경우에도 소렐이 옳았다. 경구용 항생제 때문에 조시의 소화관에서 이로운 세균이 죽고 있었던 것이다. 허약해진 장에 이차감염이 발생했다. 결국 중심 정맥관 감염과 장염 등 두 가지 감염과 싸우고 있는 셈이었다. 조시는 패혈증이었으며 언제라도 치명적인 결과가 빚어질 수 있었다.

더욱 복잡한 문제는 이러한 두 가지 감염에 설사와 구토로 인한 탈수가 겹쳐 있다는 점이었다. 이러한 감염이 생기면 혈관 안에 있던 물이 주위 조직으로 새어나가 전신을 순환하는 혈액량이 크게 줄어든다. 이로 인해 혈압이 떨어지기 시작하면 심각한 일이 벌어진다. 뇌 기능이 멈추고 주요 장기가 손상 받으며 결국 심장이 박동을 멈출 수 있다.

이런 유형의 탈수는 수분 소실을 알아보는 두 가지 표준검사, 즉 체중과 '들어간 양' 및 '나온 양'의 비교에 나타나지 않기 때문에 의사들도 놓치기 쉽다. 중심 정맥관 감염으로 인한 수분 소실의 경우, 몸에서 물이 빠져나간 것이 아니라 재분포되는 것이므로 체중은 변하지 않는다. '들어간 양'과 '나온 양'을 철저히 비교한다고 해도 역시 환자의 몸에 들어가고 나온 양만 나타날 뿐, 혈관에서 조직으로 이동된 양을 알 수는 없다. 혈액량이 많은 성인이라면 이러한 변화가 심각하지 않을 수도 있다. 그러나 유아는 순환계 자체가 훨씬 작으므로 눈에 띄지 않는 작은 변화도 치명적인 결과를 낳을 수 있다.

"그날 저녁에는 제가 아이를 씻겼어요. 옷을 벗고 욕조에 들어가 있는데, 아이가 빼빼 말라 있는 거예요. 목이 마른지 목욕 수건을 연신 빨아댔어요."

소렐의 회상이다.

"침대에 눕혔더니 눈이 아예 뒤로 돌아가 버리더라고요. 간호사를 불렀죠. 의사가 와야 한다고, 뭔가 잘못되었다고요."

이때는 일부 간호사들 역시 조시가 좋지 않다고 생각했다. 활력 징후는 정상이었지만 본능과 경험으로 아이가 위험한 상태라는 사실을 감지했던 것이다. 의사에게 이런 의견을 전달했지만 심각하게 받아들이지 않는 것 같았다.

간호사들과 소렐은 대부분의 시간을 조시와 함께 보냈으므로 상태가 나빠지는 것을 가장 먼저 알아차릴 수 있었다. 반면 의사들은 조시의 치료를 최종적으로 결정했지만 환자 곁에서 보내는 시간은 훨씬 적었다. 대부분의 병원이 이런 식이다. 외과 의사들은 많은 시간을 수술실에서 보낸다. 기술을 연마하고 환자를 치료하기 위해 수련을 쌓는 것이다. 따라서 의사들은 숫자와 차트를 통해 환자의 상태를 판단하며, 환자를 직접 보는 것은 하루에 몇 차례, 그나마 잠깐일 뿐이다. 조시의 경우에서 보듯, 숫자는 잘못된 결론을 이끌어낼 수 있다. 시시각각으로 변하는 환자의 상태를 가장 잘 아는 것은 간호사와 가족들이다. 조시에게는 이 부분이 특히 중요했다. 상태가 짧은 시간에 급격히 변하고 있었던 것이다.

간호사들은 이러한 우려를 윗선에 전달하려고 했지만 아무런 응답이 없었다. 당시 대부분의 병원에서는 의사 전달 체계상 이런 일이 쉽지 않았다. 간호사가 레지던트에게 알리면 이들은 다시 수석의나 전임의에게 보고하고 그 후에야 담당 교수에게 전달되는 식이었다. 아래쪽에서 제기된 의견이 윗선에 전달될 때쯤에는 희석되거나 무시되는 일이 잦았다. 전달 선상에서 누구라도 별로 중요하지 않다고 판단하는 경우, 그 메시지는 거기서 자취를 감추었다. 게다가 의사들이 일단 수술실에 들어가 버리면 연락을 취하기가 매우 어려웠으므로 상황은 더욱 나빠졌다. 누군가 이런 체계를 뛰어넘어 의사를 전달하려고 하거나 전달 체계 밖에 있는 사람의 도움을 청하는 등 어떤 방식으로든 이 체계를 피하려고 했다가는 공개적으로 모욕이나 비난을 당했다. 이렇게 복잡하고 고루한 문화 속에서는 매우 중요한 정보가 뒤죽박죽되거나 누락되어 환자가 위험에 처하는 일이 흔했다.

다음날 아침, 소렐은 간호사들에게 줄 커피와 머핀을 들고 병실로 향했다. 들어서자마자 그녀는 조시의 모습을 보고 충격을 받았다.

"아이가 축 늘어져 반응이 없었어요. 놀랄 만큼 창백한데다 거의 의식이 없었어요. 전날 밤보다 훨씬 나쁜 상태였죠. 복도로 뛰어나가 도와달라고 소리를 질렀어요. 그때까지는 조용히 있으려고 노력했지요. 질문도 되도록 하지 않고, 아무도 방해하지 않으려고요. 간호사들에게 커피와 머핀도 사다줬어요. 하지만 그때는 있는 대로 소리를 질렀어요. '의사를 불러줘요.' 의사들은 회진 중이었어요. '엄마, (의사들은 저를 '엄마!'라고 불렀어요) 곧 갈게요. 다른 환자들을 먼저 봐야 해서요.' 저는 말했죠. '안 돼요, 지금 당장 와야 해요.' 그제야 의사들이 몰려오더군요."

소렐의 생각에 의사들은 이때 처음으로 조시의 상태가 심각하다는 사실을 깨달은 것 같았다. 메타돈 때문이 아닌가 의심한 의사들은 강력한 길항제(拮抗劑)인 나르칸을 투여했다. 조시가 거의 즉각적으로 생기를 되찾자 의사들은 메타돈 치료를 중단했다.

겉보기에는 메타돈이 문제였던 것 같지만 사실 조시의 상태는 훨씬 복잡했다. 감염과 패혈증성 쇼크에 의한 심한 탈수가 근본적인 문제였다. 탈수가 극도로 심해지면 혈압을 유지하여 혈액을 뇌로 보내기 위해 혈관이 수축한다. 메타돈과 패혈증은 모두 혈관을 확장시켜 혈압을 떨어뜨린다. 조시가 축 늘어진 것은 이 때문이었다. 나르칸을 투여하자 혈압이 다시 올라갔지만 감염과 탈수라는 근본적인 문제는 해결되지 않은 상태였다.

소렐의 요청에 따라 의사들은 조시에게 마실 것을 주었다. 아이는 거의 1리터나 되는 물을 허겁지겁 마셔댔다. 소렐은 마음이 놓였다. 그녀도 메타돈이 문제라고 생각했다. 나르칸을 주자 거의 의식 없이 축 늘어져 있던 아이가 금방 되살아나 건강하게 보이지 않았던가?

"조시는 좋아졌어요. 물을 마시고 토하지도 않았죠. 휴우, 이제야 안심이로군, 했죠."

오전 늦게 소아과 의사이자 마취과 의사인 새로운 통증 전문의가 조시를 찾았다. 그녀는 조시를 진찰하고 메타돈이 문제였는지 확신할 수 없다고 했다. 조시는 패혈증이 심각한 상태이며 활력징후가 정상인 이유는 신체가 보상 기전을 동원하고 있기 때문이라는 것이었다. 우리 몸은 문제가 생기면 생명을 유지하기 위한 변화를 일으킨다. 그러나 이러한 상태를 오래 유지할 수는 없으므로 다시 중환자실로 옮겨야 한다고 했다. 문제는 의사 전달 체계의 위계질서

상 그녀에게 이런 결정을 내릴 권한이 없다는 것이었다. 그녀는 교수 중 한 명에게 조시가 위험하므로 중환자실로 옮겨야 한다고 보고했다. 그러나 그 교수는 아이가 어느 때보다도 좋아 보인다고 하며 중환자실로 가는 것을 허락하지 않았다.

조시가 나빠지기 시작했을 때 치료진 내부에서 실제로 어떤 대화가 오갔는지에 대해서는 다소 논란이 있다. 간호사들과 통증 전문의는 모두 자신들의 의견을 레지던트에게 알렸지만 묵살되었다고 한다. 담당 의사는 그러한 사항을 보고받은 일이 없다고 한다. 한 가지 분명한 것은 팀 내부에서 의사소통이 제대로 되지 않았다는 점이다. 조시의 치료가 어려움을 겪은 것은 이 때문이다.

통증 전문의는 또 다른 문제를 걱정했다. 이렇게 어린 아이에게 메타돈을 갑자기 끊고 나르칸을 투여하면 심한 금단증상을 일으켜 그렇지 않아도 위태로운 상태가 더욱 나빠질 수 있다는 것이었다. 그녀는 교수 중 한 명에게 다시 메타돈을 투여해도 좋다는 허락을 얻어냈지만, 정상 용량의 반만 투여하는 조건이었다.

소렐은 병실에서 간호사 한 명과 함께 감염을 방지하기 위해 바시트라신<sup>항생제의 일종-역주</sup> 연고를 조시의 손과 발에 발라주고 있었다. 다른 간호사가 약을 먹이는 데 쓰는 주사기를 들고 들어왔다. 소렐은 간호사에게 뭘 하느냐고 물어보았다. 간호사는 처방에 따라 메타돈을 투여할 것이라고 대답했다.

"차라리 메타돈을 빼앗고 사람 살리라고 소리를 지를까도 생각했죠."

하지만 소렐은 본능에 따르지는 않았다. 미국에서 제일 좋은 병원에서 치료받고 있으며 의사들이 최선의 치료가 무엇인지 알기 때문에 처방을 바꾼 것이라고 마음을 다잡았다.

"조시에겐 이 약이 필요해. 나으려면 이 약을 꼭 먹어야 해. 의사들이 나보다 훨씬 잘 알겠지, 라고 생각했죠."

소렐의 회상이다.

소렐을 도와 조시의 발에 연고를 바르고 있던 간호사가 말했다. "어머, 아이가 우네요."

조시의 뺨 위로 눈물이 한 방울 흘러내렸다. 눈물을 닦아주면서 소렐은 이상하다고 생각했다. 병원에 있던 2주간 아이가 눈물을 흘린 적이 없었기 때문이었다. 그러다 조시의 눈이 뒤집히는 것을 보고 공포에 사로잡혔다. 아이의 심장이 멎었던 것이다.

"전 아이를 흔들고 간호사는 비상벨을 눌렀어요. 의사들과 수많은 사람들이 트레이며, 탁자며, 카트를 끌고 방으로 들이닥쳐 야단법석을 피웠어요. 누군가 이렇게 말하더군요. '이게 뭔 난리야?'"

조시는 숨을 쉬지 않았고 맥박도 잡히지 않았다. 누군가 급히 소렐을 복도로 데리고 나갔고 치료 팀은 심장마사지를 시작했다. 조시는 산소마스크에 구토를 했고, 의사 하나가 기도에 호흡 관을 삽입했다.

"복도에서 수많은 의사들이 조시의 침대를 둘러싸고 있는 광경을 바라보았어요. 조시는 보이지도 않았죠. 저는 너무 놀라 아무것도 할 수 없었어요. 사람들이 아이를 둘러싸고 있었어요. 그저 모두 제 몫을 해주기만을 바랐죠. 잠시 후 누군가 사제 한 사람과 함께 창문도 없는 방에 안내해주더군요."

소렐의 회상이다.

환자가 심하게 탈수되어 있다는 사실을 깨달은 의사들은 조시의 팔다리에 정맥주사를 해보려고 애썼지만 화상 흉터 때문에 실패했다. 최후의 수단으로 그들은 다리의 골수에 바늘을 삽입하여 불쌍한 소녀에게 수분을 공급해보려고 했지만 허사였다. 첫 번째 소생술이 실패로 돌아갔고, 더 많은 의사들이 몰려들었다. 누군가가 가까스로 아이의 대퇴정맥에 정맥 라인을 확보했다. 15분이 지났지만, 조시의 맥박은 여전히 잡히지 않았다.

그러나 의사들이 모든 것을 포기하려는 순간 아이의 심장이 다시 뛰기 시작했다.

"시간이 얼마나 흘렀는지 몰라요. 누군가 중환자실 뒤쪽 계단으로 안내해주더군요. 들어가 보니 의사들이 침대를 둘러싸고 있었어요. 아이에게는 온갖 장치들이 매달려 있었고요. 한쪽 다리는 시퍼렇고 피와 다른 것들이 범벅이 되어 있었어요. 끔찍하더군요. 전 이렇게 말했어요. '좋아요, 상관없어요. 우리 아이가 이렇게 됐어도 고칠 수 있잖아요. 선생님들은 세계 최고니까요. 다 좋아요. 걱정 마세요. 우리 아이를 이렇게 만들었지만 고칠 수 있잖아요. 돈이 얼마가 들어도 상관없어요. 어떤 대가를 치르더라도요. 돈을 낼게요. 이식할 장기가 필요하다면 구해올게요. 말씀만 하세요. 뭐든지 할 수 있어요. 뭐든지 구해올게요. 뭐든지, 뭐든지요.' 의사들은 제 얼굴을 쳐다보지도 못하더군요. '기도하는 수밖엔 없습니다.'"

소렐의 남편 토니는 출장차 막 캘리포니아에 내린 참이었다. 그러나 소식을 듣고는 바로 비행기를 다시 타고 볼티모어로 돌아왔다. 다음 날 아침, 신경과 전문의가 조시를 진찰했다. 소렐과 토니는 방에서 나가달라는 요청을 받고 다른 가족들과 함께 복도에서 초조하게 결과를 기다렸다.

"의사들은 진찰을 마치고 나와 조시가 뇌사 상태라고 했어요. 심장은 뛰고 있지만, 뇌간(腦幹)의 기능이 없다는 거예요. 전 이렇게 말했어요. '기적이란 것도 있잖아요. 지난번 대기실에서 봤던 애기 엄마와 딸도 다들 기적이라고 하던 걸요.'"

기적은 일어나지 않았다. 조시는 세상을 떠났다.

메타돈 때문에 심장이 멎은 것처럼 보였지만, 병원 측에서는 나중에 탈수와 중심 정맥관 감염 및 장관 감염으로 인한 패혈증이 조시의 사인이었다고 결론지었다. 중심 정맥관 감염은 장기간 중심 정맥관을 지니고 있거나 비멸균 상태에서 중심 정맥관을 시술 받은 환자에게 매우 흔한 감염증이다. 매년 미국에서만 3만~6만 명이 이로 인하여 사망하지만, 대부분 예방 가능하다.

또한 병원 측은 치료진 내에서 의사소통이 원활하게 이루어지지 않은 것도 중요한 사망 원인이라는 결론을 내렸다. 구체적으로, 치료진에서 상태가 나빠지는 것을 제때 발견하지 못하여 중환자실로 옮기고 정맥주사로 수분을 공급하여 탈수를 교정하는 등 적절한 조치를 취하지 못했다는 것이다. 조시의 심장은 몸속에 더 이상 대처할 여력이 남아 있지 않았기 때문에 정지했다. 심하게 탈수된 나머지 정맥이 주저앉고 혈압이 떨어져 심장박동을 유지할 수 없었던 것이다.

그러나 좀 더 큰 틀에서 바라본다면, 조시가 사망한 것은 치료진이 고루한 문화에 사로잡혀 명백한 탈수의 증거를 빨리 발견하고 적절한 조치를 취하지 못했기 때문이다. 소렐과 일부 간호사 및 의사들은 조시가 위험한 상태라는 사실을 알고 있었다. 그러나 이러한 우려에 충분히 주목하지 않았기 때문에 적절한 치료가 이루어지지 않은 것이다.

더욱 안타까운 것은 이제 이러한 감염증이 거의 항상 예방 가능하다는 사실이 밝혀졌다는 점이다. 중심 정맥관 감염이 생기는 가장 흔한 이유는 충분한 예방 조치를 취하지 않은 상태에서 시술하거나 시술 후에 적절히 관리하지 않는 것이다.

2월 22일, 가족의 친구이자 목사인 토마스 스피어스Thomas G. Speers는 충격에 빠져 아직도 딸의 죽음을 믿지 못하는 부모가 지켜보는 가운데 조시에게 세례를 베풀었다. 또래보다 영민했던 딸은 생명 유지 장치에 매달린 채 텅 빈 눈동자로 천장을 바라보고 있을 뿐이었다. 소렐은 마지막 작별 인사를 시키려고 형제들을 데려왔지만, 아이들은 혼란스러워하며 동생에게 작별의 키스를 하려고 하지 않았다.

아이들이 방에서 나간 후, 조시의 가족은 삑삑 소리를 내는 수많은 기계에 매달려 죽어가는 조시를 둘러싸고 모였다. 의사들이 거의 생명이 빠져나간 아이를 부모의 팔에 안겨주는 동안 스피어스는 성경을 봉독했다.

"우리가 아이를 팔에 안자 의사들은 기계 스위치를 내렸어요. 아이를 안고 또 안았죠. 심장이 아직 뛰고 있었어요. 의사가 다가와 청진기를 아이 가슴에 대고 소리를 듣다가 이윽고 고개를 끄덕였어요. 심장이 멎었다는 뜻으로요. 조시가 죽은 거죠."

소렐의 회상이다.

슬픔에 젖은 부모는 귀한 딸을 최후의 순간까지 보듬고 흔들며 노래를 불러주었다. 창밖으로 가벼운 눈발이 날리고 있었다.

조시 킹의 죽음은 병원에 중대한 영향을 미쳤다. 다른 모든 병원과 마찬가지로 존스 홉킨스에서도 의학적 실수는 일어났다. 그러나 18

개월짜리 어린이의 이 어처구니없는 죽음은 모든 간호사, 의사 및 행정직들에게 영향을 미쳤다. 그 이유는 어쩌면 환자가 너무나 어렸기 때문이거나 죽기 전 고통의 시간 동안 의사와 간호사와 환자 가족 사이에 형성된 애착 때문일 수도 있다. 또는 어쩌면 이러한 실수가 명백히 환자에게 해를 끼치는 의사소통과 팀워크의 실패라는 요소를 뚜렷이 드러내주었기 때문일 수도 있다. 이제 진정한 변화가 필요한 시간이 된 것이다.

# Chapter 1

1955년 이래 미국인의 평균 수명은 69세에서 78세로 늘어났다. 의학의 발달로 치명적인 암들이 완치되었고, 에이즈가 관리 가능한 만성 질환이 됐으며 한때 절대로 생존 불가능했던 심혈관계 질환으로부터 살아남는 환자들이 생기고 있다. 의학 연구 분야에서 미국의 생산성은 유럽연합 전체를 합친 것보다 높다. 또한 전 세계는 아직도 미국이 의학 분야에서 획기적인 발전을 이루어내기를 고대하고 있다.

그러나 이러한 모든 지식과 과학의 발전에도 불구하고 연간 수백만의 의학적 치료가 필요한 성인과 어린이들이 권장되는 치료를 제대로 받는 경우는 약 반 정도에 불과하다. 더욱 불편한 진실은 연간 수십만 명의 환자가 의학적 실수로 사망한다고 추정된다는 점이다. 환자에게 최선을 다하겠다는 선의를 지닌 의사들도 환자의 몸속에 수술 기구를 남겨두고 어린이들에게 약을 과잉 처방하며 질병이 있는 부위의 반대쪽을 수술하곤 한다.

의료의 질 또는 안전성에 불만을 지닌 사람이라면 누구나 의학이 최우선적으로 추구하는 가치, 즉 환자를 치유한다는 측면에 있어 실패를 거듭하고 있다는 사실을 알고 있다. 의사에 대한 신뢰는 점점 낮아져 이제 건강은 스스로 챙겨야 한다고 믿는 사람들이 늘고 있다. 의료 서비스를 필요로 하는 사람들은 가장 훌륭한 의사가 누구인지 여기저기 알아보고 주변 사람들의 의견을 듣는가 하면, 인터넷을 통해 의학적 조언이나 진단을 찾아보고 배우자나 가족을 침대 곁으로 불러 정말로 자신이 최선의 치료를 받고 있는지 확인한다. 이 모든 일들이 다른 선진국의 2배에 달하는 1인당 8000달러의 의료비를 지출하는 미국에서 벌어지고 있다.

물론 환자들이 자신의 의료 서비스에 대해 많이 아는 것은 중요하지만, 양질의 의료를 누리는 데 이러한 접근 방법이 효율적이라고 할 수 있을까? 그렇다고 반드시 안전하리란 보장도 없다. 소렐 킹은 병원에서 살다시피 했으며 조시의 상태와 치료에 대해 광범위한 정보를 수집했다. 그러나 결국 모든 것은 수포로 돌아갔다. 이러한 노력에도 불구하고 조시는 의학적 실수의 희생자가 되었으며 그 실수의 직접적인 결과로 사망했을 가능성이 높다.

1999년 미국 의학연구소Institute of Medicine에서는 '인간이기에 실수를 한다.'는 통념이 환자 안전에 있어 '숨겨진' 문제라는 사실을 새롭게 조망하는 영향력 있는 보고서를 발표했다. 수많은 독립적 연구를 분석한 결과, 예방할 수 있는 의학적 실수로 사망하는 환자가 미국에서만 연간 4만 4000명에서 9만 8000명에 이른다는 결론을 얻은 것이다. 이 숫자에는 진단적 오류와 감염, 권장되는 치료를 받지 못하여 사망한 환자들은 포함되지 않았을 가능성이 높다.

내가 환자의 안전을 향상시키는 일에 뛰어들기로 처음 결심한 것은 1987년 존스 홉킨스 의과대학 1학년 때였다. 당시에는 존스 홉킨스를 비롯한 일류 의료 기관 어디에도 이 분야를 공부할 수 있는 코스나 프로그램이 없었다. 하지만 나는 이 분야야말로 의과대학 교육을 받은 사람이 도전해볼 만한 목표라고 생각했다. 선택의 여지가 없었다. 4년 전 문자 그대로 삶을 바꿔놓은 비극을 경험한 순간, 이미 운명의 수레바퀴는 돌아가기 시작했던 것이다.

1984년 코네티컷의 페어필드Fairfield 대학 1학년 과정의 마지막 시험을 마친 때였다. 나는 학구적인 유형이라기보다 운동선수에 가까웠다. 고등학교에서는 수영과 라크로스 팀 주장이었고 대학에서도 수영 팀에 합류했다. 대학 공부가 어렵게 느껴지진 않았지만 학문적 추구에 있어 성숙함과 절제가 부족했다. 물론 나의 운명이 곧 극적인 전환을 맞이할 것이라는 사실은 까맣게 모르고 있었다.

부모님께서 북쪽으로 1시간 거리에 있는 워터베리Waterbury의 집에서 차를 몰고 나를 만나러 오신다기에 캠퍼스를 가로질러 뛰어갔다. 차에 도착하자마자, 뭔가 잘못되었다는 것을 알아차렸다. 두 분 모두 눈에 눈물이 맺혀 있었던 것이다. 아버지는 더듬거리며 암에 걸렸다는 사실을 털어놓았다. 나는 눈물을 참느라 입술을 깨물었다. 함께 달리기를 즐기곤 했던 나의 아버지가 45세에 불과한 나이로 생명을 위협하는 병에 걸렸다는 사실을 믿을 수 없었다. 그 소식은 무엇이 진실이고 무엇이 중요한지에 대한 감각을 송두리째 바꿔놓았다. 편안하고 목가적이었던 대학 생활 속으로 책임, 비극, 슬픔 등 어른들의 세계가 쏟아져 들어왔다. 부모님이 진단과 치료, 생존율 등에 대해 말하는 동안 나는 거의 말을 하지 않고 흐느끼고 있었다. 이야기가 끝나자 나는 잠시 혼자 있고 싶다고 했다. 방으로 돌아가 옷을 갈아입고 오래 달리기에 나섰다. 트랙에서 달리는 것보다 힘껏,

휠씬 빠르고 길게 달렸다. 신체적인 고통으로 정신적인 괴로움을 잊고 싶었던 것이다. 그러나 정신적인 괴로움은 휠씬 강력하여 쉽사리 없어지지 않았다.

고집스럽게 양쪽 발을 번갈아 내딛는 동안, 머릿속에는 의문과 두려움과 혼란이 들어찼다. 나는 지금 막 어깨 위로 떨어진 엄청난 책임을 느끼고 있었다. 학업을 보다 열심히 하고 삶을 보다 의미 있는 것으로 만들며 세상에 뭔가 보람 있는 것을 남겨야 한다는 책임이었다. 부모님, 특히 아버지가 나를 자랑스럽게 생각할 수 있어야 했다. 내가 성공한다면 부모님 또한 정신적, 신체적으로 안정을 되찾는 데 도움이 되리라.

내가 대학에 다니는 동안, 아버지는 병원을 드나들었다. 항암치료는 문자 그대로 뼈를 갉아먹었다. 아버지는 암의 고통을 견디면서 고관절치환술까지 받아야 했다. 삶에서 가장 어렵고 고통스러웠던 이때, 나는 시간이 날 때마다 아버지 곁을 지켰다. 아버지가 고관절수술을 위해 입원했을 때는 병실에 형제들과 친구들을 불러 모아 20회 슈퍼볼 경기에서 시카고 베어스가 뉴잉글랜드 패이트리어츠를 물리치는 광경을 함께 보기도 했다. 가족을 떠나 있을 때는 책을 파고들었다. 전에 없던 집중력이 생겼고, 그 덕분에 존스 홉킨스 의과대학에 들어갈 수 있었다.

의대 1학년 때 아버지의 진단이 림프종에서 백혈병으로 바뀌었다는 소식을 들었다. 의사들은 이런 경우 특히 치명적이며 이제 할 수 있는 일이 별로 없다고 했다. 당시 나는 의학에 대해 거의 아는 것이 없었지만 뭔가 석연치 않았다. 나는 부모님께 존스 홉킨스의 종양 전문의를 만나볼 것을 권유했다.

의사와 얘기를 나눈 후 나는 아버지를 둘러싸고 의학적 실수가 있었다는 것을 확신할 수 있었다. 의사가 애매하게 말하는 바람에 정확히 알 수는 없었다. 대부분의 의사들이 그렇듯 그도 다른 의사를 판단하는 데 신중함을 기하고 있는 것이 분명했다. 깨닫지 못해서 그렇지 지금의 나 또한 비슷한 화법을 구사하고 있을 것이다.

그는 아버지에게 이렇게 말했다.

"조금 일찍 오셨더라면 골수이식을 할 수 있었을 것 같습니다. 환자분의 암은 완치가 어렵기로 유명합니다. 조기 발견하여 골수이식을 하지 못하면 생존율은 극히 낮습니다. 유감입니다만, 지금은 너무 늦었습니다. 저희가 권해드릴 수 있는 것은 일시적인 완화 요법 뿐입니다."

실질적으로 아버지가 조금 빨리 왔더라면 생명을 건질 수 있었지만, 이제 거의 확실히 사망하게 될 것이라는 뜻이었다. 내 귀를 믿을 수 없었다. 아버지는 겨우 49세였다. 암 환자로 보이지도 않았다. 부드럽고 매끈한 피부에 숱이 많은 갈색 곱슬머리, 밝은 푸른색 눈동자에는 생기가 넘쳤다. 죽다니, 상상도 못할 일이었다. 의사는 '실수'라는 단어를 사용하지 않았으며 오류가 있었다고는 절대로 말하지 않았다. 하지만 나는 확실히 알 수 있었다.

당시 의학에 대한 나의 이해는 극히 제한적이었다. 사실상 환자나 보호자들과 별로 다를 바 없었다. 림프종과 백혈병이 어떻게 다른지도 이해하지 못했으며, 골수이식으로 어떤 암을 치료할 수 있는지도 몰랐다. 또한 다른 사람들과 마찬가지로 의사들이 아버지의 생명을 구하기 위해 최선을 다하고 있다고 믿고 싶었다. 세상일이란 게 원래 그렇다고, 삶의 불가피성이라고 스스로 납득하려고 애썼지만 뭔가 석연치 않았다. 아버지는 보다 나은 치료를 받을 수 있었고 받았어야 했다는 확신이 들었던 것이다.

아버지의 상태는 날로 악화되어 결국 심한 통증과 고칼슘혈증으로 입원하기에 이르렀다. 항암 치료와 암 자체가 골수를 파고들어 뼈가 부서지기 쉬운 상태가 되었기 때문이었다. 조금만 움직여도 문자 그대로 뼈가 부러져 척추와 골반에 다발성 골절이 발생했다.

삶의 마지막 순간을 함께 보내기 위해 우리는 가정 호스피스를 신청하고 부모님 방에 병원용 침대를 들여놓았다. 나는 의과대학 3학년을 마치고 여름휴가를 냈다. 코네티컷 주 하트포드의 한 병원에서 인턴을 하고 있던 형도 휴가를 얻었다. 30킬로그램 남짓한 아버지의 몸을 행여 부서질세라 방까지 모시고 올라갔던 기억이 생생하다. 아버지는 통증에 몸부림쳤고 얼굴은 엄청난 고통으로 일그러져 있었다. 모르핀을 사용했지만 고통을 덜어 주지 못했다.

호스피스 서비스는 끔찍했다. 하루는 아버지의 고통이 하도 심한 것 같아서 담당 간호사에게 뭔가 더 해줄 수 없느냐고 물었다. 그녀는 차갑고 무관심한 표정으로 이렇게 대답했다.

"더 이상 할 게 없어요. 처방된 진통제는 모두 드렸어요."

우리는 아버지를 한시도 혼자 두지 않았다. 밤에는 번갈아가며 아버지의 방에서 함께 잤다. 나는 환자용 침대 옆에 놓인 부모님의 침대에서 잤다. 아버지는 고통으로 신음하며 끊임없이 괴로워했다. 그 소리를 듣고 있기란 고문에 가까웠다. 하루는 밤에 발작을 일으켰다. 항암 치료나 전해질 이상 때문이었을 것이다. 보기에도 끔찍했다. 온몸과 팔다리를 부들부들 떨며 대소변을 보았다. 뼈가 부서지기 쉬운 상태였으므로 발작을 일으키면 새로운 골절이 생기고 통증이 더욱 심해졌다. 발작은 발륨$^{Valium}$ 등 흔히 쓰이는 약물로 쉽게 조절할 수 있다. 그러나 호스피스 팀에는 이런 약물이 없었다. 아버지는 겪지 않아도 될 고통을 견뎌야 했다.

형편없는 서비스에 절망감을 느낀 나머지 형과 내가 직접 나섰다. 발륨을 직접 구해보기로 한 것이다. 형이 의대생 시절에 일한 적이 있는 지역 병원을 찾아 사정을 설명하고 발륨을 얻었다. 돌아가자마자 아버지에게 약을 투여했다. 발작이 멎었고 아버지는 밤새 잠을 이룰 수 있었다.

다음날 새벽 2시. 아버지의 상태를 보러 일어난 나는 간호사와 마주쳤다. 처음에는 내 멋대로 발륨을 구해 아버지에게 주었다고 따지려는 줄 알았다. 그런데 뜻밖에도 킹사이즈 침대가 혼자 쓰기엔 너무 외롭지 않느냐며 혹시 같이 잘 사람이 필요한지 묻는 게 아닌가? 나는 귀를 의심했다. 바로 옆에서 내 아버지가 죽어가고 있는데다, 그녀의 팀에서 제공하는 서비스를 불만스러워하는 것이 그토록 확실한데 나를 유혹한다고? 어처구니없고 슬픈 일이었다. 이것이 소위 현대적 완화 요법인가?

결국 아버지는 세상을 떠났고 나는 의과대학으로 복귀했다. 그러나 보건 의료를 바라보는 나의 시각은 완전히 변했다. 아버지는 의학적 실수와 질 낮은 의료 서비스 때문에 불필요한 고통을 겪다가 불과 50세에 세상을 떠나셨다. 우리 가족과 나 또한 불필요한 고통을 겪어야 했다. 젊은 의사로서 나는 아버지와 우리 가족을 대표하여 의료 서비스의 질과 안전성을 향상시키는 데 모든 것을 바치기로 다짐했다. 우리의 보건 의료 시스템은 환자들에게 훨씬 나은 서비스를 제공할 수 있다. 환자들 역시 훨씬 나은 서비스를 누릴 권리가 있다.

여러 해 뒤, 존스 홉킨스 의사들을 대상으로 환자 안전성을 향상시키기 위해 내가 무슨 일을 하고 있는지 강연할 기회가 있었다. 이때 청중 가운데 데이비드 크롬웰David Cromwell이라는 소화기 전문의가 있었다. 데이비드를 처음 만난 것은 의과대학 때였는데, 그때 그는 레지던트였다.

강연이 끝난 후, 데이비드가 다가와 이렇게 말했다.

"피터, 강력한 메시지였네. 자네 아이디어는 보건 의료를 변모시킬 수 있을 거야. 내 친구 중에 소렐 킹이라는 사람이 있는데 혹시 만나보지 않겠나? 몇 달 전에 우리 병원에서 실수를 하는 바람에 딸을 잃었거든. 그쪽도 환자 안전성 문제에 관심이 있을 거야."

나는 조시의 치료에 참여하지 않았고, 소렐이나 조시의 이름을 들어보지도 못했지만 환자 안전성이 중요하다는 사실을 직접 겪어 이해하고 있는 사람을 만나 이야기를 나눈다는 데 흥미를 느꼈다. 얼마 후 데이비드는 소렐에게 전화를 걸어 존스 홉킨스의 의사 중에 병원을 보다 안전하게 만드는 데 관심이 있는 사람이 있다고 말했다. 그녀는 이 소식에 반색을 하며 나를 만나고 싶어 했다.

소렐에게 전화했을 때, 나는 그녀의 목소리로부터 즉시 슬픔과 분노를 느낄 수 있었다. 주로 분노였다. 우리는 1시간 정도 대화를 나누었다. 나는 조시와 같은 비극이 다시는 일어나지 않도록 진료에 과학을 도입하여 환자 안전성을 향상시켜야 한다는 아이디어를 설명했다.

소렐은 나를 집으로 초대하여 남편 토니와 함께 보다 많은 이야기를 나누고 싶어 했다. 며칠 후, 나는 그들의 집 앞에 차를 세웠다.

라크로스 경기장이 통째로 들어갈 정도로 넓은 7에이커[1에이커는 약 4000 평방미터-역주] 부지였다. 풀밭 위에는 트램폴린이 한가로이 놓여 있었고 주위로 장난감들이 흩어져 있었다. 소렐에게는 다른 아이들도 있었지만 텅 빈 놀이 공간은 그대로 방치된 채 슬픈 분위기를 자아냈다. 감정이 투사된 탓도 있겠지만 나는 그곳에서 비극을 느꼈다.

초인종을 누르자 소렐이 나와 나를 보더니 무시하는 투로 말했다.

"데이비드는 이렇게 젊은 분이라고는 얘기해주지 않았어요. 이제 젊은 의사하고는 얘기 안 해요. 돌아가세요."

나는 그녀의 눈을 똑바로 보며 미소 지었다.

"젊게 보일지는 몰라도 우린 거의 비슷한 나이일 걸요."

그리고 좀 더 진지한 어조로 덧붙였다.

"소렐, 제가 존스 홉킨스에서 환자 안전성을 향상시키기 위해 얼마나 노력하고 있는지 알게 될 거예요. 분명히 말해두지만 조시와 같은 경우는 두 번 다시 생기지 않을 겁니다."

토니가 다가와 나를 안으로 맞았다. 세 아이들이 식탁에 앉아 숙제를 하고 있는 부엌에는 김이 피어오르는 냄비들이 레인지 위에 놓여 있었다. 불빛이 침침한 거실로 들어가 불씨가 남아 있는 작은 벽난로 앞에 앉았다. 다시 한 번 상실감이 전해져왔다. 가족의 행복한 생활 중심이 되어야 할 이 방은 장례식장 같은 침울함이 가득했다. 소렐의 분노가 손에 잡힐 듯했다. 나를 구원자로 보고 있는지, 자신의 딸을 죽인 악의 제국에서 보낸 악당으로 보고 있는지, 아니면 둘 다인지 알 수 없었다. 솔직히 내 자신의 감정도 어느 쪽인지 확신이 들지 않았다. 미국 최고의 병원임에도 불구하고 존스 홉킨스에 근무한다는 사실, 의사로서 나의 역할이 죄책감과 함께 수치심을 불러일으켰다. 내가 일하는 병원, 나의 동료들, 심지어 나 자신도 조시의 죽음에 직접적 또는 간접적으로 책임이 있었다. 하지만 나는 그런 일이 다시는 일어나지 않도록 하겠다는 사명을 띠고 여기 왔다. 착한 역할과 악역을 동시에 맡고 있는 셈이었다.

불편한 느낌에 탁자로 눈길을 떨구다가 어린 소녀의 사진을 보았다. 이 아이가 조시냐고 물었다.

"네."

소렐이 떨리는 목소리로 대답했을 때, 우리는 모두 울음을 터뜨렸다. 조시의 사진을 보는 순간 같은 나이, 거의 같은 미소, 같은 코, 같은 눈, 같은 금발을 지닌 내 딸 엠마를 보는 듯한 느낌이 들었던 것이다. 내가 딸을 잃었다면 어떤 심정이었을까.

소렐의 표정이 부드러워졌다. 부부는 딸이 죽음에 이르기까지 벌어졌던 일을 설명하고 병원을 상대로 한 소송 합의금의 일부를 이런 상황에 변화를 일으키는 데 사용하고 싶다고 했다. 나는 실수를 바로잡는 데서 그치지 않고 실수로부터 배워나갈 수 있도록 병원 문화와 팀워크를 개선하는 시스템을 설계하고 실행하며 평가하기 위한 계획을 설명했다. 환자 안전성이라는 과학을 이용하여 어떻게 의사와 간호사들을 교육시킬 것인지도 설명했다. 소렐과 토니는 나의 생각을 좋아했고 자신들의 딸을 희생시킨 허점투성이의 시스템을 바로잡기 위해 누군가 열심히 노력하고 있다는 사실에 흥분을 감추지 못했다. 이제 그들은 나를 도와 공통의 목표를 이루기 위해 모든 노력을 기울일 것이었다.

나는 조시에 대해 말해달라고 부탁했다.

"그 애는 트램폴린에서 뛰는 걸 무척 좋아했어요. 그때 막 '사랑

해요'란 말을 배웠지요. 드레스를 무척 좋아했는데 입혀 놓으면 늘 음식을 쏟곤 했죠."

소렐의 목소리는 아직 노기가 서려 있었지만, 이제 나는 그 속에서 한 가닥 희망을 읽어낼 수 있었다. 족히 몇 시간을 이야기한 끝에 그녀는 토니를 쳐다본 후, 나를 보더니 이렇게 말했다.

"존스 홉킨스에서 보상금을 준 게 있어요. 저희는 이런 일이 다시는 일어나지 않도록 하는 데 그 돈을 쓰고 싶어요. 병원 측에서는 환자 안전성에 관한 강의 비용으로 쓰면 어떻겠느냐고 하더군요. 그런 건 싫어요. 훨씬 큰일을 하고 싶어요. 생명을 구할 수 있는 일을요."

나는 조시가 세상을 떠난 존스 홉킨스 어린이병원을 전담하는 환자안전 팀을 지원하면 어떨지 물었다. 소렐이 팀에 참여하여 계획을 수립하는 일을 돕고 진료를 향상시킬 책임을 맡을 수도 있었다. 나는 그들에게 소아청소년과 의사로서 환자 안전성 향상을 담당했던 나의 아내 말린 밀러<sup>Marlene Miller</sup> 박사가 기꺼이 조언과 안내를 해줄 것이라고 했다.

말린은 존스 홉킨스에서 소아청소년과 의사로 근무하는 외에도 결과 연구<sup>outcomes research</sup> 학위를 취득한 후, 보건 분야의 질과 안전성 연구를 지원하는 미국 보건사회복지부 산하단체인 보건 의료 연구 및 질 관리국<sup>Agency for Healthcare Research and Quality</sup>에서도 일하고 있다고 설명했다. 그녀는 존스 홉킨스 소아청소년과에서 환자 안전성을 향상시키는 일을 맡고 있었다. 그때는 물론 아마 아직까지도 진료의 질을 측정하고 향상시키는 분야에서 정식 수련을 받은 몇 안 되는 의사 가운데 한 명이다.

지치고 실의에 빠진 소렐의 몸에 힘이 넘쳤다. 벌떡 일어나 앉더니 목소리가 훨씬 크고 강해졌다. 그녀는 이러한 노력으로 진정 환자 진료가 더 안전해질 거라고 생각하는지 물었다. 이 아이디어를 좋아하는 것이 확실했다.

"우리는 병원과 보건 의료를 보다 안전하게 만들기 위해 많은 일들을 할 수 있습니다. 쉽지는 않겠지요. 존스 홉킨스는 훌륭한 병원이고 똑똑한 사람들이 수도 없이 많습니다. 그들 대부분은 이미 더할 나위 없이 훌륭한 진료를 제공하고 있다고 믿고 있으며 많은 경우 사실이 그렇습니다. 하지만 존스 홉킨스는 훨씬 더 많은 것을 할 수 있습니다. 자신들이 아직도 환자에게 불필요하게 해를 끼치고 있다는 사실을 눈으로 확인하고 받아들이도록 하기는 매우 어려울 겁니다. 사람들을 불편하게 만들고 어쩌면 적이 생기겠지요. 이용할 수 있는 자원도 더 필요할 거고요. 하지만 저는 우리가 상황을 보다 좋은 쪽으로 바꿔나갈 수 있다고 확신합니다."

소렐이 토니의 손을 잡자, 그는 참으로 오랜만에 손을 잡아본다는 듯 아내를 바라보았다. 그녀는 남편의 손을 꼭 쥐며 내게 물었다.

"언제 시작할 수 있을까요?"

나는 대답했다.

"당장이요."

집에 돌아온 후 나는 말린에게 소렐과 토니를 방문한 일을 설명하면서 조시가 얼마나 엠마를 닮았는지, 우리가 어떻게 그런 일이 다시 반복되지 않도록 할 수 있을지 얘기했다.

존스 홉킨스 병원 전체가 이 일에 뛰어들도록 하는 가장 좋은 방법은 소렐이 스스로 자신이 겪은 일을 사람들에게 들려주는 것이었다. 그녀의 비극을 듣는다면 의학적 실수로 목숨을 잃는 사람들의 숫자가 생생한 현실로 다가올 터였다. 조시 킹이라는 이름은 병원 전체가 진정으로 환자 안전성을 중시하도록 영감을 부여하는 시금석이 될 수 있었다. 아내와 어린이병원 원장인 조지 도버$^{George\ Dover}$에게 소렐이 어린이병원 특별안전 팀을 구성하도록 하는 방안을 설명하자 그들은 매우 좋은 아이디어라고 생각했다. 소렐과 조지는 아내를 만난 후 말린이 계획을 이끄는 것이 좋겠다고 결정했다. 우리는 소렐이 존스 홉킨스에서 의사, 간호사, 행정가들과 얘기를 나눌 수 있는 기회를 마련했다. 전 병원의 교수와 직원들이 이 모임에 참여할 수 있도록 특별 증례 토론회를 열어 모든 병원 관계자를 초대한 것이다.

물론 이 모든 일은 병원 경영진의 승인을 얻지 못했다면 이루어질 수 없었을 것이다. 자기 병원에서 죽은 소녀의 부모를 초대하여 연설을 할 수 있도록 허락해주는 병원이 몇이나 될까. 존스 홉킨스 역시 위험이 너무 크다고 생각했다. 나는 그렇게 하지 않으면 위험이 더 크다고 생각했다. 다행히도 병원 측에서 대단한 융통성을 발휘해주었다. 조시의 죽음에 병원이 큰 충격을 받았다는 것은 의심할 여지가 없었다. 이런 경우, 실수를 묻어버리고, 돈으로 해결할 수 있는 일은 빨리 해결한 후 하던 일을 계속 하고자 하는 것이 보통이다. 그러나 존스 홉킨스의 최고 경영자들은 의견을 나누고 교훈을 얻고자 했다. 가장 중요한 것은 그들이 다시는 이런 일이 반복되지 않기를 원했다는 것이다.

"조시의 죽음은 엄청난 충격을 안겨줬을 뿐 아니라 어떤 의미에서 병원 문화가 바뀔 수 있는 길을 열어주었습니다."

의대학장인 에드 밀러$^{Ed\ Miller}$의 말이다.

"우리는 자만심으로 가득했습니다. 우리가 틀릴 리 없다고, 우리는 세계 최고의 병원이며 실수하지 않는다고들 믿고 있었죠. 저는 우리가 변화하고 있다고 생각합니다. 고통스럽지만 내가 정말로 일을 망쳐버렸다는 사실을 털어놓아야만 합니다. 병원을 이끌어가는 입장에서는 실수를 공개해야 한다고 말할 수밖에 없는 거죠."

존스 홉킨스의 대중적 이미지를 관리하는 병원홍보 팀과 의료진의 실수로 인한 환자 피해와 소송에 대응하는 변호사들로 구성된 위험관리부도 우리를 도와주었다. 그들 또한 문제를 덮어버리기보다는 당당히 맞서 고쳐나가는 편이 훨씬 낫다고 생각했던 것이다.

소렐에게 존스 홉킨스에서 이야기를 들려달라고 부탁하자 그녀는 흥분과 공포를 동시에 느꼈다. 그녀는 한 번도 많은 청중 앞에서 이야기해본 일이 없었다. 그런 일을 할 수 있을지. 무슨 말을 해야 할지 모르겠다고 했다. 동감이었다. 존스 홉킨스는 물론 미국에서, 아니 전 세계를 통틀어 이런 일은 한 번도 없었으니까. 병원에서 자신들의 실수로 그 사람의 딸이 어떻게 죽었는지 이야기를 듣기 위해 누군가를 초대한다는 것은 상상할 수도 없는 일이었다.

그러나 우리는 조시의 이야기와 다른 의학적 실수들을 공개함으로써 상처를 치유하고 존스 홉킨스에 꼭 필요한 변화를 불러일으킬 수 있다고 믿었다.

처음에는 두려워하던 소렐 또한 결심을 굳혔다. 그녀는 곧 나의 연구 내용을 파고들어 의학적 실수로 환자가 사망하는 일이 얼마나 자주 생기는지, 그러한 실수를 방지하기 위한 방법은 무엇인지, 어떤 노력을 기울이고 있는지 등을 묻기 시작했다. 나는 그녀에게 최신 지식을 알려주었지만 머리가 아니라 주로 마음에서 우러나는 이야기에 집중해달라고 주문했다. 그녀의 청중은 사실과 숫자가 필요 없는 사람들이었다. 사실과 숫자는 존스 홉킨스에 넘쳐났다. 이 사람들은 엄마로서 이런 비극을 겪는다는 것이 어떤 것인지 알아야 했다. 나는 소렐에게 조시의 기억이 이끄는 대로 따라가라고 말했다. 그녀가 이야기하는 목적은 모든 사람들의 치유를 돕고 환자 안전성의 문제를 현실화하여 개선하기 위한 열정과 행동을 끌어내는 것이었다. 나는 그녀가 이 일을 대수롭지 않게 여겨주길 바랐지만 한 번도 대중 앞에서 연설을 해보지 않은 사람에게 벅찬 일인 것은 사실이었다. 하지만 나는 소렐과 그녀의 메시지 안에 숨어 있는 강력한 힘을 생생히 느낄 수 있었다. 그녀에게 필요한 것은 오직 작은 계기일 뿐이었다.

연설을 하기로 한 날 아침, 그녀는 초조하고 불안해 보였다. 우리는 커피 한 잔씩을 들고 허드 홀Hurd Hall로 들어갔다. 오랜 세월 세계적으로 유명한 존스 홉킨스의 의사와 학자들이 수많은 강의를 했던 유서 깊은 목조 강당이다. 소렐은 파란색 정장을 입고 짧은 금발을 뒤로 바짝 당겨 묶고 있었다. 약간 긴장된 표정이었지만 준비를 많이 한 것 같았다. 무엇보다 그녀는 자신의 이야기를 들려주고 싶어 했다.

내가 그녀를 소개한 후, 소렐이 강당에 오르자 청중은 조용해졌다.

"저는 의사나 간호사가 아닙니다. 저는 의료의 가장 어두운 면을 목격한 한 명의 엄마입니다. 제 딸 조시는 바로 이곳에서, 막을 수 있었던 실수 때문에 세상을 떠났습니다. 저는 이런 일이 다시는 되풀이 되지 않기를 바라는 마음에서 이 이야기를 여러분과 나누고자 합니다."

이야기가 지닌 힘과 목소리에 실린 감정은 모든 사람들의 이목을 집중시켰다. 여기 모인 행정가들과 의사들은 무미건조한 사실과 숫자로 가득 찬 지루한 파워포인트 프레젠테이션에 익숙한 사람들이었다. 그러나 지금 그들 앞에는 흐리멍덩한 슬라이드를 기계적으로 넘기며 추상적인 얘기를 늘어놓는 연자가 아니라 역동적이고 에너지와 정열이 넘치는 비극적인 여인이 서 있었다. 그녀는 의학적인 실수가 환자와 그들을 사랑하는 가족들에게 어떤 의미를 지니는지 거부할 수 없을 정도로 솔직하고 개인적인 이야기를 들려주었다. 연설을 하는 동안 소렐은 거의 고개를 들지 않았다. 그녀는 연단 뒤에 서서 밀려드는 기억과 소용돌이치는 온갖 감정에 휩쓸리지 않도록 지켜주는 닻이라도 되는 양 원고를 두 손으로 꼭 쥔 채 읽어나갔다. 메시지는 분명하고 정직했으며 진실의 힘으로 마음을 울렸다. 많은 사람들이 눈물을 흘렸다.

나는 소렐의 이야기를 수백 번 들었지만 그래도 눈물이 났다. 조시의 이야기를 들으며 엠마가 떠올랐기 때문일까, 소렐의 깊은 슬픔이 전해진 탓일까, 아니면 이런 일이 다시는 일어나지 않도록 해야 한다는 책임감 때문이었을까.

존스 홉킨스와 전 세계 모든 병원에서 우리는 환자 안전성이라는 문제를 통계학의 냉정한 시선으로 바라보는 데 너무나 익숙하다. 삶은 하나의 숫자에 불과하고 죽음은 위험률로 대체된다. 그러나 이러한 일들이 생생하게 살아 있는 사람들에게 어떤 영향을 미치는지 이해하고, 숫자 뒤에 숨어 있는 사람들의 얼굴을 보고 인간적인 고뇌를 느끼기 시작하는 순간, 강력한 변화가 시작된다. 과거에 나는 통계 숫자와 확률과 신뢰구간을 얘기했다. 지금도 사실과 통계를 준비하긴 한다. 그러나 이제 사람들을 감동시키는 것은 숫자나 사실이 아니라 실제로 일어났던 일이란 것을 알게 되었다. 자신의 이론을 뒷받침하는 증거를 제시하는 것은 당연한 일이다. 그러나 이야기와 감동이 없다면 맥락은 사라지고 만다. 단어의 나열만 남을 뿐이다.

실수와 죽음과 상식에 관한 소렐의 비극적인 연설을 지켜보았던 경험은 환자 안전성에 관해서 내가 하고 있는 일뿐 아니라 개인적으로도 또 다른 삶의 전기가 되었다. 실제로 일어났던 이야기만큼이나 뚜렷한 결과를 얻어내는 것 또한 중요하다는 점을 깨달았던 것이다. 정말로 중요한 것은 논문을 발표하는 것이 아니라 생명을 구하는 것이었다. 환자 안전성을 향상시키는 데 꼭 필요한 변화를 일으키려면 의사와 간호사들을 참여시켜야 한다. 이들에게 동기를 부여하여 참여를 이끌어내지 못한다면, 현장에 집중하지 못한다면, 아무것도 변하지 않을 것이다. 지금이야말로 의학이 이 문제를 해결해야 할 때이다. 나는 어떻게 그 목표를 달성할 수 있을지 알지 못했다. 그러나 작년보다 올해, 오늘보다 내일 조시 같은 환자가 사망하는 일이 줄어들고 병원이 더욱 안전해지도록 하기 위한 방법을 찾아내야 한다는 사실만은 알고 있었다.

존스 홉킨스에서의 연설 이후, 소렐과 말린은 실제로 조시에게 어떤 일이 일어났는지 밝혀내고, 그런 일이 다시 생기지 않도록 하려면 어떻게 해야 하는지 연구하기 시작했다. 또한 소렐은 내가 막 시작한 환자 안전성 관련 전국 순회 좌담회에 여러 번 동행했다. 소렐은 사람들의 마음을 움직이고 나는 희망을 제시한다는 점에서 우리는 환상적인 팀이었다. 소렐과의 인간관계, 특히 그녀의 이야기는 나의 일에 새로운 방향과 추진력을 가져다주었다. 나는 다시 한 번 많은 환자들이 고통 받고 죽어가고 있으며, 이러한 상황을 변화시키기 위해 뭔가를 해야 한다는 사실을 떠올릴 수 있었다.

보건 의료의 문제점 가운데 하나는 입증된 치료가 실제로 환자 진료를 향상시킬 수 있도록 신속하게 임상에 적용시키는 제도적 장치가 없다는 점이다. 이 문제를 연구해보기로 결심한 나는 매우 단순하면서도 동시에 복잡한 이론에 주목했다. 가장 단순한 형태로 본다면 그것은 해야 할 일들을 적어 냉장고에 붙여두는 체크리스트와 다를 바 없었다. 진료 현장을 보면 정작 환자들에게는 적용되지 않는 의학적 지식이 넘쳐났다. 이러한 지식들을 한데 모아 간단한 체크리스트로 만들면 어떨까?

국가적 보건 의료 위기를 해결하기 위한 아이디어치고는 지나치게 단순하고 뻔한 얘기처럼 들릴 수도 있을 것이다. 히포크라테스 선서에도 있듯이 의사들은 환자에게 해를 끼치지 않기 위해 최선을 다하겠다고 엄숙하게 맹세한 사람들이 아니던가. 지름길을 택한다고 나아질 것은 거의 없다. 그런데 왜 체크리스트가 필요하단 말인가?

당시 내가 새로 일을 시작했던 중환자실에서 환자들은 하루 100건에 가까운 이런저런 처치(채혈, 심장박동 수 모니터, 소변량 측정)를 받고 있었고, 의사들은 1인당 하루 200~400건에 이르는 데이터(혈액검사, 엑스레이 등)를 근거로 중대한 결정을 내려야 했다. 삶과 죽음을 가르는 응급처치가 예삿일로 벌어지는 이곳은 항상 붐비고 시끄러워 정신이 없었으며 의사들은 과로에 시달렸다. 또한 일이 체계화되지 않고 두서없이 진행되었기 때문에 정작 환자들은 진료를 제대로 받지 못했다. 소모품은 항상 모자랐고, 라벨은 모호했으며, 의사소통은 아예 이루어지지 않거나 애매하여 혼란만 가중되는데, 생명을 좌우하는 결정적인 장비를 제때 쓸 수 있는 일이 드물었다. 미국에서 제일간다는 병원 중환자실 얘기다.

의사가 어떤 시술을 하려고 하는데 소독약인 클로르헥시딘 병을 찾지 못하는 경우를 생각해보자. 그는 소독약을 찾으려고 돌아다니다가 다른 환자가 심장이 멎은 것을 보고 달려간다(중환자실에서 늘 벌어지는 일이다). 상황이 안정된 후 다시 처음 환자에게 돌아가지만 아직도 소독약은 없다. 게다가 일이 엄청나게 밀려 있다. 돌봐야 할 환자는 한두 명이 아닌데 병원 반대편에서 중요한 약속이 있다. 그는 소독약 없이 시술을 하기로 한다. 그의 입장에서 이러한 행동은 합리적인 것이다. 우리 모두가 그렇듯, 그 또한 위험과 이익 사이에서 끊임없이 타협을 시도한다. 소독약을 찾느라 허비한 시간은 곧 환자를 돌보지 못한 시간이다. 다른 환자들을 돌보지 못했다는 사실은 눈앞에서 벌어지는 생생한 현실이지만, 클로르헥시딘을 사용하지 않으면 감염이 생길 수도 있다는 사실은 눈에 보이지 않는 불확실한 가능성에 불과하다. 대부분의 환자는 감염이 생기지 않고 그냥 넘어가지만, 일부는 실제로 감염을 겪는다. 언뜻 보기에 합리적인 것처럼 보이는 결정이 환자를 위험에 빠뜨리는 것이다.

이런 일은 전국의 병원에서 매일같이 벌어진다. 클로르헥시딘을 쓰지 않는다고 모든 환자에게 감염이 생기는 것은 아니지만, 중환자실에서 치료받는 환자들에게 이런 감염이 생기면 매우 심각할 수 있다. 특히 중심 정맥관 관련 혈행성 감염은 치명적일 수 있다.

중심 정맥관은 중환자실에서 거의 일상적으로 사용된다. 잘만 쓴다면 생명을 구할 수 있다. 예를 들어 중심 정맥관을 통해 환자의 심장에 직접 에피네프린을 투여할 수 있는데, 심장이 정지한 상황에서는 매우 유용한 치료가 된다. 또한 혈액량이 위험할 정도로 감소하여 쇼크로 이어질 수 있는 상태나 심부전을 조기에 발견하여 귀중한 시간을 벌고 생명을 구할 수도 있다. 그러나 중심 정맥관은 위험하기도 하다. 전국적으로 중심 정맥관 관련 감염 발생률은 1000정맥관-일당 평균 4건으로 추산된다(1명의 환자가 정맥관을 지니고 하루를 보냈을 때, 1정맥관-일이라고 한다). 매년 약 8만 명의 환자가 정맥관 감염을 겪고 이 중 3만 명에서 6만 명이 사망하며 관련 비용은 30억 달러에 이른다.

엄청난 숫자의 연구를 통해 중심 정맥관을 삽입할 때 감염을 방지할 수 있는 기법들이 확실히 밝혀져 있고, 질병관리본부에서 이러한 증거들을 종합하여 가이드라인을 제시해도 의사들은 따르지 않는다. 사실 의과대학에서 학생들에게 가르치거나 병원 중환자실에서 반드시 따라야 한다고 규정하는 표준화된 중심 정맥관 시술 방법 자체가 존재하지 않는다. 모든 의사들이 어깨너머로 습득한 방법에 따라 중심 정맥관을 삽입하며, 그나마 바쁠 때는 상황에 맞춰 대충 시술한다(바쁘지 않을 때가 있을까?).

한번은 병원에서 흉부외과 중환자실 간호사를 고용했다. 신규 간호사 교육 과정 중 상급 연차 레지던트들이 중심 정맥관 시술법을 가르쳤다. 얼마 후 이 간호사는 몹시 화난 표정으로 내게 다가와 이렇게 말했다.

"선생님, 저 좀 도와주실래요? 중심 정맥관 삽입법을 배우고 있는데요. 한 선생님은 이렇게 하라고 하고, 다른 선생님은 그 방법이 완전히 틀렸다며 다른 방법을 가르쳐주시는 거예요. 어떤 방법이 맞는 건가요?"

표준화된 방법이 없다는 것은 절대로 용납할 수 없고 환자에게 위험하기조차 하지만 이런 일은 전국, 아니 전 세계적으로 매일같이 벌어진다. 모든 의료인이 똑같은 근거 중심의 교육을 받아야 하는데도 모든 의사가 올바른 시술법을 배울 수 있는 제도적 장치가 없는 것이다. 우리는 지역 병원에 근무하는 시골 의사나 최상급 의료 기관에서 근무하는 세계적으로 유명한 의사가 똑같이 최신 연구 결과를 쉽게 찾아보고 사용할 수 있도록 해야 한다. 현재는 의과 대학생이 어떤 시술을 한 번 보고, 한 번 따라 해본 후에는 남을 가르칠 수 있다고 생각한다. 소위 '한 번 보고, 한 번 해보고, 한 명을 가르친다.'는 모델이다. 의학 지식 전반으로부터 배우는 것이 아니라 기껏해야 한두 명의 의사들로부터 지식을 습득할 뿐더러 자신이 배운 것이 과연 옳은지 검증할 수 있는 방법조차 없다. 잘못된 지식이 세대를 넘어 대물림되어도 아무도 알 수 없으므로 오류를 일으킬 가능성이 상존하는 셈이다.

현대 의학에서 어떤 의사가 보다 새롭고 우수한 방법에 등을 돌린 채 '자신만의 방식'을 고집한다는 것은 용납되지 않는다. 이런 식의 접근법은 의학 연구가 제대로 시작되지도 않았던 시절, 의사들이 몇 가지 약을 담은 소박한 검은색 가방을 들고 혼자 돌아다니며 진료하던 때나 통용되던 방식이다. 그 시절 의사들에게는 직접 진료하면서 '배운' 지식이 최선의 정보였다. 그러나 오늘날의 의료는 다양한 분야의 의사와 간호사, 의료 기사들이 대규모 팀을 구성하여 이루어진다. 새로운 약물과 시술을 개발하는 데만도 연간 수십억 달러가 지출된다. 그러나 진료 팀의 구성은 허술하기 짝이 없고 서로 협조하기보다 경쟁하는 경우가 많다. 문제를 더욱 어렵게 만드는 것은 새로운 의학적 발견이 이루어져도 절박하게 필요한 환자와 의사들에게 전달되지 않는 경우가 많다는 점이다.

오늘날 의사가 최신 치료에 대한 지식을 유지하려면 수백 가지의 질병에 대해 쏟아져 나오는 믿기 어려울 정도로 많은 논문들을 읽어야 하기 때문에 진료할 시간이 거의 남지 않을 것이다. 하루도 쉬지 않고 24시간을 꼬박 읽어도 미처 소화할 수 없는 양의 문헌이 발표되기 때문이다. 그러나 이러한 연구로부터 가장 효과적인 부분만을 추려낸 후 의사나 간호사들이 현장을 통해 터득한 지식과 결합하여 환자들을 위험으로부터 보호하는 데 가장 필수적인 정보를 요약한 후, 이를 간단하고 따라 하기 쉬운 체크리스트로 만든다면 의사와 간호사는 물론 환자들에게 더할 나위 없이 유용할 것이다. 병원이 더욱 안전해지는 것은 물론이다.

체크리스트에 대한 아이디어가 구체화된 것은 오스트리아 잘츠부르크에서 열리는 환자 안전성과 의학적 실수에 대한 세미나에 참석할 준비를 하고 있을 때였다. 안전성 전문가들의 이름을 훑어보던 나는 제임스 리즌James Reason이 세미나에 참석한다는 사실을 알게 되었다. 비행기 안에서 나는 항공 안전 프로그램, 특히 안전성 향상을 위한 체크리스트의 사용에 대해 자세한 정보를 담고 있는 그의 책 《구조적 사고 위험의 관리Managing the Risks of Organizational Accidents》를 읽었다.

항공 업계에서 체크리스트를 사용한다는 사실은 알고 있었지만 그 이론적 배경을 제대로 검토해본 적은 없었다. 나는 이내 빠져들었다. 항공 산업과 의료의 공통점은 놀랄 정도였다. 의사 결정, 통제, 그리고 승객과 환자의 안전성은 불가피하게 항공 산업에서는 파일럿, 의료에서는 의사라는 단 한 명의 개인에게 달려 있다. 두 전문가 집단은 모두 끊임없이 진보하고 변화하는 복잡한 장비와 과학을 완벽하게 꿰뚫고 있어야 한다. 또한 두 가지 분야에서 모두 실수는 죽음을 뜻하는 경우가 많다.

그러나 의료와 항공 산업 사이에는 뚜렷한 차이도 있었다. 항공 업계에서는 인간은 실수하게 마련이라는 사실을 폭넓게 인정함으로써 체크리스트가 성공을 거둘 수 있었다. 일단 이 사실을 인정하게 되자 업계 차원에서 불가피한 실수를 방지하거나 발견하고, 미처 발견하지 못한 경우에는 피해를 최소화시키는 시스템을 개발할 수 있었던 것이다.

그러나 의료계에는 고도로 훈련받은 유능한 의사가 선의를 가지고 진료에 임하는 데도 불가피하고 지속적으로 실수가 발생한다는 사실을 받아들이지 못했다. 따라서 불가피한 실수조차 관련된 모든 사람들이 죄책감과 수치심에 사로잡혀 부정하고 감추는 데 급급했던 것이다. 의료는 비행기를 조종하는 일보다 훨씬 복잡하다. 의사가 환자를 진료하기 위해 알아야 하는 정보의 양은 아찔할 정도다. 비유하자면 한 명의 파일럿이 보잉 747기 등 특정한 항공기를 조종하기 위해 알아야 할 정보의 양은 의사가 단 한 가지 시술을 위해 기억해야 하는 정보량과 비슷하다. 그러나 일주일을 기준으로 파일럿은 기껏해야 두세 가지 종류의 항공기를 조종하지만 의사는 수백 가지의 시술을 하는 경우가 많다. 모든 747기는 비슷하지만 모든 환자는 다르기 때문에 서로 다른 치료와 지식과 기술을 필요로 한다. 또한 매년 발표되는 새로운 연구의 숫자가 항공 분야에 비해 훨씬 많기 때문에 그렇지 않아도 과로에 지친 의사가 습득해야 할 정보의 양은 점점 많아진다. 마지막으로 항공 분야는 의료에 비해 훨씬 기록 보존이 잘되어 있기 때문에 성과를 측정하고 절차를 표준화하며 실수로부터 배우기 쉽다. 항공 분야는 실수를 추적하기가 훨씬 간단하다. 항공 업계에서는 모든 추락 사고를 방지할 수 있는 것으로 생각한다. 일반적으로 비행기에 탑승하는 승객들은 모두 건강한 상태이다. 승객이 죽었다면 미리 막을 수 있었던 실수 때문이다. 반면에 병원을 찾는 환자들은 이미 어딘가 아픈 상태이고 생명이 경각에 달려 있는 경우도 많다. 사망했다고 해도 그 원인이 실수 때문인지 불가피한 것이었는지 판단하기 어렵다. 의사나 간호사가 아무리 노력해도 생명을 구할 수 없는 환자들도 있다. 방지할 수 있는 실수와 불가항력적인 상황을 구분하려면 과학의 힘을 동원해야 하는 것이다.

그러나 이러한 한계에도 불구하고 나는 항공 산업과 의료의 유사성이 몹시 흥미로웠다. 항공 산업으로부터 많은 것을 배울 수 있으며 그들의 체크리스트는 의료에 있어서도 좋은 모델이 되리라는 것은 확실했다. 보건 의료의 특수성에 맞도록 몇 가지 세부적인 사항만 손보면 충분할 것 같았다. 이런 생각을 시험해보기 위해 우리는 중심 정맥관 감염을 감소시키는 데 체크리스트를 사용하기로 결정했다. 이 감염은 흔하고 의료비를 많이 소모하며 치명적인 경우가 많다. 대부분의 의사들은 감염으로 인한 사망이 불가피하다고 생각한다. 감염이란 환자가 이미 병에 걸려 있거나, 너무 나이가 많거나, 반대로 너무 어리거나, 복잡한 수술을 받았기 때문에 생기는 것 아닌가. 하지만 환자들이 감염을 방지하기 위해 필요한 조치를 항상 제대로 받는 것은 아니다. 따라서 이러한 감염을 예방할 수도 있다는 것이 내 생각이었다. 중환자실 환자들은 여러 가지 요인이 복합된 결과 사망하는 일이 흔하여 중심 정맥관 감염을 정확한 사인으로 규정하기 어려운 경우가 많으므로 몇 명의 생명을 구했는지 측정한다는 것은 비현실적이었다. 게다가 중심 정맥관 감염이 생겼다고 항상 사망하는 것도 아니다. 중심 정맥관 감염으로 생명을 잃는 환자는 다섯 명에 한 명 꼴이다. 따라서 감염률을 측정하는 것이 보다 합리적이었다. 감염률이 감소했다면 궁극적인 목표인 환자 안전성이 보다 향상되었다는 데 의심의 여지가 없기 때문이다.

이 일을 시작했을 때 나는 중환자 전문의로 외과계 중환자실surgical intensive care unit, SICU 담당 교수였다(중환자 전문의란 중환자들의 일차 진료를 담당하는 의사를 말하고, 담당 교수란 내가 지위가 높은 의사에 해당한다는 뜻이다). SICU는 15병상 규모로 중환자 진료 전임의, 외과와 마취과에서 파견된 레지던트, 그리고 간호사들이 근무하고 있다. 대부분의 환자들은 혈관 수술, 콩팥과 간 이식, 외상 관련 수술 등을 받은 후 회복을 위해 이곳으로 옮겨졌다. 모든 중환자실이 그렇듯, 우리 환자들 또한 상태가 매우 중하여 가능한 최선의 진료와 모니터링이 필요했다. 우리의 목표는 이들을 회복시켜 일반 병동으로 전동시키고 궁극적으로는 집으로 돌려보내는 것이었다.

연구 장소로 SICU를 택한 것은 내가 근무하는 곳이었기 때문이다. 시스템과 절차와 문화를 알고 있는 것이다. 더 중요한 요소는 내가 이미 진료 팀과 끈끈한 관계를 맺고 있었으며 그들이 최선을 다해 이러한 노력을 지원하리라는 것을 알고 있었기 때문이다.

더욱이 SICU에는 중심 정맥관 감염 문제가 심각했다. 성공을 거둔다면 우리의 시스템이 효과적이라는 사실을 입증할 수 있을 뿐 아니라 궁극적으로 환자들의 생명을 구할 수 있었다. 결과적으로 이것은 현명한 판단이었다. 다른 곳을 선택했더라면 제대로 시작도 못해본 채 좌초되었을지도 모른다.

# Chapter 2

내가 처음 SICU에서 일하기 시작했던 2000년 당시, 그곳의 중심 정맥관 감염률의 중간값은 1000정맥관–일당 19건으로 미국에서 최악이었다.

감염률 향상에 관한 말을 꺼내면 동료들의 대답은 언제나 똑같았다.

"방법이 없어요. 환자들이 워낙 중한데다, 수술은 크지. 게다가 중환자실에는 좀 오래 있어요?"

솔직히 말해서 나도 어느 정도는 그렇게 믿고 있었다.

전국의 의사와 간호사들은 편리하게도 중심 정맥관 감염과 이로 인한 사망을 '불가항력적인 죽음'으로 치부해버렸다. 병원을 하다 보면 이러한 죽음을 피할 수 없다는 것이다. 말하자면 사업상 불가피한 지출이다. 이런 생각이 옳은 면도 있다. 존스 홉킨스처럼 큰 병원에는 가장 중한 환자가 몰리게 마련이고, 일부는 최선의 치료에도 불구하고 사망한다. 그러나 모든 환자를 이러한 범주로 묶는 것은 온당치 못하다. 이러한 감염 가운데 얼마나 많은 수가 불가피한 것이고 얼마나 많은 수가 예방 가능한 것인지 확실치 않기 때문이다.

확실한 것은 중심 정맥관 감염 예방 효과가 이미 입증된 간단한 조치들이 많은데도 불구하고 이러한 조치들을 일관성 있게 실천하고 있지 않았다는 점이었다. 사실 당시 존스 홉킨스를 비롯한 미국의 병원에서 중심 정맥관 감염 예방 조치를 제대로 시행하는 경우는 30퍼센트에 불과했다. 따라서 나는 이러한 조치들을 제대로 지키기만 한다면 대부분의 감염을 피할 수 있다고 확신했다. 중심 정맥관 감염만 예방해도 수많은 환자들의 생명을 구할 수 있었다.

이러한 목표를 염두에 두고 우리는 병원 예방의학 팀 및 감염방지 팀과의 긴밀한 협조하에 우리의 첫 번째 체크리스트를 만들기 시작했다. 감염 방지 전문가들은 이러한 감염을 연구하고 추적하지만 직접 중심 정맥관을 시술하지는 않는다. 감염률을 낮추려면 이들과 직접 중심 정맥관을 시술하는 의사들이 한 팀이 되어 서로 협조해야 했다.

우리의 계획은 중심 정맥관 감염을 줄이기 위해 손쉽게 따라할 수 있는 핵심적인 조치들을 합리적인 정도로 포함시키는 것이었다. 감염을 감소시키는 동시에 환자에 미치는 위험과 비용에 미치는 영향이 가장 적은 조치들을 골라야 했다. 우리는 수많은 과학적 근거들을 샅샅이 조사했다.

이러한 근거 중 많은 것들은 CDC에서 발간한 120페이지 분량의 중심 정맥관 감염 예방 가이드라인에 실려 있다. 카테터 감염을 방지하기 위해 지켜야 할 모든 조치들을 광범위하고 자세히 기술한 방대한 책자다. 이러한 감염 예방에 관한 최신 지식을 학문적으로 요약한 참고 문헌인 것이다. 여기 실린 정보는 철저하고 편향되지 않았을 뿐 아니라 충실히 따르기만 한다면 중심 정맥관 감염 예방 효과가 매우 뛰어난 것들이다.

그러나 단점도 있었다. 우선 구성상 전반적인 참고 서적으로는 유용할지 몰라도 가장 효과적이며 저렴하고 위험성이 낮은 조치들을 우선적으로 수록하지 않고 120페이지에 걸쳐 단순히 나열해두었기 때문에 시간에 쫓기는 의료인들에게 실용적인 가이드가 되기 어렵다. 병원이라는 바쁜 상황에서 수록된 모든 조치들을 읽어보기도 어려운데, 하물며 실행에 옮긴다는 것은 불가능한 일이다.

또한 근거가 불완전한 경우(이런 경우가 더 많다)에는 권고 또한 애매하다. 많은 조치에 '확실히 옳다고 주장하기에는 근거가 부족함'이란 문구가 붙어 있다. 뚜렷한 근거가 부족하다는 사실을 정확히 알려주는 것은 좋지만 의사 입장에서는 혼란스럽고 별로 도움이 되지 않았다. 병원에서는 환자의 생명이 경각에 달려 있는 경우가 흔하다. 의사는 결정을 내려야 한다. 그것도 빨리 내려야만 한다. 설사 시간이 충분하다고 해도 결정을 미룰 수는 없다.

또한 이러한 가이드라인은 금방 시대에 뒤떨어지고 만다. 방대한 자원과 비용이 드는 것은 물론 제작하는 데만 1년 정도가 걸리기 때문에 3~5년에 한 번 정도 개정되는 것이 보통이다(그나마 개정될 때 얘기다). 하루가 멀다 하고 새로운 연구가 발표되며 새로운 정보가 끊임없이 축적되는 환경에서는 얼마 지나지 않아 낡고 부정확한 가이드라인이 되어버린다.

'암묵적 지식'이 빠져 있다는 것도 간과하기 어려운 단점이다. 의학에 있어 가장 큰 지식의 원천 가운데 하나는 의사와 간호사들이 진료 과정 중에 깨닫는 것들이다. 그들은 휴게실이나 학술회의, 지역 모임 등에서 만났을 때 진료 중 생긴 의문을 서로 논의하고 치료 경험이나 환자의 반응 등을 공유한다. 이렇게 생겨난 암묵적 지식이 모여 효과적인 치료에 대한 '집단 지식'을 이루고, 머지않아 수많은 의사와 간호사들이 이를 사용한다. 이러한 지식은 대부분 문헌으로 발표되지 않으며 때로는 그다지 효과가 없는 경우도 있지만, 의사들이 이런 방식으로도 지식을 습득한다는 것은 분명하다. 여기에는 오랜 세월에 걸친 경험이 녹아 있다. 모든 의사들이 알고 있는 것을 한데 모은다면 수천 년에 걸친 집단 지식이 탄생할 것이다. 그러나 이러한 지식을 포착하여 공유하는 시스템은 적어도 지금까지는 존재하지 않는다. 이렇게 중요하고 풍부한 정보가 가이드라인에는 포함되지 않는 것이다.

과학적 근거를 실제 진료에 응용하는 데 보다 우수한 시스템이 필요하다는 것은 명백하다. 이렇게 거추장스런 가이드라인을 암묵적 지식과 결합하여 효과적이고 위험성이 낮으며 저렴하고 무엇보다도 시간 효율적인 조치를 추려낸 후, 분명하고 행동지향적인 체크리스트에 수록해야 한다. 우리는 체크리스트의 항목수를 7가지 내외로 만들고 싶었다. 인간의 두뇌는 7가지가 넘어가면 쉽게 기억하지 못한다(전화번호보다 긴 숫자를 생각해보라). 전자식 또는 종이 체크리스트를 즉시 참고할 수 없는 상황은 얼마든지 벌어질 수 있다.

CDC 가이드라인을 참고하고, 많은 의사, 간호사들의 의견을 듣고, 중심 정맥관을 시술하는 과정을 관찰한 끝에 결국 우리는 다음과 같은 5가지 핵심 조치를 선정했다.

• 카테터를 삽입하기 전에는 비누나 알코올로 손을 씻는다.

- 멸균 장갑, 모자, 마스크와 가운을 착용하고 멸균 방포로 환자를 완전히 덮는다.
- 가능하다면 사타구니에 카테터를 삽입하지 않는다(감염률이 높아진다).
- 삽입할 부위의 피부를 클로르헥시딘 소독액으로 깨끗이 닦는다.
- 더 이상 필요 없는 카테터는 신속하게 제거한다.

우리는 의사들에게 체크리스트를 나누어준 후, 간호사들에게는 얼마나 많은 의사들이 지침에 따르는지 관찰해달라고 부탁했다. 결과는 충격적이었다. 실망스럽게도 체크리스트에 따르는 의사가 38퍼센트에 불과했던 것이다. 환자 3명 중 2명이 감염과 사망의 위험에 노출되어 있는 셈이었다.

어떻게든 의사들이 체크리스트에 항상 따르도록 설득하지 않는 한 SICU에서는 계속 수많은 감염이 발생할 것이었다. 나는 의사와 간호사들을 모아 놓고 이렇게 말했다.

"저는 우리 중환자실에서 발생하는 감염 중에 얼마나 많은 숫자가 예방 가능하고 얼마나 많은 숫자가 불가피한 것인지 모릅니다. 하지만 체크리스트에 수록된 5가지 조치가 많은 감염을 예방할 수 있다는 것은 확실합니다. 이제 우리는 38퍼센트의 환자들에게만 이러한 조치가 시행되고 있다는 사실을 알게 되었습니다. 모든 환자들에게 모든 조치를 확실히 시행할 수는 없을까요? 그리고 나서 감염률이 어떻게 변하는지 봅시다. 효과가 없을 수도 있겠지만 제 예감에는 굉장한 결과가 나올 것 같습니다."

말이 끝나자마자 누군가 이렇게 대답했다.

"피터, 모든 게 완벽하게 갖춰져 있다면 그것도 좋겠지요. 하지만 이 조치들을 시행하는 데 필요한 물품을 찾는 것만도 시간이 많이 걸립니다. 물품들을 찾느라 병원을 돌아다닐 시간이 없어요."

내가 일하고 있는 병동이었기 때문에 나는 모든 의사들이 선의를 가지고 있다는 것을 알고 있었다. 누구나 환자들에게 최선의 진료를 제공하고 싶어 했다. 그러나 그들은 믿을 수 없을 정도로 바쁘고, 과로와 스트레스에 시달린 나머지 지친 상태였기 때문에 때로는 환자를 보호하기 위해 취해야 할 조치들을 무시하는 경우가 있었다. 선악의 문제가 아니라 현실적인 이유였다. 이러한 조치들이 필요 없다고 생각하는 의사들도 있었고 무슨 일을 해야 하는지조차 모르는 사람들도 있었으며, 필요한 물품을 구할 수 없어서 체크리스트에 따르기 어려운 경우도 있고 그냥 잊어버리는 경우도 있었다. 말도 안 되는 소리로 들릴 수도 있겠지만 응급 상황이나 일에 쫓겨 수많은 일을 한꺼번에 하느라 반쯤 정신이 나간 상태가 되면 뭔가를 쉽게 잊어버린다. 마스크와 가운이 눈에 띄지 않는다면 찾으러 다니거나 착용하지 않은 채 그냥 시술하는 수밖에 없다. 중환자실이라는 상황에서는 장비를 찾느라 시간을 보내다가 다른 환자들이 위험해질 수 있다. 물론 적절한 장비 없이 시술을 진행하는 데도 위험이 따른다. 합리적인 해결책은 필요한 물품을 언제나 사용할 수 있도록 갖추어 두는 것이었다.

나는 잠시 이 문제를 생각해보았다. 나 또한 중환자실에서 일하면서 수많은 중심 정맥관을 시술했다. 하지만 필요한 물품을 찾지 못했던 적은 없었다. 나는 조그만 실험을 해보았다. 다음 번 중심 정맥관 시술을 할 때, 모든 과정에 세심한 주의를 기울여보았다. 충격적이었다. 체크리스트에 따르기 위해서 필요한 물품을 찾으려고 무려 여덟 군데를 돌아다녀야 했던 것이다. 모자와 마스크와 가운은 각기 다른 곳에 있었다. 아예 찾을 수 없는 품목도 있었다. 진작 깨닫지 못한 것은 여기저기 돌아다니는 데 워낙 익숙해진 탓이었다. 똑같은 시술을 하도 자주 하다 보니 자동적으로 움직였던 것이다. 문제가 있는 시스템에 스스로 적응한 셈이다.

그 후 동료 의사들이 시술하는 과정을 관찰해보았더니 그들도 필요한 물품을 찾아 중환자실 전체를 돌아다니고 있었다. 쉽게 눈에 띄지 않으면 그들은 잠깐 생각하다가 그 물품이 없는 상태로 시술을 진행했다. 나는 그 중 한 명을 불러 왜 필요한 조치를 생략하는지 물어보았다.

"환자가 한두 명이라야죠. 여기서 시간을 너무 많이 끌면 다른 환자를 볼 시간이 없는 걸요."

마음속으로 그는 체크리스트를 따르는 데 대한 위험-이익 판단을 내렸던 것이다. 결론은 한 가지 조치를 생략함으로써 보다 큰 이익을 달성할 수 있다는 것이었다. 의사가 직접 필요한 물품을 찾으러 돌아다녀야 한다면 시술 과정에 한 단계가 추가되는 셈이다. 단계가 늘어날수록 실패 위험은 높아진다.

해결책은 간단했다. '중심 정맥관 카트'를 만들어 체크리스트에 따르는 데 필요한 모든 물품을 한자리에 모았다. 의사들에게 어떤 물품이 필요한지 물어본 후, 어떤 물품은 카트에 어떤 물품은 선반에 보관할지 결정하고 물품을 전담할 직원을 정했다.

간호사들에게 성과를 관찰해달라고 부탁한 후, 다시 시험을 해보았다. 순응도가 38퍼센트에서 70퍼센트로 뛰어올랐다. 확실한 개선이었지만 아직 충분하지 않았다. 체크리스트가 실제로 감염률을 낮추는지 판단하려면 100퍼센트의 순응도가 필요했는데 어떻게 이를 달성할 수 있을지 길이 보이지 않았다.

소렐 킹이 다시 한 번 존스 홉킨스를 찾은 것은 이때쯤이었다. 조시가 세상을 떠난 지 4년 만이었다. 그녀는 많이 안정되어 있었다. 일상복을 입고 단상에 올라 원고가 아닌 간단한 메모를 보며 즉흥적으로 말을 풀어가며 청중의 참여를 독려했다. 아직도 분노하고 있었지만 훨씬 통제된 모습이었다. 분노를 통해 사람들과 소통하고 행동을 촉구하는 것 같았다. 나와 함께 했던 연설 외에도 그녀는 환자 안전성을 위해 직접 결성한 비영리 기관인 조시 킹 재단에서도 수많은 연설을 해왔다(나는 그 재단의 이사직을 맡고 있었다).

연설이 끝난 후 우리는 따로 만나 예전처럼 얘기를 나눴다. 대화 중 그녀가 불쑥 존스 홉킨스가 환자들에게 보다 안전한 병원이 되었는지 단도직입적으로 물어왔다. 스스로 도취된 나는 체크리스트를 만들어 일부 시술을 표준화한 과정을 설명하며 그녀에게 환자 안전성이 향상되었다는 인상을 심어주려고 했다. 순응도를 향상시키는 데 어느 정도 성공을 거두었다고도 했다. 계속 긍정적인 말투를 유지했지만 그녀는 별로 감동을 받은 것 같지 않았다.

그녀가 나를 똑바로 쳐다보았다. 강렬한 파란색 눈동자가 수술용 메스처럼 마음속을 파고들었다.

"피터, 조시가 다시 존스 홉킨스에 입원한다면 4년 전보다 더 안전할 거라고 말할 수 있나요? 이것 보세요, 존스 홉킨스에 훌륭한 의사들이 많다는 건 알아요. 엄청 똑똑하고 자기 분야에선 최고죠. 하지만 그래도 실수를 하잖아요. 때로는 자기들의 자존심 때문에 더 큰 실수를 저지르고요. 그 자존심은 어떻게 고칠 건가요? 안전성에 관한 제 정의 속에는 자존심이 설 자리가 없어요. 당신이 뭐라 말하든 상관없어요. 전 결과를 원해요. 증거를 보고 싶다고요."

그녀가 이토록 직설적이고 퉁명스럽게 말한 적은 한 번도 없었다. 딸을 잃고 모든 일이 시작되었던 존스 홉킨스에 다시 돌아온 탓이었을까. 어쨌든 그녀의 말은 속속들이 옳았고 나 또한 그 사실을 알고 있었다. 의료에 있어 자존심이란 환자들의 생명을 담보로 하는 위험한 것이다. 그러나 존스 홉킨스 같은 최고의 병원에는 절대로 자존심을 포기하지 않는 의사들이 넘쳐난다.

소렐을 만나기 몇 개월 전, 밤 10시경에 집에 있는데 SICU에서 급한 환자 때문에 호출을 했다. 외과 레지던트에게 전화를 했더니 다급한 목소리로 환자 병력을 요약했다. 전날 거의 완벽하게 건강한 상태로 입원하여 복강경으로 한쪽 콩팥 제거술을 받은 29세 환자였다. 그러나 수술 후 전혀 소변이 나오지 않았다. 신부전의 전형적인 증상이었다. 수술에는 아무런 문제가 없었다고 확신한 집도의는 남아 있는 콩팥이 다시 기능할 수 있도록 정맥주사로 수액을 투여했다. 아무런 소용이 없었다. 10시간 동안 12리터의 수액을 투여했는데도 (엄청난 양이다) 소변이 나오지 않았다. 집도의는 CT 촬영을 지시했다. 골반 내에 약간의 체액이 고여 있을 뿐(수술 후에 흔히 나타나는 소견이다) 다른 문제는 없다는 결과가 나왔다. 결과에 고무된 집도의는 환자에게 아무런 이상이 없다고 믿었지만, 혹시 모를 사태에 대비하여 중간 단계 진료 병동intermediate care unit, IMC으로 전동을 신청했다. IMC는 일반 병동보다는 많고 중환자실보다는 적은 간호 인력을 투입하여, 중환자실에 갈 정도는 아니지만 일반 병동보다는 면밀한 관찰과 특별한 치료를 필요로 하는 환자들을 보살피는 곳이다. 그날 '온콜 중환자 전문의'<sup>급한 환자가 있을 경우, 퇴근한 상태로 집에서 전화를 받아 중요한 사항을 결정하는 전문의-역주</sup>로서 나는 IMC 병상을 배정해주었다. 그러나 그곳에서 환자를 보살필 책임은 여전히 외과에 있었다. 나는 레지던트에게 뭐가 문제라고 생각하는지 물어보았다.

"잘 모르겠지만 괜찮을 것 같습니다. 교수님께서 그저 잘 관찰하기를 원하시는 것 같습니다."

그러나 새벽 2시에 다시 호출이 왔다. 전화를 걸었더니 환자를 즉시 중환자실로 입원시켜달라고 요청했다. 혈액의 pH 균형이 심한 산성을 띠고 있다고 했다. 생명이 위급한 상황이었다. 환자의 배가 심하게 부풀어 오르고(쏟아 부은 수액이 어디로 가겠는가) 호흡이 곤란하여 기도 삽관을 했으며 혈압이 급속히 떨어지고 있다고도 했다. 간단히 말해서 당장 조치를 취하지 않으면 생명을 잃게 될 상황이었다. 건강한 상태로 병원에 걸어 들어와 비교적 단순한 수술을 받은 환자가 거의 확실히 의학적 실수로 인해 목숨이 경각에 달려 있었다. 나는 레지던트에게 환자를 수술실로 옮기라고 했다. 수술과 관련된 문제가 명백했다. 레지던트는 집도의가 퇴근했으며 수술에 아무런 문제가 없었으므로 환자를 수술실로 옮기지 않겠다는 입장이라고 했다. 내가 보기에는 다시 수술하지 않는다면 생명을 건지기 어려웠다. 나는 집도의에게 전화하여 레지던트에게 들은 내용을 전한 후, 환자를 다시 수술하라고 권고했다.

놀랍게도 그는 내게 화를 냈다. 내가 전화한 데 대해 매우 불쾌하게 생각하는 것이 확실했다.

"CT가 정상이었고 나는 수술에 자신이 있어요. 잘못됐을 가능성은 없어요. 그러니 수술실로 데리고 들어간들 뭐하겠소. 우리는 카메라로 모든 걸 보면서 수술했다고요. 완벽했어요. 실수가 있었을 리 없소."

"CT가 정상이라는 건 알고 있습니다. 하지만 검사 결과를 100퍼센트 신뢰할 수는 없습니다. 간혹 CT가 잘못 나오는 경우도 있지 않습니까."

의학적 검사는 대개 정확하지만 완벽하지는 않다. 드물게 환자 상태가 나쁜데도 CT 결과가 정상으로 나오거나, 환자는 멀쩡한데 비정상으로 나오는 경우가 있다. 의사는 이런 상황을 잘 파악하여 검사가 잘못된 것 같다면 자신의 직관에 따라야 한다.

"내과적으로는 환자가 이렇게까지 나빠질 수 없습니다. 이렇게 짧은 시간 동안에는 더욱 그렇습니다. 환자의 모든 증상과 급속히 나빠졌다는 사실을 고려한다면 유일한 가능성은 수술 합병증입니다. CT가 정상이라지만 검사가 완벽한 것은 아닙니다. 모든 소견이 수술 합병증을 시사하고 있지 않습니까."

그는 문자 그대로 전화기에 대고 악을 썼다.

"내 수술에서 합병증이 생겼을 리가 없어. 수술실에는 안 가. CT는 정상이고 수술은 완벽했어."

절망감이 밀려왔다. 내 생각에 그는 고전적인 진단 오류를 범하고 있었다. 하지만 상황이 의지와 자존심의 싸움으로 변한다면 그는 더욱 완고해져서 한 치도 양보하지 않을 것이고 결국 환자는 생명을 잃게 될 것이었다(원칙적으로 환자를 책임지고 있는 사람은 그였다).

나는 눈을 비벼 잠을 쫓으며 생각을 정리한 후 다시 한 번 설득했다.

"선생님과 저는 상황을 조금 다르게 보는 것 같습니다. 선생님께서는 수술실에 가지 않는 것에 대한 위험과 이익을 어떻게 평가하시는지요? 제가 틀릴 수도 있지만 건강한 젊은 여성이 수술 받은 지 24시간도 안 돼서 뱃속에 무슨 문제가 생겨서 죽어가고 있습니다. 이렇게 진행되는 내과적 질병은 없습니다. 환자를 수술실로 데려가 주십시오. 제가 틀렸다면 환자에게는 수술 흉터가 생기겠지요. 선생님께서 틀리셨다면 환자는 죽습니다. 제 말이 틀렸습니까?"

그는 한껏 목소리를 높였다.

"수술실엔 안 가. 난 지금 여행을 떠나는 길이오. 이제부터는 당직 외과 선생하고 얘기하시오."

더 이상 말해 봐야 소용없는 일이었다. 하지만 그는 환자를 구할 수 있는 기회를 열어놓았다. 지금까지 나는 환자에 대한 그의 권한을 인정했지만 이제 권한은 당직 외과 선생에게 넘어갔다. 잘하면 당직 외과 선생을 설득하여 환자를 수술실로 데려갈 수 있을 것이었다.

정확한 데이터를 얻고 확실히 상황을 파악하려면 환자를 직접 봐야 했기에 병원으로 차를 몰았다. 중환자실에 도착하자 죽어가고 있는 환자가 눈에 들어왔다. 한 생명이 불필요하게 스러져가고 있었다. 복부가 극히 심하게 팽창되면 복부 구획 증후군이 생길 수 있다. 복압이 너무 올라가 콩팥과 장으로 가는 혈류가 차단되는 현상이다, 위로는 횡격막을 눌러 종종 호흡 부전에 빠지기도 한다. 이 병은 환자의 방광 내압을 측정하여 진단한다. 나는 환자의 방광 내압이 매우 높아 남아 있는 한쪽 콩팥과 장으로 충분한 혈류가 흘러들어 가지 못한다는 사실을 알아냈다. 이 장기들이 기능을 잃는다면 그녀 또한 생명을 잃는다. 나는 구획 증후군이 다른 원인으로 인해 생겼다고 확신했으며 그 원인은 그녀가 받았던 수술과 관련이 있을 것이라고 짐작했다. 그러나 이 상황에서 그런 문제는 중요하지 않았다. 환자가 복부 구획 증후군이 생겼다면 빨리 수술실로 옮겨야 한다. 다른 방법은 없다. 나는 당직 외과 의사에게 전화하여 상황을 설명하고 당장 환자를 수술실로 옮기지 않는다면 생명을 잃게 될 것이라고 말했다. 고맙게도 그는 논쟁을 벌이지 않고 바로 수술을 시작했다. 개복하자마자 나의 생각이 옳았다는 것이 드러났다. 복강경 수술 시에 사용했던 작살 모양의 투관침trocar이 실수로 환자의 장과 췌장을 관통했던 것이다. 이런 사고는 일어날 수 있다. 외과학이란 완벽한 과학이 아니다. 그러나 좀 더 빨리 발견했더라면 피해가 훨씬 적었을 것이다. 오만함과 고집 때문에 생명을 위협하는 손상을 18시간 동안 방치한 결과, 환자는 남아 있던 건강한 콩팥마저 잃게 되었다. 원래 사흘 후 퇴원할 예정이었던 그녀는 6개월 간 입원해야 했으며, 퇴원하고도 다시 6개월간 재활 치료를 받아야 했다. 병원에 건강하게 걸어들어 왔을 당시 50킬로그램이었던 몸무게는 35킬로그램에 불과했고 기관 절개를 받은 상태로 말은 물론 거의 걷지도 못하는 상태로 투석을 받으며 콩팥 이식을 기다리고 있다. 모두 불필요하게 일어난 일이다.

존스 홉킨스는 최고의 병원이며 세계에서 가장 우수한 외과 의사들이 모여 있다. 이런 실수는 실력이 부족해서가 아니라 전체 보건 의료 시스템에 만연한 팀워크의 문제와 유해한 병원 문화 때문에 생기는 것이다.

이런 끔찍한 경험을 떠올린 나는 소렐의 파란 눈동자를 똑바로 쳐다보며 이렇게 말할 수밖에 없었다.

"당신이 옳아요, 오만함이 환자들의 생명을 앗아가고 있어요. 우린 이 문제를 해결해야 해요."

"그만 됐어요, 피터. 우린 이미 문제를 알고 있어요. 하지만 좋아지고 있다는 건 어떻게 알 수 있나요? 조시가 오늘 입원한다면 죽지 않을까요? 저는 보건 의료가 좀 더 안전해졌는지 알고 싶어요. 그렇게 돼야만 하고요."

손에 땀이 배었다. 속이 메슥거렸다. 나는 소렐이 원하는 결과를 가지고 있지 않았다. 체크리스트의 순응도는 70퍼센트에 불과했다. 그나마 병원 전체는 말할 것도 없고 SICU에서 하루에 시행하는 수백 가지 시술 가운데 한 가지일 뿐이었다. 또한 나는 보건 의료계의 문화가 많은 측면에서 해롭다는 사실도 알고 있었다. 의사들은 자신을 완벽한 존재로 착각하고, 의사와 간호사들 사이에는 의사소통이 제대로 이루어지지 않았으며, 책임 의식이란 실질적으로 존재하지 않았다. 환자 안전성을 신뢰성 있게 측정할 수 있는 방법은 거의 없었으며 측정한들 대중에게 알려지지도 않았다.

그간 힘들게 해온 모든 일에도 불구하고 나는 참담한 기분으로 소렐에게 말했다.

"저는 해답을 가지고 있지 않아요. 하지만 반드시 해답을 찾아 내겠다고 약속할게요."

말을 내뱉자마자 나는 그 말이 얼마나 부적절한지 깨달았다. 그녀는 대답을 들을 자격이 있다. 우리 가족도 대답을 들을 자격이 있다. 병원을 찾거나 의사에게 진료 받는 모든 환자들도 대답을 들을 자격이 있다. 그러나 나도, 존스 홉킨스도, 미국 보건 의료 시스템도 환자 안전성이 실제로 향상되고 있는지 알지 못했다.

소렐은 보건 의료와 내 연구가 지닌 핵심적인 문제를 알려주었다. 의사들의 진료 방식을 바꾸지 않는 한 환자 안전성을 위한 노력은 아무런 효과를 거두지 못할 것이라는 점이었다. 시스템 자체를 다시 설계하려면 협동의 문화가 필요했다. 이러한 문화가 없다면 체크리스트 또한 좋은 뜻으로 시작했다가 결국 수포로 돌아가고 마는 새해 계획 같은 것이 될 터였다. 다이어트나 운동 계획이 아니라 환자의 생명이 걸려 있다는 점만 빼고 말이다.

오래도록 이 문제를 생각하던 중 갑자기 한 가지 아이디어가 떠올랐다. 체크리스트가 효과가 없는 이유는 의사들이 스스로 자신을 통제하기 때문이 아닐까. 바쁜 일정과 현대 의료의 복잡성과, 특히 한껏 부풀려진 그들의 자존심과 자기 확신을 고려할 때 자신에게 부과된 책임을 스스로 이행하리라 믿는 것은 비현실적이다. 바로 곁에서 체크리스트에 따를 것을 상기시키고 책임감을 느끼게 해줄 누군가가 필요했다. 의사들 스스로 자신이 완벽한 존재가 아니라는 것을 인정하고 환자들에게 불필요한 피해가 돌아가지 않도록 팀을 통해 일하는 방법을 배워야 했다.

단 한 가지 조치도 무시하고 넘어가지 않도록 상기시켜줄 독립적인 관찰자가 필요했던 것이다. 한두 가지 조치를 생략하는 경우 체크리스트를 상기시키면서 조치를 이행하도록 압력을 넣어야 했다. 관찰자가 그런 일을 할 수 있으려면 권한을 부여하고 지원해주어야 한다. 환자의 생명이 걸려 있다는 점을 고려한다면 무리한 조치는 아니다. 정치적이나 과학적인 문제라기보다 도덕적인 문제인 것이다. 하지만 놀랍게도(또한 슬프게도), 의사들은 다른 사람의 말을 잘 듣지 않는다. 간호사는 말할 것도 없고 동료 의사의 말에도 귀를 기울이지 않는다. 바야흐로 나는 환자 안전성에 관한 우리의 노력을 방해하며 병원을 중세의 암흑 속에서 빠져 나오지 못하도록 붙잡고 있는 문제의 뿌리에 접근하고 있었다. 고루하고 유해한 병원 문화 때문에 시스템에 문제가 생기고 절대로 고쳐지지 않으며 결국 환자가 위험에 빠지는 것이다. 문화를 바꾸지 않고서는 시스템을 개선할 길이 없으며 환자들은 끊임없이 위험에 처할 것이었다.

1991년 의과 대학생 시절, 나는 나이지리아 오그보모쇼<sup>Ogbomosho</sup>에 있는 한 선교 병원에서 일해 달라는 부탁을 받았다. 자금이 턱없이 부족했던 병원은 높은 방호벽에 둘러싸인 낮은 콘크리트 블록 건물들로 이루어져 있었다. 병동은 군대 막사와 비슷했다. 금속 프레임에 먼지투성이 매트리스가 깔린 병상이 60센티미터 간격으로 줄지어 놓여 있었다. 개인 병실이나 커튼 같은 것은 없었다. 매일 밤 몇 시간씩 전기가 나갔지만 응급 발전기를 돌릴 연료가 없었다. 에어컨은 꿈도 못 꿀 일이었고 하나밖에 없는 실링팬조차 전기가 나가면 멈춰섰다. 그렇지 않아도 숨 막힐 듯한 열기는 벗어날 길 없는 땀과 피와 소변의 냄새, 암울한 감염의 냄새 때문에 더욱 심하게 느껴졌다.

병원에는 예약하지 않고도 누구나 이용할 수 있는 커다란 외래 진료실이 있었다. 대부분 교통사고로 뼈가 부러졌거나, 오염된 물을 마시고 이질에 걸렸거나, 째고 짜내야 할 고름집 때문에 찾아왔다. 또 하나 흔한 것은 화상이었다. 야외에 불을 피우고 음식을 조리하거나 물을 끓이다가 데거나, 전기가 부족한 지역에서 밤길을 다닐 때 기름 깡통에 불을 붙여 머리에 이고 다니다 사고가 난 것이었다.

나는 외래 진료실로 가기 전에 막사 안에서 회진을 도는 것으로 하루를 시작했다. 침대에 누워 있던 그 어린 소년의 눈망울이 아직도 잊히지 않는다. 양쪽 다리에 인대와 뼈에 이르는 3도 화상을 입은 환자였다. 피부는 완전히 없어졌고 드러난 인대와 뼈는 감염되어 있었다. 곁에 다가가면 불에 그슬린 채 썩어가는 살 냄새가 났다. 아이는 깨어 있었다. 고통이 심할 텐데도 내색하지 않았다. 오랫동안 고통을 겪은 사람들이 흔히 그렇듯 강인하고 절제되어 있었다. 깊은 갈색 눈동자로 두려운 듯 나를 바라보았다. 곁에 서 있는 그의 아버지는 매우 자존심이 강한 사람으로 서른이 될까 말까 한 나이에 벌써 이가 다 썩어 숨 쉴 때마다 악취를 풍겼다. 표정은 공허했다. 아이에게 위안이 되도록 손을 잡아주지도 않았고, 연민이나 그 밖의 감정을 별로 드러내지도 않았다.

아이가 살아남는 유일한 길은 다리를 절단하는 것이었다. 치유를 기대하기에는 상처가 너무 깊었다. 절단하지 않는다면 감염이 혈액을 타고 온몸으로 퍼져 생명을 잃게 될 것이었다. 그러나 (개발도상국의 대부분 지역이 그렇듯) 멀쩡한 사람도 직업을 얻기 힘든 오그보모 쇼에서 사지를 절단한 사람은 거지가 될 수밖에 없었고, 이는 아버지가 받아들일 수 있는 조건이 아니었다. 나는 그를 설득해보았다. 절단하지 않으면 생명을 구할 수 없다고 했지만 소용이 없었다. 차가운 눈빛으로 나를 바라보며 짧게 말할 뿐이었다.

"수술은 안 돼요."

아들이 거지가 되는 수치를 겪느니 차라리 죽는 편이 낫다는 것이었다.

결국 최후의 순간이 다가왔다. 소년의 감염은 혈액으로 번져 천천히 생명을 앗아갔다. 마지막 날 밤, 나는 불운한 소년의 곁을 지켰다. 밤새 손을 꼭 잡고, 죽음이 천천히 다가와 아이를 데려가는 동안 눈에 어린 공포가 평화로 변해가는 모습을 지켜보았다. 나의 생명을 빨아들이기라도 할 듯 꼭 잡았던 손에서 점점 힘이 빠졌다. 임종 병상을 지킨 것은 두 번째였는데(첫 번째는 나의 아버지였다), 두 번 다 반드시 죽지는 않을 수도 있었던 경우였다.

나이지리아에서 일하는 동안 목격했던 수많은 비극과 함께 한 어린 생명이 불필요하게 스러지는 모습을 본 기억 때문에 나는 의사로서의 성공이 반드시 대단한 노력이나 개인적인 실력에 달린 것이 아니라는 사실을 깨달았다. 병원 문화와 그 속에서 만들어지는 시스템의 문제가 환자의 치료 결과에 훨씬 큰 영향을 미친다. 미국이었다면 소년은 살아남아 보람 있는 삶을 누렸을 것이다. 하지만 오그보모 쇼에서는 아버지를 비롯한 지역 사회의 통념과 가난 때문에 기회가 있었음에도 불구하고 치료를 받지 못했다. 문화란 이런 것이다.

보건 의료를 향상시키려면 먼저 문화가 시스템과 구조에 어떤 영향을 미치는지 알아봐야 한다. 문화는 진료가 전달되는 방식, 우리가 동료들과 함께 일하는 방식, 환자를 치료하는 방식에 영향을 미친다. 마찬가지로 일하고 살아가는 시스템 또한 문화에 영향을 미친다. 서로 밀접하게 연결되어 있는 것이다. 아프리카에 있는 조그만 진료소든, 미국에 있는 커다란 병원에서든 환자의 안전성을 향상시키려면 반드시 문화와 시스템을 돌아봐야 한다.

〈내과학 연보Annals of Internal Medicine〉에 발표한 논문에서 나는 신참 레지던트가 환자의 목에 삽입되어 있던 투석 카테터를 환자가 앉아 있는 상태에서 잡아 뽑았던 사건을 기술한 바 있다. 환자는 공기 색전증을 일으켜 심장이 정지하는 바람에 심폐소생술을 받아야 했다. 이 사건을 검토하면서 수석의와 담당 교수가 보인 첫 번째 반응은 레지던트를 야단치는 것이었다.

"환자가 앉아 있는데 카테터를 뽑으면 어떻게 하나? 그런 것도 모르나?"

그들의 빈약한 해결책은 레지던트가 보다 주의를 기울여 다시는 그런 일을 반복하지 않도록 엄중 경고하는 차원에서 그의 인사 파일 속에 사건 보고서를 포함시키는 것이었다. 전형적인, 그러나 전혀 효과가 없는 방법이다.

이 사건을 좀 더 자세히 들여다보자. 레지던트가 적절한 교육을 받지 못한 것은 확실하다. 그런데 그 자리에 있던 다른 의사들은 그가 카테터 제거 방법을 정확히 알고 있는지 아무도 묻지 않았다. 그랬더라면 이런 실수가 생기지 않았을 것이다. 왜 이런 시술을 적절히 수행할 수 있도록 체크리스트를 만들지 않을까? 왜 아무도 그를 적절히 감독하거나 사전에 그의 자격을 적절히 평가하지 않을까? 당시 그 레지던트 옆에 있던 간호사는 실수하는 것을 보고서도 아무 말도 하지 않았다. 왜 아무 말도 하지 않았느냐고 묻자 간호사는 말을 꺼냈다가 의사들에게 '꺼져버리라.'고 면박을 당했던 일을 털어놓았다. 다시는 그런 일을 당하고 싶지 않았기에 그녀는 환자의 생명이 위험에 처한 것을 보고도 아무 말도 하지 않았던 것이다.

사실 이 일은 전적으로 레지던트의 잘못이라고 할 수도 없다. 그 또한 낡은 병원 문화의 희생자다. 그는 '한 번 보고, 한 번 해보고, 한 명을 가르친다.'는 낡은 모델로 교육받았다. 아마도 이러한 시술을 딱 한 번 보긴 했지만 정확히 어떻게 하는지는 몰랐을 것이다. 의사들 사이에 만연한 완벽주의 문화 때문에 젊은 의사들은 질문을 꺼린다. 바보 같아 보이거나 그저 그런 녀석으로 낙인찍힐까 두렵고,

모욕당하기는 죽기보다 싫기 때문이다(그럼에도 불구하고 병원에서 윗사람에게 모욕당하는 일은 늘 벌어진다). 그래서 한번 운에 맡겨보기로 한 것이다. 그는 틀렸고 환자는 죽을 뻔했다.

젊은 의사들은 교육을 받아야 한다. 교육에는 학습 곡선이 있게 마련이지만 이러한 과정 중에 환자가 해를 입어서는 안 된다. 의사를 교육시킨답시고 환자가 해를 입을 가능성을 방치해두는 시스템은 용납할 수 없다. 레지던트 수련 과정의 목적은 전문가의 감독하에 학문을 연마함으로써 보다 숙련된 의사의 가르침을 받고, 환자에게 해를 끼치기 전에 실수를 발견하려는 것이다. 그러나 병원이라는 환경의 유해한 문화 때문에 레지던트가 전문의에게 질문하기를 두려워하고, 환자가 위험에 처한 것을 알면서도 간호사가 침묵을 지킨다면 이러한 교육 제도는 실패한 것이며 환자를 더욱 큰 위험에 빠뜨릴 것이다.

이런 일은 모든 병원에서 하루에도 몇 번씩 일어난다. 내가 레지던트를 마치고 중환자 전문의가 되기 위해 전임의 과정을 시작했을 때의 일이다. 한 환자의 기도 튜브를 제거하기로 결정했다. 나는 환자가 튜브 없이도 잘 견딜 것이라고 생각했지만 예상은 빗나갔다. 우리가 다시 튜브를 삽관했을 때는 이미 환자가 일시적인 뇌 손상을 입고 난 후였다. 나중에 나는 담당 간호사가 이런 일이 생길 것을 미리 예상했다는 사실을 알게 되었지만 그녀는 아무 말도 해주지 않았다. 나 또한 확신을 가지고 튜브를 제거한 것처럼 보이고 싶었기 때문에 아무 말도 하지 않았다.

이 소식을 전했을 때 환자의 가족이 보였던 반응을 잊을 수 없다. 그들은 문자 그대로 털썩 주저앉았다. 다행히 환자는 회복됐지만 얼마든지 더 나쁜 상황이 벌어질 수 있었다. 이 경험으로 나는 별생각 없이 환자를 위험에 빠뜨리거나 가족들에게 고통과 비탄을 안겨주는 일은 절대로 용납할 수 없다는 교훈을 얻었다.

이제 나는 교수가 되었지만 환자에게 중요한 결정을 내릴 때는 항상 모든 팀원들의 생각을 묻는다. 팀 전체의 지혜를 이용하는 것이다. 나는 보다 폭넓은 의견을 들었을 때 더욱 현명한 결정을 내릴 수 있다고 믿는다. 다른 사람의 의견을 듣는다고 권위가 손상되는 것은 아니다. 오히려 더욱 확고해진다. 내가 얼마나 많은 경험을 쌓았고 실력이 있는지는 문제가 되지 않는다. 여전히 실수할 수 있기 때문이다. 왜 위험을 감수한단 말인가.

허술한 시스템만이 문제는 아니다. 이러한 시스템을 만들고 유지시키는 낡고 불건전한 문화도 문제다. 병원에서 발생하는 대부분의 실수는 그 중심에 이렇게 유해한 문화의 문제가 자리 잡고 있다. 역사적으로 의학은 의사를 신과 같은 존재로 상정하는 고상하고 거의 성스런 영역에 안주해왔다. 의사는 문자 그대로 환자의 생명을 손 안에 쥐고 있기 때문에 놀라운 일은 아니다. 그러나 다른 직업에 비해 훨씬 중요한 대상을 다룬다고 해도 사람이 하는 일인 이상 실수를 피할 수는 없다. 의사도 환자도 간호사도, 의사가 훨씬 대단한 능력을 가지고 있다고 믿는 실수를 저지른다. 이렇게 잘못된 믿음 때문에 환자나 다른 의료인들이 의사에게 마음 편하게 질문하지 못한다. 의사들 또한 서로 질문하거나 도움을 청하지 않는다. 스스로 그래서는 안 되는 존재라고 생각하는 것이다. 오래도록 의학은 의사라는 입장권을 가진 사람만이 드나들 수 있는, 신을 자임하는 존재들의 사설 클럽처럼 운영되어 왔다. 좋은 대학을 나왔거나 좋은 병원에서 레지던트 수련을 받을수록 클럽의 가치도 올라가고 권능도 강력해진다. 의사 면허를 받기까지 들인 시간과 노력을 생각한다면 이러한 허위의 왕국이 어떻게 생겨났는지 짐작하기란 어렵지 않다. 의사들이 외부인을 클럽에 들이지 않는 것이나, 환자 진료에 관해 간호사나 가족들의 이야기를 듣지 않는 것도 이해 못할 바는 아니다.

환자를 진료할 때 누군가 책임을 지고 최종 결정을 내려야 한다는 데는 이견이 있을 수 없다. 의사들이 가장 많은 수련을 쌓았으므로 이러한 역할에 가장 잘 맞는 것이 사실이다. 여기까지는 누구도 이의를 제기하지 않는다. 그러나 환자를 보다 잘 이해하고 보다 나은 결정을 내리는 데 도움이 될 귀중한 정보를 지니고 있는 간호사나 가족, 심지어 환자의 말을 무시하는 것은 현명한 일이 아니다.

의사들은 정식 교육이 중요하긴 하지만 유일한 지식의 원천은 아니라는 점을 알아야 한다. 병을 앓은 기간, 병을 앓는 환자와 함께 살아온 기간도 귀중한 지식의 원천이다. 말이 안 되는 것처럼 들릴지 몰라도 환자나 가족이 간호사보다 나은 경우가 있고, 간호사가 의사보다 나은 경우도 있다. 경험적 지식이란 측면에서 의사가 가장 낮은 위치인 경우가 얼마든지 있는 것이다.

SICU에서 혈행성 감염을 감소시키기 위한 작업을 진행하는 중에 나는 제임스 서로스키James Surowiecki의 《대중의 지혜The Wisdom of Crowds》라는 책을 읽었다. 그는 확신에 찬 어조로 독립적이고 다양한 집단이 높은 수준의 교육과 훈련을 거친 개인보다 나은 결정을 내릴 수 있다고 주장한다. 그러나 의사들은 대중을 무시하고 자신이 받은 수련과 교육을 신뢰해야 한다고 배운다. 조시를 진료했던 의사들이 다양한 집단의 '지혜'를 받아들였다면 보다 나은 결정을 내릴 수 있었을 것이다. 아이가 탈수된 것 같다는 엄마의 생각은 옳은 것이었지만 오랫동안 수련 받은 의사들은 이렇게 중요한 소견을 놓쳤다. 더욱 불편한 사실은 역시 고도로 훈련받은 명석한 소아과 전문의이자 마취과 전문의인 동료 의사의 의견조차 무시했다는 점이다. 상당한 수준의 수련과 경험을 쌓았고, 더욱이 환자와 가장 많은 시간을 함께 보내기 때문에 조시의 상태에 대해 가장 정확하고 새로운 정보를 지니고 있는 간호사들의 충고에도 귀를 기울이지 않았다. 이들이 다양한 집단에서 제공하는 총체적인 정보를 바탕으로 치료를 진행했다면 조시는 죽지 않았을 것이다. 그러나 의사란 자신의 동료들로부터 아이의 엄마에 이르기까지 모든 사람들의 의견을 일정 부분 무시하고 자신의 판단을 최우선적으로 신뢰하도록 교육받는다.

환자가 어린이인 경우 환자의 부모를 포함한 진료 팀의 모든 구성원들은 개인적 경험과 교육에 의해 형성된 각기 다른 렌즈를 통해서 문제를 바라본다. 각각의 렌즈는 모두 보다 현명한 판단을 내리는 데 도움이 될 귀중한 정보를 제공한다. 간호사들은 의사와 다른 각도에서 문제를 파악하고, 신참 의사들은 경험이 많은 의사들과 다른 시각으로 문제를 바라보며, 환자들의 생각은 의료인과 다르고, 가족들은 각기 자신의 렌즈를 통해 상황을 바라본다. 어떠한 렌즈도 다른 것보다 정확하지 않다. 그저 다를 뿐이다. 모두가 복잡한 퍼즐을 바라보는 불완전한 시각에 불과하다. 렌즈 수가 적을수록 시각은 왜곡되고 판단은 부정확해지며 예방 가능한 피해가 발생할 위험성은 커진다. 팀으로 접근한다고 해서 의사의 실력과 권위와 영향력이 축소되는 것은 아니다. 최선의 판단을 내릴 수 있으므로 오히려 더욱 빛난다. 결국 어떤 치료를 시행하고 어떤 검사를 할 것인지 최종적인 판단은 의사가 내려야 하고, 당연히 그렇게 된다. 그러나 아무것도 없는 진공 상태에서 이런 판단을 내리려는 의사는 극히 위험한 존재다.

나는 여기서 의사들을 비난하려는 것이 아니다. 그것은 너무도 손쉬운 결론일 뿐더러 정확하지도 않다. 의사들 역시 교육 시스템에 의해 만들어진 존재이다. 조시를 진료했던 의사들도 교육받은 대로 행동했을 뿐이다. 현재 의학 교육은 인성이나 대인 관계 기술보다는 개인적 기량을 향상시키는 데 주력하고 있다. 의학 교육, 특히 외과학 교육은 오랜 세월에 걸친 경쟁적 고립의 과정이다. 이런 과정을 거쳐 팀 중심적인 전문인보다는 유아독존적인 의사가 탄생한다. 미래의 의사들은 최고의 의과대학에 들어가기 위해 빠르면 고등학교 시절부터 사회적 관계를 단절하고 책 속을 파고든다. 의과대학에 들어간 후에는 최고의 자리에 오르기 위한 동료들 간의 경쟁이 시작된다. 레지던트 때도 마찬가지다. 수련이 끝났다고 하루아침에 이런 양상을 뒤집고 팀 중심적으로 일하기는 어렵다. 보다 나은 자리, 보다 높은 명예를 향한 경쟁의 분위기는 의사 생활을 계속하는 한 점점 커져간다. 팀으로서 일하는 새로운 기술을 배워야 한다는 외부의 지시나 지원이 없는 한 절대로 변하지 않는다.

나는 조시 킹의 진료 팀이 훌륭한 의사들이었다는 사실을 추호도 의심하지 않는다. 그들 모두 최선의 진료를 제공하려고 노력했을 것이다. 일이 잘못된 책임을 전적으로 그들에게만 물을 수는 없다. 의료계의 문화와 이로 인해 만들어진 허술한 시스템이 가장 큰 문제다. 아마 느끼지도 못하겠지만 여러 가지 측면에서 그들은 이러한 문화에 의해 만들어진 존재일 뿐이다. 자신이 몸담고 있는 문화를 객관적으로 바라보기란 어려운 일이다.

〈외과학 연보<sup>Annals of Surgery</sup>〉와 〈미국 외과 학회지<sup>Journals of the</sup> <sup>American College of Surgeons</sup>〉 에 실린 환자 안전성 연구에서 우리는 수술실의 팀워크와 의사소통을 측정하기 위한 설문 조사를 시행했다. 거의 모든 의사들이 수술실의 팀워크가 좋다고 믿었고 대부분은 매우 좋다고 답한 반면, 반 이상의 간호사는 형편없다고 생각했다. 놀라운 일이었다. 어떻게 이런 결과가 나올 수 있단 말인가? 이 의사와 간호사들은 같은 수술실에서 같은 수술을 하며 매일 얼굴을 맞대고 함께 일하는 사람들이었지만, 그들의 태도와 인식은 엄청난 차이를 보였다. 머지않아 우리는 문화를 측정한 수백 개의 병원 모두에서 부서를 막론하고 비슷한 차이가 존재한다는 사실을 알게 되었다.

의과대학을 졸업할 당시 나는 훌륭한 팀워크란 의사가 간호사에게 지시를 내리면 간호사는 그것을 충실히 수행하는 것이라고 믿었다. 고등학교와 대학 시절 내내 팀 스포츠에 몸담고도 어찌된 셈인지 협동 정신을 망각했던 것이다. 의과대학을 거치는 동안 팀워크란 대화라기보다 독재에 가까운 것이라는 인식이 생긴 탓이다.

어느 날 회진을 도는데 간호사 한 명이 말할 것이 있다고 했다. 하지만 나는 바빴다. 물론 그녀가 하려던 말이 그렇게 중요하리라고는 생각하지 못했다. 다행히도 간호사가 나를 불러 세웠다.

"환자가 대사성 산증이 심해요."

나는 그녀의 눈동자를 들여다보면서 간호사에 대한 나의 미숙한 태도 때문에 환자의 생명이 위험에 처할 뻔했다는 사실을 깨달았다. 그녀는 환자의 신체 일부에 혈류가 제대로 공급되지 않는다는 사실을 일깨워주고 있었다. 우리는 즉시 그 환자를 진찰하고 장의 일부가 죽어가고 있다는 사실을 발견했다. 서두르지 않았다면 상태가 급속히 나빠졌을 것이다. 생명을 잃을 수도 있었다. 간호사의 충고를 받아들인 것은 나의 권위를 손상시키지 않았다. 오히려 그 반대였다. 그녀는 엄청난 비용이 들고 심지어 환자의 생명을 놓칠 수도 있었던 실수로부터 나를 구해주었던 것이다. 현재 내게 훌륭한 팀워크가 뭐냐고 묻는다면 의사와 간호사가 뚜렷하게 정립된 역할과 책임을 수행하면서도 독립적으로 일하며 정보를 주고받고 환자의 안전성을 극대화시키기 위해 서로 보완하는 관계라고 대답할 것이다. 그러나 학생들에게 팀의 일원으로 일하는 방법을 가르치는 의과대학이나 간호대학은 거의 없다. 이것이야말로 안전성과 진료의 질을 향상시키는 핵심이라는 수많은 증거가 있는데도 말이다. 의과대학에서 나는 족히 수백 시간을 현미경을 들여다보았다. 단 한 번도 써본 일이 없으니 필요 없는 지식인 셈이다. 그러나 의사소통과 팀워크의 기술을 가르쳐준 수업은 단 한 시간도 없었다. 이것이야말로 내가 매일 절실히 필요로 하는 기술이다.

　　유해한 병원 문화와 이로 인해 형성된 교육 과정 및 시스템은 효과적인 팀워크를 해칠 뿐더러 의사들은 실수를 저지르지 않는다는 위험하고도 잘못된 믿음을 강화시킨다. 실수는 피할 수 없는 것이며, 실수를 저지르는 것이 인간의 본성임에도 불구하고 젊은 의사들은 완벽해야 한다고 듣고 배운다. 폐동맥 카테터는 심장 깊숙이까지 들어간다. 너무 깊이 들어가면 심장으로 통하는 커다란 혈관을 파열시킬 수 있다. 카테터를 경정맥으로부터 60센티미터 이상 삽입하는 경우 이러한 위험이 커진다는 사실은 의사라면 누구나 알고 있다. 그럼에도 불구하고 생명을 위협하는 이러한 실수는 사라지지 않는다. 그렇다면 카테터에 이동식 허브를 만들어 60센티미터 지점을 표시해두면 어떨까? 여기서 일단 시술을 멈추고 다시 한 번 생각해보게 되지 않을까? 기술적으로는 쉬운 일이다. 하지만 이러한 변화가 가능하려면 일단 의사들이 스스로 실수를 저지르는 존재란 사실을 인정해야 한다. 그들의 문화는 이렇게 말한다. 의사라면 너무 깊이 삽입해서는 안 된다는 사실 정도는 알고 있기 때문에 절대로 그런 짓을 하지는 않아. 그래서 이러한 허브가 아직까지 개발되지 않는 것이다.

연간 약 75만 명의 환자가 병원에서 심정지를 일으킨다. 심정지가 일어나면 거의 언제나 제세동기(除細動機)로 치료한다. 그러나 이런 상황에서 의사들이 제세동기를 올바로 다루지 못하는 경우가 무려 30퍼센트에 달한다. 그렇다면 왜 기계를 좀 더 사용하기 쉽게 만들든지 누구나 쉽게 알아볼 수 있도록 뚜렷하게 인쇄된 사용 지침을 붙여두지 않는 것일까? 어떤 의사도 제세동기를 올바로 사용할 줄 모른다는 사실을 인정하고 싶지 않기 때문이다. 의사도 사람이라는 사실, 약점이 있다는 사실, 실수를 저지른다는 사실을 아무도 인정하지 않는 것이다.

내가 환자의 호흡 튜브를 제거했을 때 어느 누구도 '실수'라는 말을 입에 올리지 않았다. 나는 수치심을 혼자서 견뎌야 했고, 아마도 그것이 지금까지 그 일을 잊지 못하는 이유일 것이다. 우리는 그렇게 행동하도록 교육받았다. 의사들, 특히 존스 홉킨스 같은 일류 의료기관의 의사들은 실수가 용납되지 않는다. 실수라는 말 자체를 꺼내지 않도록 교육받는다. 부정하면 실수가 없어지기라도 하는 것처럼 말이다. 심지어 나는 눈물을 흘리는 환자의 아내에게도 미안하다는 말을 할 수 없었다. 하지만 정말 그녀에게 사과하고 싶었다.

의사들은 실수를 오랫동안 가슴에 지니고 산다. 환자 안전성에 대한 강연 중에 나는 이러한 장막을 걷고 잘못된 믿음을 쫓아버리기 시작했다. 실수는 의사들이 나쁘기 때문이 아니라 병원 문화와 시스템의 문제이며 누구든 완벽하지 않아도 괜찮다는 메시지를 전달했다. 동료들 앞에서 내가 수많은 실수를 저질렀으며 지금도 저지르고 있다고 털어놓았다. 이러한 행동이 마음속의 빗장을 열었던지 동료 의사들 또한 실수를 터놓고 얘기하기 시작했다. 의사가 된 이후로 처음이었을 것이다. 어디에선가 감정의 댐이 무너진 것 같았다.

우리는 환자들에게 해를 끼쳤던 실수에 대한 이야기를 나눴다. 평생 잊지 못할 일들이었다. 20년 전 이야기도 있었다. 많은 사람들이 말하는 도중 눈물을 흘렸다. 죄책감과 수치심이 아직도 강하게 남아 있다는 증거였다. 해소되지 않은 감정은 강렬하기 마련이다. 그동안 이들은 완벽해야 한다는 잘못된 믿음에 사로잡혀 있었던 것이다.

이렇게 건강하지 못한 행동 양식과 허술한 시스템을 변화시키지 않는다면, 문화의 문제를 해결하지 않는다면, 체크리스트 또한 성공할 수 없을 것이었다. 쉬운 일이 아니었다. 이러한 문화적 역동이 의료의 일부가 된 것이 까마득하게 오랜 일인데다 존스 홉킨스처럼 유구한 역사를 자랑하는 유명 병원일수록 더욱 두드러지기 때문이다.

그러나 SICU에서라면 우리는 이러한 문화를 변화시키는 데 어느 정도 영향력을 발휘할 수 있었다. 우선 모든 사람들이 매일 얼굴을 맞대고 일하는 동료들이었다. 우리는 새로운 접근 방법을 시도해보는 데 적극적인 의사와 간호사들로 전담 팀을 구성했다. 또한 조시 킹의 사망으로 인해 병원 경영진의 지원을 등에 업을 수 있었다. 그들은 존스 홉킨스에서 환자 안전성을 향상시키는 계획을 최우선 과제로 생각했다. 최고 경영진에서 이러한 의지를 갖고 있으므로 간호사들뿐만 아니라 의사들도 새로운 접근 방법을 시도해보는 데 보다 적극적으로 나설 것이었다. 또한 말만 하면 병원 행정 부서의 지원을 얻을 수 있었다. 그들은 우리의 목표에 동의했으며 정치적, 경제적 지원을 아끼지 않을 생각이었다.

의사들이 체크리스트에 따르도록 만드는 유일한 방법은 강제할 수 있는 권위를 지닌 독립적 모니터 요원들을 활용하는 것이었다. 우리는 상당히 시끄러워질 것을 각오하고 병원 문화를 뿌리째 뒤흔들어보기로 했다. 의사들에게 동료 의사를 감시하라고 할 수는 없었다. 무엇보다 인력이 부족했다. 결국 한 가지 선택밖에 없었다. 간호사들에게 의사들이 체크리스트에 충실히 따르는지 관찰해달라고 부탁하는 것이었다.

전례 없는 일이었다. 간호사들이 이러한 권위를 지닌 적이 없었다. 이제 간호사들은 의사가 실수할 경우 지적할 뿐 아니라, 즉시 시정할 것을 요구할 수 있게 되었다. 이런 계획을 설명하자 의사와 간호사들 모두 격렬한 반응을 보였다. 전쟁이라도 터진 것 같았다.

간호사들은 눈을 굴리며 이렇게 말했다.

"의사들을 감시하는 건 제가 할 일이 아닌데다, 그렇게 한다고 해도 욕만 얻어먹을 걸요."

반면에 의사들은 이렇게 말했다.

"어디서 간호사가 사람들이 다 보는 앞에서 내게 질문을 해요? 내가 얼마나 바보 같아 보이겠어요?"

나는 이렇게 대답했다.

"인간 세계에 온 것을 환영합니다. 우리는 모든 것을 다 알지 못하고, 그럴 필요도 없어요."

놀라운 것은 과학적 근거나, 체크리스트 항목이나, 왜 그런 조치를 취해야 하는지에 대해서는 아무도 묻지 않았다는 점이었다. 모두가 문화적 변화에 대해서만 반대했다. 의사들은 이것을 일종의 상실로 생각했다. 권위와 존경의 상실, 의과대학과 레지던트 시절을 거치면서 그토록 노력하여 얻은 것을 잃어버린다고 생각했던 것이다. 간호사들 역시 이러한 변화가 가능하다고 생각하지 않았다. 오히려 모욕과 비난을 자초할 것이라고 생각했다.

나는 의사들에게 다른 팀원들의 의견에 귀를 기울여달라고 부탁하고, 그들의 권위를 빼앗는 것이 아니라 다양한 정보를 근거로 보다 현명한 판단을 내리고 수준 높은 진료를 제공할 수 있도록 하려는 것임을 확신시켰다. 간호사들에게는 환자들이 최선의 치료를 받도록 하는 데 그들의 역할이 얼마나 중요한지 강조하고 그러한 역할을 자유롭고 확실하게 수행할 수 있도록 지원을 아끼지 않겠다고 약속했다.

나는 간호사들에게 이렇게 물었다.

"우리가 수시로 환자들을 위험에 처하게 한다면 용납할 수 있을까요?"

많은 사람들이 고개를 흔들었다.

"그렇다면 의사들이 올바른 시술 방법에 따르지 않아 환자들의 생명이 위험에 처하는 것을 어떻게 가만히 앉아서 보고 있을 수 있습니까?"

그리고 의사들에게는 이렇게 말했다.

"이것 하나만큼은 분명히 해두겠습니다. 간호사들이 의문을 제기할 거예요. 만일 자신이 실수를 했다면 다시 돌아가서 간호사가 지적한 문제를 바로잡아야 합니다. 간호사가 뭔가를 시정하라고 요구하거나 의문을 제기한다는 것이 아무리 언짢게 느껴져도, 간호사가 자신의 충고에 의사들이 불쾌한 반응을 보일까봐 아무리 걱정을 해도, 지금 우리의 목표는 환자 진료를 향상시키는 것이지 자신의 자존심을 돌보거나 구태의연한 위계질서를 수호하는 것이 아니라는 점을 명심하십시오. 이게 제일 중요합니다. 저는 여러분들이 완벽하기를 기대하지 않습니다. 누구도 완벽해질 수는 없습니다. 그러나 저는 환자들이 항상 권장되는 치료를 받을 수 있는 시스템, 불필요하게 해를 입지 않는 시스템을 만드는 데 여러분들이 노력해줄 것이라고 생각합니다. 설령 존스 홉킨스 병원의 의사라고 해도 인간은 누구나 실수를 합니다. 그러나 팀을 중심으로 일한다면 훨씬 좋은 결과를 얻을 수 있습니다."

약간의 강제성을 부여하기 위해 나는 간호사들에게 만일 레지던트들이 조금이라도 저항한다면 즉시 나를 호출해달라고 부탁했다. 또한 병원 최고 경영진들도 똑같은 메시지를 전달했다.

"체크리스트에 따르지 않는 의사들이 있다면 나를 호출하거나 휴대폰으로 전화할 것."

결과는 놀라웠다. 1년 후 SICU의 감염률이 거의 0퍼센트 수준으로 떨어졌던 것이다. 결과적으로 8명의 생명을 구하고 약 200만 달러를 절약한 것으로 추산되었다. 더욱이 최고 경영진들은 물론 나에게도 체크리스트에 따르지 않는다거나 거친 행동을 보인다는 보고는 1건도 없었다.

　모든 팀원이 이 프로그램의 성공에 깊은 감명을 받았다. 우리는 벽에 큰 도표를 붙여놓고 감염률 변화 추세를 기록했다. 도표에는 분기별 감염률과 함께 감염이 발생하지 않고 지나간 주일 수를 표시했다. 감염률이 떨어지고 주일 수가 계속 늘어나면서 팀워크는 점점 강력해졌고 조금만 더 노력하면 된다는 자신감이 켜져 갔다. 뭔가 대단한 일이 일어나고 있다는 것을 모두가 알고 있었다. 이제 남은 질문은 오직 한 가지였다. 또다시 이런 일이 가능할까? 초심자의 행운이거나 우연의 일치일까. 아니면 이러한 과정을 다른 시스템에도 그대로 적용할 수 있을까?

　이러한 목표를 염두에 두고 우리는 중심 정맥관 감염과 싸우면서 배운 것들을 종합하여 환자 안전성을 위한 첫 번째 모델을 만들었다. 우리는 이 모델이 다른 시술에서 발생하는 환자의 피해도 감소시켜줄 수 있기를 바랐다. 우리의 성공에는 세 가지 핵심 요소가 있었다. 특정한 시술에 관한 모든 지식과 근거를 종합하여 만들어낸 명확한 체크리스트, 체크리스트를 실행에 옮기는 데 장애 요소가 되는 병원 문화와 시스템의 개선, 체크리스트의 효율성을 가늠하고 이를 개선하기 위한 피드백을 제공하는 결과 측정 과정이 바로 그것이다.

　새로운 모델의 일차 목표는 최신 치료 기법을 마땅히 있어야 할 자리인 환자의 병상에 전달하는 것이었으므로 우리는 이를 '연구에서 진료로translating research into practice'라고 명명하고 줄여서 TRIP이라고 불렀다. TRIP의 성공에 밑거름이 된 핵심 요소는 문화적 변화와 결과 측정이었지만, 그 전달 매체는 뭐니 뭐니 해도 바로 체크리스트였다.

# Chapter 3

우리는 일상생활 속에서 품질과 일관성과 안전성을 유지하고 표준화시키기 위해 체크리스트를 이용한다. 아침에 일어나 커피를 끓이는데도 체크리스트를 적용할 수 있다.

- 좋은 물을 선택한다. 커피는 98퍼센트가 물이다. 따라서 커피의 품질은 물의 품질에 좌우된다.
- 커피를 알맞게 갈아야 한다. 어떤 커피를 만드느냐에 따라 분쇄 정도를 달리해야 한다. 프렌치 프레스를 할 때는 거칠게, 에스프레소를 만들 때는 곱게 간다.
- 커피를 신선하게 유지한다. 공기, 습기, 햇빛 등은 모두 커피의 맛을 해치므로 보관 조건에 유의한다.
- 올바른 비율을 맞추는 것도 중요하다. 180밀리리터의 물에 테이블스푼 두 개 분량의 커피가 가장 적당하다.

간단하게 들리지만 커피 만들기는 복잡한 일이다. 인체와는 비교할 수 없지만 그래도 복잡한 것은 사실이다. 이 작은 관목류 식물의 열매를 눈이 번쩍 뜨이는 따뜻하고 맛있는 음료로 바꾸는 최선의 방법을 책으로 쓸라치면 300페이지 정도는 가볍게 넘어간다. 로스팅, 고도, 토양, 일조량, 강우량, 그 밖에도 수많은 요인이 풍미에 이런저런 영향을 미친다. 그러나 대부분의 커피 애호가에 따르면 맛있는 모닝커피를 만드는 데 가장 중요한 요소는 위에 열거한 네 가지다. 이것도 하나의 체크리스트다.

성공한 기업들은 오래 전부터 품질 관리를 위해 체크리스트를 이용하고 있다. 중요한 공정을 관리하기 쉬운 필수적 단계로 요약하고 표준화한 후 일관되게 시행하는 것이다. 그러나 유독 보건 의료 영역에는 이런 식의 표준화가 존재하지 않는다. 손 씻기처럼 단순한 일을 예로 들어보자. 병원에서 감염을 관리하는 모든 방법 중 어쩌면 가장 효과적인 것이 바로 손 씻기다. 그러나 의사들은 환자를 진료할 때 항상 손을 씻지는 않으며 항상 손을 씻도록 하는 표준화된 절차도 없다. 알고는 있지만 실제로 손을 씻는 의사는 30퍼센트에 불과하다. 더 큰 문제는 대부분의 병원에서 의사들이 손 씻기를 얼마나 실천하는지 모니터하지 않으며, 따라서 의사들이 별로 책임 의식을 느끼지 못한다는 점이다. 맛없는 커피를 먹는다고 죽는 사람은 없지만 의사의 손을 통해 옮겨진 세균 때문에 생명을 잃는 환자는 많다.

병원에서 손 씻기를 비롯하여 환자들의 생명을 구한다고 입증된 수많은 절차가 표준화되지 못한 까닭은 무엇일까? 의사들을 욕하기 쉽지만 진정한 문제는 다른 곳에 있다. 대부분의 의사들은 자신의 일을 매우 진지하게 받아들이며 가장 안전한 진료를 제공하기를 진심으로 바란다. 문제는 의료계 전반에 만연한 문화와 잘못된 시스템에 있다. 모든 의사들은 스스로 실수를 저지르지 않는 존재이기 때문에 표준화 따위는 필요 없다고 믿도록 교육받는다. 우리의 뇌는 무한한 저장 공간을 지니고 있어 의과대학과 수년에 걸친 수련 과정 중 배운 방대한 정보를 언제라도 완벽하게 끌어내올 수 있다고 배운다. 하지만 실제로는 그렇지 않다. 다른 모든 사람들과 마찬가지로 의사들도 쉽게 잊어버린다. 수시로 실수를 저지른다. 그러나 우리는 시스템의 문제를 파악하고 개선시키도록 교육받지 않는다.

더욱이 의사들은 항상 정해진 규칙에 따를 필요는 없으며 다른 사람의 도움을 청해서는 안 된다고 교육받는다. 우리는 세상에서 가장 똑똑한 사람들이기 때문에 어떠한 문제든 혼자 해결할 수 있다. 의과대학에 다닐 때 이런 얘기를 들은 적이 있다.

"가이드라인이란 보통 의사들을 위해 만든 것이지 존스 홉킨스 의사들에게는 필요 없어. 존스 홉킨스 의사들은 모든 근거를 알고 있는 전문가들이라고. 환자들의 미묘한 차이를 알기 때문에 가이드라인 따위는 필요 없지."

이제 나는 의사들을 교육시키면서 이런 식으로 말하는 것이 얼마나 위험한지 새삼 깨닫고 있다.

환자들은 저마다 독특하고 일부 시술이나 질병에 관해서는 뚜렷한 가이드라인이 없거나 불완전하기 때문에 의사가 자신의 전문적 판단을 이용하여 환자에 따라 서로 다른 결정을 내려야 하는 경우가 있다. 근거가 불완전하거나 아예 없는 경우라면 직관이나 추론이 최선의 근거가 될 것이다. 그러나 근거가 풍부하다면 진료를 표준화하는 것이 엄청난 이익이 되는 것 또한 사실이다. 의학이 성숙해갈수록 우리는 직관을 근거로 한 진료보다는 집단적 지혜와 입증된 과학적 근거를 바탕으로 한 진료와 개인적인 접근법이 적절히 균형을 이루는 방향으로 나아가야 한다.

그러나 과학의 발전이 아찔한 속도로 우리를 미래로 이끌어가고 있는 지금, 의료계의 문화는 엄숙하게 과거에 안주하고 있다. 의료인들에게 표준화의 가치를 가르치지 않고 젊은 의사들에게 지식을 공유하고 환자들에게 해를 끼치는 나쁜 시스템을 개선시키는 방법을 가르치지 않는다. 환자를 중심으로 조직된 팀의 일원으로 일하는 방법을 가르치지 않고 자신의 진료나 환자의 치료 경과에 전반적으로 책임을 지지 않는 버릇에 길들이고 있는 것이다.

표준화가 반드시 바람직하지 않은 경우도 있다. 우리는 의사들이 혁신적이기를 원하며 언제나 새로운 치료와 진료 방법을 개발해 내리라 기대한다. 관습을 벗어난 자유를 추구하지 않는다면 의학은 발전할 수 없으며 수많은 위대한 발견 또한 존재하지 않을 것이다. 혁신적인 시술법과 함께 때때로 규칙을 무시하기도 했던 덕분에(명석한 검사실 기사에게 환자 수술을 허용하는 등) 존스 홉킨스의 외과 의사 알프레드 블레이록Alfred Blalock과 심장 전문의 헬렌 타우식Helen Taussig, 검사실 기사 비비언 토마스Vivien Thomas는 당시 유아들의 목숨을 앗아가고 있던 심장 결손을 교정하는 첫 번째 '청색아blue baby' 수술을 개발할 수 있었다. 이런 혁신이 없었다면 우리는 관상동맥 우회술, 이식 수술, 항암 화학요법, 혈관 성형술, 방사선 영상, 항생제 등을 비롯하여 현재 수많은 사람들의 생명을 구하고 있는 약물과 기법들을 개발할 수 없었을 것이다.

그러나 아무리 대단한 발견이라도 환자에게 적용돼야 효과를 볼 수 있다. 현재로서는 실험실에서 개발된 효과적인 방법들이 작은 시골 병원까지 미칠 수 있도록 보장해주는 시스템이 없다. 의사가 어떤 질병에 대한 최신 치료 방법을 알지 못했다는 이유로 환자가 불필요하게 죽어가는 일을 용납할 수 있을까? 그러나 병원과 의사들 사이에 지식이 효과적으로 공유되지 못하기 때문에 매일 전 세계의 수많은 병원에서 훌륭한 의사들이 환자를 오진하고 잘못 치료한다. 미국에서는 환자들의 50퍼센트만이 권장되는 치료를 받고 있다. 이러한 불균형을 해소하려면 치료를 표준화하고 이를 뒷받침하는 과학적 근거에 쉽게 접근할 수 있도록 하며, 시스템을 개선하여 이러한 최신 치료 기법을 일상 진료 속에 통합시켜야 한다. 그러나 보건 의료 분야에서는 '지식 시장'이 제대로 작동하지 않기 때문에 이러한 목표는 요원하기만 하다.

지식 시장이란 무엇인가? 최근 전 세계를 흔들었던 모기지 위기는 지식 시장이 제대로 작동하지 않았을 때의 결과를 보여주는 예이다. 대출 기관은 안전하지 않은 대규모 모기지의 위험성을 알고 있었지만 이를 사들인 투자 회사는 전혀 몰랐다. 탐욕에 사로잡힌 대출 기관들은 위험성을 축소시켜 선전했고 느슨한 규제 때문에 투자자들은 위험성을 제대로 평가할 수 없었다. 좋은 뜻으로 시작된 연방 정부의 내 집 마련 장려책은 문제를 더욱 복잡하게 만들었다. 가치 있는 정보가 모든 사람들에게 공유되지 못한 결과 엄청난 사태가 빚어진 것이다.

사업에는 항상 그러한 위험이 따르게 마련이며 주의 의무는 투자자들의 몫이라고 주장하는 사람도 있다. 그러나 모기지와 같은 문제는 너무나 중요하기 때문에 모든 사람이 필요한 정보를 공유할 수 있도록 사회적 장치가 필요하다. 모기지 회사들 사이에 경쟁이

치열한 것은 이해하지만, 경쟁이란 모든 정보를 공개한 상태에서 이루어져야지 진실을 감추고, 호도하고, 심지어 거짓말을 하면서 경쟁할 수는 없다. 의료 또한 사회의 건강과 성공을 위해 매우 중요하다. 계속 늘어나는 의료비를 관리하면서 예방 가능한 질병 발생률과 사망률을 낮추려면 훨씬 우수한 지식 시장이 필요하다. 모든 지식을 투명하게 공유해야 하는 것이다.

또한 지식을 한데 모으고 공유하는 과정의 효율성을 높여야 한다. 보건 의료 분야는 대부분 정식 임상 연구에 의존하고 있다. 그러나 이러한 연구에 참여하는 환자는 0.1퍼센트에도 미치지 못한다. 나머지 99.9퍼센트의 환자에 대해서는 거의 아무것도 모른다. 병상에 누워 있는 모든 환자로부터 배운 정보를 실시간으로 수집하여 공개해야 한다. 그럼에도 불구하고 우리는 진료 내용과 결과를 일상적으로 모니터하지 않는다. 어떤 조치가 효과가 있는지, 어떤 조치가 해로운지 알 수 없다.

이런 식으로 운영되는 분야는 의료 외에는 없다. 의학적 지식을 공유하지 않으면 환자가 비싼 대가를 치른다. 의료 지식 시장의 실패는 곧 정확한 진단은 물론 질병과 죽음을 막아줄 치료를 환자들에게 전달하는 과정의 실패를 뜻하며, 결국 미국에 있어 주된 사망 원인이 되고 있다.

TRIP은 팀원들을 한데 모아 과학적 연구와 진료 현장에서 배운 암묵적 지식으로부터 얻어진 풍부한 정보를 연구하고 공유하는 프로그램이다. 이러한 지식을 바탕으로 가장 효과적인 최신 치료와 기타 조치를 요약하여 간단한 체크리스트를 만든다.

그러나 아무리 좋은 체크리스트도 사용하지 않는다면 무용지물이며, 사람들은 스스로 주인 의식을 갖지 않는 한 이를 사용하지 않는다. 이미 실패가 입증된 상명하달식 관리 모델을 사용하여 일반적인 규칙들을 지키라고 강요할 것이 아니라 먼저 과학적 근거와 체크리스트의 견본을 각 팀에 제공한 후 문화적 역동과 병동의 독특한 특성을 고려하여 가장 필요한 것과 가장 효과적인 것을 스스로 선택하여 팀별로 고유한 체크리스트를 만들도록 하는 것이 좋다. 집단 토론을 통해 실제로 환자가 해를 입은 사례를 얘기하면서 체크리스트의 목적과 내용과 방법을 공유하고 문자 그대로 각 팀에서 스스로 자신들의 체크리스트를 개발하는 것이다. 체크리스트가 만들어진 후에는 시행하는 데 있어 장애 요인을 조직적으로 파악하고 제거한다. 그 후 실제로 체크리스트를 사용하는지, 환자들의 치료 경과가 향상되었는지 등 결과를 측정한다. 마지막으로 각 팀은 체크리스트의 모든 조치들을 확실히 시행할 수 있도록 업무 흐름을 재정비해야 한다.

주인 의식은 TRIP에서 가장 중요한 요소이다. 의사와 간호사는 새로운 절차와 새로운 가이드라인에 끊임없이 따라야 하는 바쁜 직업이다. 절차를 변경할 때는 과학적 근거를 제공하고, 새로운 아이디어가 일상적인 진료에 어떻게 통합될 수 있을지 미리 물어보며, 실제로 진료가 향상되었는지 피드백을 받지 않으면 순응도가 낮아질 수밖에 없다. 이러한 문제들을 터놓고 얘기하면 변화의 이유를 보다 잘 이해할 수 있을 뿐 아니라 자신들이 변화의 주역이며 자신들의 의견이 반영되고 있다는 느낌을 받게 된다.

중환자실에서 매일같이 시행하는 수많은 시술에는 중심 정맥관 체크리스트와 비슷한 기존 가이드라인들이 있다. 그러나 모호하고 우선순위가 정해져 있지 않은 백과사전 크기의 책은 급박하게 돌아가는 중환자실 상황에서 크게 도움이 되지 않는다. 중심 정맥관의 경우 우리는 이러한 가이드라인을 간단하고 직접적이며 사용하기 편리한 체크리스트로 압축시킨 후, 장애 요소를 극복하고 성과를 측정하는 방법에 의해 효과적으로 감염을 감소시킬 수 있었다.

SICU에서 중심 정맥관 감염을 실질적으로 근절시킨 우리의 성공은 작은 불꽃을 일으켰다. 우리는 이러한 불꽃이 모든 병원과 보건 의료계 전반에 걸쳐 혁신의 들불로 번져가기를 바랐다. 그 빛으로 환자에게 해를 끼치는 병원 문화의 어두운 구석을 밝히고 유해한 시스템을 드러낼 수 있기를 바랐다.

이러한 점을 염두에 두고 우리는 네 가지 핵심 원칙을 이용하여 TRIP 모델을 만들었다.

1. 과학적 근거를 체크리스트로 요약한다.
2. 실행에 장애가 되는 사항을 파악하여 제거한다.
3. 성과를 측정한다.
4. 모든 환자에게 조치가 시행되고 있는지 확인한다.

이러한 원칙은 다음과 같이 적용한다. 일단 환자에게 해가 될 수 있는 진단, 치료 또는 시술상의 문제를 파악한 후 의사와 간호사, 연구자, 기사, 행정직 등으로 구성된 종합적인 팀을 구성하여 가장 효과적으로 환자의 치료 경과를 향상시킬 수 있는 근거 중심의 조치들을 한데 모아 체크리스트를 만든다(이 과정에는 CDC 가이드라인과 미국 정부의 웹사이트인 www.guidelines.gov가 많은 도움이 된다). 이때 의료인들이 현장에서 직접 배운 지식을 반영한다. 체크리스트에는 환자에게 가장 큰 이익이 되면서 위험성과 비용은 가장 낮고 병동에서 시행하기에는 가장 쉽고도 현실적인 항목을 7개 내외로 포함시킨다.

그 후 각 항목을 시행하는 데 장애 요인을 파악한다. 체크리스트가 있는지조차 모르거나, 각 항목에 동의하지 않는 의료인도 장애 요인이다. 체크리스트의 항목이 모호하여 누가 무슨 일을 언제 해야 할지 알 수 없다면 이 또한 장애 요인이다. 의료인의 교육과 감독이 부족하여 체크리스트에 따르지 못하거나 필요한 장비가 없는 경우도 있다. 장애 요인을 파악할 때는 체크리스트 시행 과정을 따라해보면 도움이 된다. 팀원들이 각 항목을 하나하나 시행하면서 '현장 검증'을 해보는 것이다. 이렇게 하면 관찰만으로는 미처 알 수 없었던 문제들이 발견된다. 또한 팀원들이 체크리스트를 어떻게 생각하는지, 왜 사용하기 어려운지에 대한 공개 토론을 적극적으로 장려한다. 장애 요인이 발견되면 '더 열심히 하라.'는 식으로 접근해서는 안 된다. 대부분의 경우 이미 열심히 하고 있기 때문이다. 작업 수행 방식과 구조를 바꿔 보다 쉽게 수행할 수 있도록 만들어야 한다.

다음은 결과를 측정하여 시행 전과 비교함으로써 실제로 환자 진료가 향상되었는지 평가할 차례다. 이 과정에는 데이터 수집 서식과 데이터베이스가 필요하다. 데이터를 정확히 수집하고 누락 데이터를 파악하여 추적할 계획을 수립하며 성과에 대한 정기적인 보고를 전담할 사람을 교육시켜야 한다.

결과 측정은 우리 작업 중 가장 중요한 측면이다. 우리는 과학자이며 과학에서 가장 중요한 것은 측정이다. 명백한 과학적 근거가 없다면 어떤 조치가 실제로 효과를 거두었는지 확신할 수 없다. 성과를 판단할 수 없다면 어떻게 향상시킬 수 있단 말인가? 이는 마치 투수가 되려는 사람이 눈가리개를 하고 연습하는 것과 같다. 결과를 볼 수 없다면 배울 수 없는 것이다. 병원에서 채택할 수 있는 안전성 관련 조치는 한정된 자원 때문에 제한되기 마련이다. 따라서 어떤 조치가 효과가 있는지 판정할 수 없다면 병원 측에서는 투자한 비용이 실제로 안전성을 향상시켰는지 확신할 길이 없다. 더욱이 완벽하고 설득력 있는 데이터 없이는 의사들을 참여시키기 어렵다. 당연한 일이다. 의사들은 기본적으로 과학자이기 때문에 추측이 아닌 실제 근거를 요구한다. 환자 진료 방식을 바꾸라고 요구하려면 그들 스스로 그런 변화에 의해 환자에게 이익이 된다는 점을 확신할 수 있어야 한다. 의사들이 동참하지 않는다면 성공은 물 건너간 일이다. 마지막으로 정확한 데이터가 없다면 결과에 대한 책임을 질 수 없다. 대중과 정책 입안자들과 보건 의료 관계자들 또는 환자들에게 양심을 걸고 우리가 보건 진료를 보다 안전하게 만들었다고 말할 수가 없는 것이다. 나는 의사이자 훈련된 연구자이기 때문에 어떠한 이론이든 신뢰성 있게 측정된 결과에 의해 뒷받침되지 않는다면 믿지 않는다(대부분의 환자 안전성 연구에는 이러한 과학적 측면이 결여되어 있다).

앞서 말했듯 이러한 이론을 내가 일하던 중환자실에서 시험해 본 데는 상당한 이점이 있었다. 나는 일이 어떻게 돌아가는지 환히 알고 있었고 어느 정도 권위도 있었다. 또 다른 한 가지 이유가 있었다. 마치 탄광 속의 카나리아처럼 실수가 금방 드러나는 곳이기 때문이었다. 중환자실은 미국 보건 의료 시스템에서 가장 거대하고 가장 비용을 많이 잡아먹으며 가장 복잡한 조직이다. 그만큼 실수도 잦고 쉽게 드러나며 훨씬 심각한 결과를 낳는다. 환자들의 생명이 경각에 달려 있는 수가 많기 때문에 조그만 실수도 즉각적이고 심각한 문제가 되는 것이다.

혈행성 감염은 이러한 측면을 보여주는 완벽한 예이다. 일반 병동에 입원해 있는 상대적으로 건강한 사람은 중심 정맥관을 시술하면서 의사가 손 씻기를 깜빡 잊어버려도 혈행성 감염이 잘 생기지 않는다. 그러나 콩팥을 이식받고 신체의 방어 시스템이 이식 장기를 거부하지 않도록 면역 억제제를 쓰고 있는 중환자실 환자라면 사정은 전혀 달라진다. 세균이 혈액 속으로 들어가는 순간 아무런 방해를 받지 않고 온몸으로 퍼져나가 심지어 생명을 잃게 될 수도 있다.

이렇게 급박하고 위험한 환경에도 불구하고 중환자실에서는 실수가 잦다. 우리 연구에 따르면 미국의 중환자실에서는 환자 1명당 하루에 1.7건의 실수가 발생한다. 이러한 실수 중 29퍼센트는 임상적으로 상당한 해를 끼치거나 사망을 초래한다. 중환자실의 평균 재원 일수가 3일이니 거의 모든 환자가 입원 중 한 번 정도는 생명을 위협하는 실수의 희생자가 되는 셈이다. 실로 놀라운 통계다. 전국의 중환자실에서 하루 평균 약 8만 5000건의 실수가 발생하고 이 중 2만 4650건은 잠재적으로 생명을 위협할 수 있다는 뜻이다.

더욱 불편한 사실은 이것이 의사나 간호사가 능동적으로 환자에게 뭔가를 잘못한 경우만 반영한 숫자라는 점이다. 했어야 할 일을 하지 않은 경우, 예를 들어 진단적 실수로 올바른 치료를 하지 못했거나, 치료가 늦겨졌거나, 잘못된 치료를 한 경우, 중심 정맥관을 시술하면서 멸균 절차를 등한시한 경우 등을 포함한다면 의학적 실수로 인한 사망이나 합병증의 숫자는 급격히 늘어난다.

그렇다고 중환자실이 환자에게 해롭다는 뜻은 아니다. 중환자실을 통해 생명을 구한 환자는 부지기수다. 그럼에도 불구하고 중환자실로 대표되는 복잡한 시스템은 실수의 온상이다. 중환자실에서는 수많은 의사와 간호사, 기타 직원들이 환자를 보살핀다. 이러한 의료인들은 모두 매우 예민하고 잠재적으로 위험한 기술이나 약물을 사용한다. 그러나 많은 절차가 표준화되어 있지 않다. 표준화된 절차라도 항상 지켜지는 것은 아니다. 의사와 간호사들 사이에 의사소통이 원활하게 이루어지지 않아 진료 팀의 누군가는 항상 고립감을 느끼고, 치료 계획은 모호한 경우가 많다. 때로는 어떤 의사가 환자의 폐에 도움이 되고자 지시한 치료가 심장이나 콩팥에 해로운 경우도 있다. 이러한 치료들을 통합하고 전체적인 관점에서 가장 현실적인 위험-이익 비율을 제공하는 방법을 선택하려는 팀 중심의 노력이 선행되지 않는다면 환자들이 피해를 볼 수 있다. 복잡한 시스템에는 세심한 계획과 탁월한 팀워크 및 의사소통의 기술이 필요한 것이다. 그럼에도 불구하고 지금까지도 중환자실에서 일상적으로 수행되는 대부분의 절차에 대해 국가 또는 주 차원에서 폭넓게 인정되는 표준이 없다.

　　중환자실에서 상대적으로 흔하며 생명을 위협하는 질병의 예로 인공호흡기 관련 폐렴ventilator-associated pneumonia, VAP을 들 수 있다. 말 그대로 인공호흡기 치료를 받고 있는 환자에게 발생하는 감염이다. 중심 정맥관 감염과 마찬가지로 이 문제 또한 대부분 예방 가능하기 때문에 우리가 새로 개발한 TRIP 모델을 시험해볼 알맞은 대상이었다. 조금 더 어려운 과정에 도전해보기 위해 우리는 최근에 개설된 와인버그 중환자실Weinberg ICU, WICU을 연구 장소로 선택했다. SICU와 마찬가지로 WICU 또한 수술실에 딸려 있는 병동이다. 나는 WICU

담당 교수를 겸임하고 있었다. 이 새로운 시설은 수술을 받은 암 환자에게 집중 치료를 제공하는 곳이다. 숀 베렌홀츠Sean Berenholtz 박사 또한 WICU의 담당 교수였다. 임상 조사 연구 학위를 지니고 나와 마찬가지로 환자 안전성을 향상시키는 일에 열심인 숀은 중심 정맥관 감염과 VAP에 관한 우리 연구를 함께 이끌었다.

중환자실에 입원한 환자는 호흡이 곤란하거나 자신의 힘으로 호흡을 할 수 없는 경우가 많기 때문에 흔히 인공호흡기 치료를 받게 된다. 이런 경우 폐렴이 생기는 경우가 많은데, 일단 폐렴이 생기면 치료비용도 만만치 않을 뿐더러 사망률도 높다.

우리는 TRIP 팀을 구성하여 인공호흡기 치료에 관한 연구들을 검토한 후 VAP를 예방하기 위해 다음과 같은 다섯 가지 핵심 조치를 담은 간단한 체크리스트를 만들었다.

- 침대의 머리 부분을 30도 이상 올린다. 이렇게 하면 입과 코의 점액이 폐가 아니라 위(胃)로 넘어가는 데 도움이 된다.
- 하루에 한 번 이상은 환자 스스로 의료인의 지시에 따를 수 있도록 진정제 투여 횟수를 제한한다. 과거에는 인공호흡기 치료를 받는 환자들이 중환자실에 있는 동안 내내 잠든 상태를 유지시켰다. 이렇게 하는 편이 보다 안전하고 환자의 몸을 차갑게 유지하기 쉽다고 생각했던 것이다. 그러나 연구 결과 이는 사실이 아니었다. 환자가 깨어 있는 상태를 유지하면 폐렴을 비롯하여 기타 합병증의 위험이 크게 줄어든다.
- 환자에게 계속 인공호흡기 치료가 필요한지 매일 확인한다. 하루 인공호흡기 치료를 받으면 폐렴이 발생할 가능성은 1~3퍼센

트에 달한다. 인공호흡기 치료가 길어질수록 폐렴이 발생할 가능성도 커지는 것이다.

폐렴과 관련은 없지만 인공호흡기 치료를 받고 있는 환자의 전반적인 건강을 향상시킨다는 근거가 있으므로 우리는 다음 두 가지 조치를 체크리스트에 포함시켰다.

- 위궤양 치료제를 투여한다. 인공호흡기 치료를 받는 환자 중 많은 수가 치료에 의해 신체에 가해지는 스트레스 때문에 궤양이 발생한다.
- 혈전 방지제를 투여한다. 인공호흡기 치료를 받는 환자는 돌아다닐 수 없으므로 특히 다리의 심부정맥에 생명을 위협하는 혈전이 생길 위험이 높다(심부정맥 혈전증이라고 한다).

이러한 각각의 조치가 합리적이고 잠재적으로 생명을 구할 수 있다는 데 대해서는 어느 누구도 이의를 제기하지 않았다. 그럼에도 불구하고 우리가 TRIP을 시행하기 전에는 이러한 조치가 일관성 있게 취해지지 않았다. 예를 들어 WICU에서 다섯 가지 조치를 모두 시행하는 경우는 30퍼센트에 불과했다. 흥미롭게도 이 수치는 우리가 중심 정맥관 체크리스트를 실행하기 전에 관찰했던 순응도와 일치했다(어떤 절차가 표준화되지 않았을 때 보건 의료 행위가 수행되는 수준이 이 정도인 것 같다).

우리는 체크리스트를 뒷받침하는 근거를 교육한 후, 이를 일상적 진료 속에 추가하고 간호사, 약사, 호흡 치료사들에게 의사들을 잘 관찰하여 환자들에게 이러한 조치가 확실히 취해질 수 있도록 도와달라고 부탁했다. 또한 팀원 중에 진행 과정을 감독할 사람을 지정하여 동료들을 관찰하고 의견을 나누어 체크리스트에 따르는 데 장애 요소를 파악하도록 했다.

우리가 파악한 장애 요소는 침대 머리 부분을 30도 이상 올리는 것이었다. 알맞게 올렸는지 확실히 알 수 있는 방법이 없었던 것이다. 그래서 우리는 침대 옆에 눈금을 부착했다. 이로써 각도를 확실히 측정할 수 있을 뿐 아니라 의사와 간호사들이 환자를 방문할 때마다 눈금을 보게 되므로 침대를 올려야 한다는 사실을 상기시켜주는 효과도 있었다.

또 하나의 장애 요소는 놀랍고도 심각한 것이었다. 우리는 간호사들에게 왜 체크리스트에 있는 조치들을 취해야 하는지 설문 조사를 시행했다. 거의 모든 간호사들이 '의사의 지시 사항이기 때문'이라고 대답했다. 환자에게 이익이 되기 때문이라거나 강력한 과학적 근거가 있기 때문이라고 대답한 사람은 없었다. 간호사들은 스스로 단순히 의사의 지시에 따르면 되는 존재라고 생각하고 있었던 것이다.

이 문제를 조사하면서 우리는 병동의 간호사들이 VAP 체크리스트를 뒷받침하는 과학적 근거에 대해 완전히 교육받지 못했다는 사실을 발견했다. 이러한 기법에 의해 실제로 감염률이 줄어든다는 사실을 이해하거나 믿는 사람이 거의 없었다. 우리는 교육을 한층 강화시켜 간호사들이 스스로 연구 팀의 중요한 일원임을 깨닫도록 하는 한편 체크리스트가 어떻게 환자들을 보다 안전하게 만드는지 이해하도록 했다. 이 방법은 효과를 거두었고 순응도가 올라가기 시작했다.

또 다른 장애 요소는 VAP 체크리스트를 시행하라는 지시를 의사가 내린다는 점이었다. 의사가 잊어버리면 조치가 취해지지 않았고 필요한 장비 또한 준비되지 않았다. 결국 우리는 체크리스트를 모든 환자들의 오더에 자동으로 추가하는 방법을 선택했다. 담당 의사가 의식적으로 환자에게 필요하지 않다고 판단하지 않는 한 모든 환자들이 자동적으로 이러한 조치를 받게 된 것이다. 필요한 장비 또한 자동적으로 보충되도록 했다.

체크리스트를 정착시키기 위한 조치 중 가장 급진적이었던 것은 체크리스트를 환자 가족들에게 제공한 것이다. 우리는 이러한 작업이 어떻게 수행되며 왜 효과적인지 설명하고 의료인이 아닌 가족들에게 진료 과정을 관찰하고 의사와 간호사들에게 체크리스트에 따르고 있는지 물어봐달라고 부탁했다. 환자 진료에 상당히 방해가 될 것처럼 들리지만(실제로 의사와 간호사들 모두 이런 불평을 했다) 결과는 매우 성공적이었다. 중환자실 안이나 근처에 있는 가족들은 많은 질문을 하게 마련이다. 이들은 치료 계획을 잘 모르기 때문에 질문 또한 치료에 불필요하거나 별 도움이 되지 않는 경우가 많다. 그러나 이제 체크리스트의 존재를 알게 되었기 때문에 실질적으로 도움이 되는 질문을 하게 된 것이다.

교육과 근무 환경의 재정비를 병행한 결과는 놀라웠다. 체크리스트의 순응도가 95퍼센트를 넘었던 것이다. VAP는 다양한 방식으로 정의되는데다 전문가들 사이에도 합의가 이루어지지 않았기 때문에 애석하게도 감염률이 줄어들었는지 확실히 결론을 내리지는 못했다. 그러나 체크리스트의 조치들을 충실하게 수행할 경우 인공호흡기 치료 환자들의 폐렴 발생 빈도가 줄어들며 재원 일수 또한 줄어든다는 사실은 많은 연구를 통해 입증되었다. 이렇게 되면 보다 많은 환자를 입원시킬 수 있기 때문에 중환자실 병상이 부족해서 위중한 환자가 응급실이나 수술실에서 기다리는 일이 줄어든다.

또한 중환자실 환자가 폐렴에 걸릴 때마다 약 2만 2000달러의 비용이 들며 중환자실에 하루를 머무르는 데만도 5000달러가 들기 때문에 체크리스트를 사용하면 환자들의 생명을 구할 수 있을 뿐 아니라 환자와 병원 모두 상당한 비용을 절감할 수 있다.

중심 정맥관과 VAP에서 거둔 성공에 힘입어 우리의 연구에 관한 소문이 널리 퍼졌다. 새로운 연구 분야가 주목과 존경을 받게 된 것이다. 바로 환자 안전성 연구다. 이러한 응용 연구는 과학적 방법론이 결여되어 있다는 이유로 전통적으로 학문적 의학 분야에서 별로 인정받지 못했다. 그러나 진정한 과학적 방법론을 적용시키고 결과를 측정함으로써 우리는 이러한 인식을 바꾸기 시작했다.

또한 이러한 성공으로 전체 병원 차원에서 우리의 작업을 추진해볼 새로운 계기가 마련되었다. 의사와 간호사들 모두 과학적 근거와 성공적인 결과에 흥미를 느꼈다. 보건 의료는 감정적, 신체적으로 매우 어려운 직업이다. 의료인들은 자신의 감정을 돌아볼 틈도 없이 장시간 격무에 시달리며, 한밤중에도 콜을 받고, 필요하다면 언제라도 자신의 일을 완벽하게 해내야 한다. 아무리 시간을 절약하기 위해 고안됐다고 해도 새로운 아이디어의 시행 초기에는 일이 늘어난다. 단기적인 관점에서는 하던 대로 하는 것이 항상 더 쉽다. 그러나 우리는 사람들의 생명을 구하고 신체와 정신을 치유하는 일을 하고 있다. 의사와 간호사들에게 새로운 계획이 환자 치료를 향상시킨다는 점만 입증하면 그들은 비록 일을 조금 더 하더라도 스스로 참여한다. 우리의 성공은 의사와 간호사들에게 그러한 동기를 부여했던 것이다.

이러한 추진력을 등에 업고 우리는 중환자실 밖으로 눈을 돌려 수술실에서 흔히 발생하는 수술 부위 감염surgical site infection, SSI 문제에 맞서보기로 했다. 우리가 큰 난관에 부딪친 것은 바로 이때였다.

SSI란 말 그대로 수술 시 피부를 절개한 부위에 발생하는 감염이다. 미국 전역의 병원에서 연간 30만 건 내지 100만 건이 발생한다고 추산되며 수술 후 사망률을 크게 증가시킨다. 사망하는 환자 수는 중심 정맥관 감염이나 VAP에 비해 낮지만 SSI는 국가적으로 심각한 문제다. 마취 및 중환자 관리 의학과의 동료이자 임상 조사 연구 학위를 지닌 엘리자베스 마티네즈Elizabeth Martinez 박사가 연구를 함께 이끌었다. 중심 정맥관 감염 때와 마찬가지로 우리는 병원 예방의학 팀 및 감염관리 팀과 긴밀한 협조하에 일을 시작했다.

중심 정맥관 감염이나 VAP와 마찬가지로 CDC를 비롯한 기타 전문 학회에서는 SSI 예방 가이드라인을 발표한다. 우리는 이러한 가이드라인에서 가장 중요한 조치들을 체크리스트로 요약했다. 시작 당시에는 의사와 간호사들이 감염 예방 조치를 얼마나 실천하고 있는지 알 수 없었지만 짧은 관찰과 경험을 통해 순응도가 그다지 높지 않다는 것을 확인할 수 있었다. 또한 우리는 장애 요소에 무엇이 있는지도 알지 못했다. 어쨌든 TRIP 모델에 따라 팀을 구성하고 문제를 파악한 후 다음과 같은 첫 번째 체크리스트를 만들었다.

- 환자의 피부를 면도하지 않는다.
- 환자의 몸을 따뜻하게 유지한다.

• 적절한 시점에 항생제를 투여한다.
• 정확한 간격으로 항생제를 재투여하거나 용량을 조정한다.
• 환자의 혈당을 조절한다.

예상했던 대로 이러한 조치들을 시행하는 데는 적지 않은 장애 요소가 있었다. 그 중 한 가지는 특정 수술에 어떤 항생제를 얼마나 자주 투여해야 하는지 기억하기가 어렵다는 점이었다. SSI를 예방하기 위해 권고되는 항생제는 수술의 종류와 환자의 페니실린 알레르기 여부에 따라 달라진다(상당히 많은 환자가 페니실린 알레르기를 지니고 있다). 따라서 의사들은 수백 가지에 이르는 항생제/수술의 조합을 기억해야 한다. 또한 각 항생제는 투여 간격이 서로 다르다. 4시간마다 투여하는 항생제가 있는가 하면 6시간, 8시간, 12시간 심지어 24시간에 한 번씩 투여하는 것도 있다. 게다가 환자의 콩팥 기능이 나쁜 경우에는 투약 간격을 조정해야 한다. 이렇게 간단한 한 가지 단계에서만도 수백 가지 데이터를 기억해야 하는 것이다. 당연히 잊어버리는 수가 있으며, 그런 경우 환자들이 피해를 볼 수 있다.

우리는 예방의학 팀 및 감염관리 팀과 함께 각 수술과 권장 항생제를 수록한 포스터 크기의 도표를 만들었다. 또한 항생제를 재투여하는 간격도 표준화했다. 그러나 아직도 적절한 시점에 항생제를 확실히 재투여하는 시스템이 필요했다. 그래서 언제 다음 용량을 투여해야 하는지 확실히 보여주는 또 하나의 도표를 만들었다. 마지막으로 콩팥 기능이 좋지 않은 환자와 페니실린 알레르기 환자에게 투여할 항생제를 표준화했다.

항생제 투여에 관한 또 하나의 문제는 외과 의사의 책임인지 마취과 의사의 책임인지가 불분명하다는 점이었다. 우리는 마취과 의사에게 항생제를 투여하도록 하여 이 문제를 명백히 했다. 물론 마취과 의사들의 저항이 만만치 않았다. 그러나 마취 과장인 존 울라 토프스키John Ulatowski의 강력한 지원과 엘리자베스의 설득에 힘입어 결국 마취과 의사들은 이것이 하나의 기회임을 깨닫고 받아들였다.

항생제 문제를 비롯하여 몇 가지 장애 요소를 해결하고 나자 탄탄대로에 올라선 것 같았다. 모든 팀원이 거의 모든 문제를 해결했 다고 생각했다. 당연히 우리는 좋은 결과를 기대했다. 어쨌든 수술 부위 감염이 혈행성 감염보다 어려운 문제는 아닐 것 같았다. 그러나 우리는 이러한 감염이 발생하는 장소이자 종종 스포츠 경기장을 방 불케 할 정도로 격렬한 분위기를 띠는 수술실의 특수한 환경과 복잡 한 문화적 역동을 미처 예상하지 못했다.

엄청난 위험과 불안감을 수반하는 일이 일상적으로 벌어지는 수술실은 감정적으로, 사회적으로, 정치적으로 병원에서 가장 복잡 한 장소다. 마취과 의사는 환자의 호흡을 정지시키고 일시적으로 생명이 없는 상태로 만드는 약들을 투여한다. 인공호흡기가 환자 대신 숨을 쉬어주도록 마취과 의사가 호흡관을 정확한 위치에 올바 로 삽입하지 못하면 환자는 죽는다. 외과 의사가 절개를 가하여 환자 의 몸속으로 들어가는 순간은 긴장이 최고조에 달한다. 메스를 조금 만 잘못 놀려도 치명적인 출혈이 발생할 수 있기 때문이다. 신경이 날카로워지는 것도 무리가 아니다. 서로 간에 갈등이 생기고 툭하면 화를 내는 일이 매일같이 벌어진다.

수술실의 정치적인 구조 또한 복잡하기는 마찬가지다. 원칙 지 향적인 팀(마취과 의사, 간호사, 외과 의사)과 시술 지향적인 팀(신경외과,

심장외과, 비뇨기과, 부인과)이 있고 각 팀마다 보다 작은 규모의 팀과 파벌들이 있다. 이렇게 복잡한 구조 때문에 수술실 전체에 걸쳐 어떤 메시지를 전달하고 안전성 프로그램을 시행한다는 것은 믿을 수 없을 정도로 어려웠다. 의사소통을 할 때면 마치 전화 게임을 하고 있는 것 같았다. 처음 말한 내용과 최종적으로 전달된 내용이 어찌나 다른지 놀랄 정도였다.

또한 수술실은 위계질서가 극히 엄격하다. 서열은 해병대보다 강하고 엄정하다. 의식과 특권, 엘리트에 대한 특별한 사랑으로 가득한 세계가 바로 수술실이다.

예를 들어보자. 중환자실 병상이 부족한데 수술을 마치고 반드시 중환자실로 와야 할 환자가 있다면 간혹 수술을 취소하게 된다. 그대로 수술을 진행한다는 것은 안전하지 못할 뿐더러 비도덕적인 일이 될 것이다. 우리는 어떤 수술을 취소해야 할지 공정하고 논리적으로 결정하기 위한 의사 결정 분지도$^{decision\ tree}$를 개발했다. 그러나 이렇게 확립된 시스템을 바탕으로 했더라도 나 같은 중환자 전문의가 중환자실에 병상이 없다는 이유로 수술을 취소한다면 어떤 외과 교수들은 당장 분통을 터뜨리며 자신의 모든 영향력과 압력을 동원하여 병상 배정 순서를 바꾸려고 한다. 물론 대부분의 외과 의사들은 이해하지만 절대로 용납하지 않는 사람들이 있다. 이렇게 불편한 상황을 피하려면 그들의 수술은 절대로 취소해서는 안 된다. 이것이 옳은 일일까? 안전한 일일까? 절대로 그렇지 않다. 그렇다면 병원에 근무하는 의사로서 정치적으로 현명한 일일까? 물론 그렇다. 그러니 이런 일은 계속된다.

이런 일이 벌어지는 것은 숙련된 외과 의사를 구하기가 어렵기 때문이다. 병원 측에서도 그들의 가치를 높게 평가하기 때문에(주로 돈을 많이 벌어준다는 이유로) 감싸고 돌 수밖에 없다. 그러나 이런 일은 팀워크와 좋은 의도를 해치며 환자를 위험에 처하게 한다. 그래도 고쳐지지 않는 이유는 오랫동안 지속되어 온 위계질서 문화 때문이다.

SSI를 감소시키는 데 우리가 부딪친 첫 번째 큰 문제는 외과 의사들이 수술 부위를 면도하지 못하도록 하는 것이었다. 외과 의사들은 수술 부위를 면도하면 감염 위험이 낮아진다는 잘못된 믿음을 갖고 있었다. 우리는 수많은 그룹 토의를 거쳐 과학적 증거와 실제 경험 사례를 교육시켰지만 그들은 지금까지 해오던 방식을 고집했다. 우리는 결국 수술실에서 모든 면도날을 없애버리고, 새로운 주문을 금지했으며, 그 대신 감염 위험을 낮춘다고 입증된 가위를 갖다놓았다. 그래도 요지부동이었다. 비밀스런 장소에 면도날을 숨겨놓거나 몰래 수술실로 반입하는 사람들도 있었다. 희한한 일이었다. 그러나 그들로서는 매우 합리적인 행동이었다. 외과 의사들은 환자를 끔찍이 위하며 SSI를 비롯한 합병증 위험을 줄일 수만 있다면 어떤 일이든 하고도 남을 사람들이다. 그들은 수술 부위를 면도하면 감염률이 낮아진다고 믿었다. 이러한 믿음은 오래된 정보를 근거로 했지만 직접 관찰의 결과이기도 했다. 면도를 사용하면 피부가 깨끗해지지만 가위를 사용하면 일부 모발이 남아 이론적으로 상처 속으로 들어갈 수 있다. 외과 의사들은 깨끗이 면도된 피부가 보다 감염 위험이 낮을 것이라고 추론했던 것이다. 그들이 스스로 감염률을 모니터해보았다면 이러한 가정이 틀렸다는 것을 알 수 있었을 것이다. 또는 내과학이나 감염 관련 학술지에 실린 논문들을 읽어보았다면 진실은 직관과 다르다는 것을 깨달았을 것이다. 그러나 그들은 다른 사람들의 말에 귀를 기울이거나 믿지 않았다. 고집스럽게도 깨끗한 피부가 더 안전하다고만 믿었다. 연구에 따르면 면도할 때 생기는 수많은 작은 상처를 통해 피부의 자연적인 면역 장벽이 무너지면서 감염 위험이 커진다는 사실이 입증되어 있다.

저항은 완강했다. 외과 의사들은 개인 연구실에 면도날을 숨기거나 간호사들과 짜고 면도날을 들여왔다. 간호사 중 일부는 깨끗이 면도한 피부가 보다 안전하다고 믿었고, 일부는 단순히 외과 의사들의 심기를 건드리지 않기 위해 협조했다. 간호사들은 라커에 면도날을 숨겨두었다가 외과 의사들이 요구하면 가져다주었다. 면도날 암시장이 형성된 셈이었고 대가는 비쌌다.

다른 많은 문제와 마찬가지로 이 문제 또한 순수하게 문화적인 것이다. 외과 의사들은 자신들의 믿음을 지니고 있었고 우리는 그들의 시각을 바꿀 수 없었다. 면도를 하지 않는 것이 환자들에게 도움이 된다고 스스로 믿지 않는 한 그들은 계속 면도날을 사용할 것이었다.

여기서 편하지만 정확하지 않은 생각은 일반적으로 사람들은 변화에 저항한다고 믿는 것이다. 사람들이 불편하게 생각하는 것은 변화뿐만이 아니다. 누군가 엄청난 재산을 물려받는다면 이로 인해 삶이 변할 것이다. 나도 지금의 삶을 유지할 자신이 없다. 그렇다고 '나는 변화가 싫으니 그 돈을 받지 않겠소.'라고 말할 사람이 있을까? 사람들은 변화를 두려워하는 것이 아니라 상실을 두려워한다. 상실에는 실질적 요소와 인지적 요소가 있는데, 일반적으로 인지적 요소가 보다 크고 강력하다. 입증할 수 없음에도 불구하고 대개 그릇된 방향으로 훨씬 과장해서 느끼는 것이다. 변화를 이끄는 사람이 해야 할 일은 실질적 상실을 최소화하면서 인지적 상실이 허상에 불과하다는 사실을 보여주는 것이다. 그렇게 해야만 변화에 성공할 수 있다.

외과 의사들의 면도날 포기 거부를 필두로 문화적 분열상이 추악한 머리를 들기 시작했다. 마취과 의사와 간호사, 외과 의사들 사이에 악감정이 쌓여가다 급기야 높은 감염률의 원인으로 서로를 비난하기 시작했다. 간호사와 마취과 의사들은 이렇게 말했다.

"외과 의사들은 거만해. 절대로 팀플레이는 못할 걸."

외과 의사들은 이렇게 받아쳤다.

"간호사들은 무능해. 필요한 장비를 제때 준비해주기를 하나, 수술 준비할 때는 굼뜨기 짝이 없지. 도대체 나 말고는 환자에게 신경 쓰는 사람이 없다니까."

그들은 또한 마취과 의사들이 게으르고 무관심하며 환자들이 수술실에 효율적으로 드나들 수 있도록 협조하지 않는다고 불평했다.

우리가 SICU와 WICU에서 성공을 거두었던 이유는 팀이 통일되어 있었기 때문이다. 우리는 언제나 함께 일했다. 그러나 수술실에서 팀이란 이름뿐이었다. 사실상 유일한 중심은 외과 의사였다. 마취과 의사들과 간호사들은 필요에 따라 서로 교대하기 때문이다. 병원 입장에서는 이러한 방식이 보다 능률적이고 비용 효율적이지만 환자나 직원의 입장에서는 반드시 좋은 것은 아니다. 오히려 확실한 팀이 있어 함께 호흡을 맞출 수 있다면 훨씬 도움이 될 것이었다. 수술실에서 함께 일하는 사람들은 때로는 서로 이름조차 모르는 이방인에 불과하다. 따라서 '팀'이라고는 하지만 협조보다 반목이 잦았고 상호의존적이라기보다는 독립적인 존재였다. 재미있는 것은 간호사들은 거의 항상 외과 의사와 마취과 의사의 이름을 알고 있다는 점이다(성뿐만 아니라 이름도 알지만 이름으로 부르기는 주저한다). 반대로 외과 의사와 마취과 의사들은 간호사의 성도 이름도 모르는 경우가 많다. 오래된 이런 관습은 문화적 분열을 더욱 악화시킨다. 항공 산업계는 비싼 대가를 치른 끝에 이러한 교훈을 깨달았다. 항공 사고와 승무원 구성을 분석한 연구 결과 75퍼센트의 사고는 기장과 부기장이 전에 한 번도 함께 비행해본 적이 없는 경우에 일어났다는 사실이 밝혀졌다. 팀원들이 서로 친숙하지 않은 것은 항공 분야는 물론 보건 의료에서도 위험한 일이다.

이렇게 복잡한 조직 구조를 지닌 수술실에서 모든 사람을 TRIP 모델에 참여시키기란 극히 어렵다는 결론이 내려졌다. 결과적으로 우리는 바라던 만큼 감염률을 감소시킬 수 없었다.

나중에 나는 우리가 수술실의 문화를 파고 들어가지 못한 것이 놀라운 일이 아니란 사실을 깨달았다. 나는 마취과 의사이기 때문에 이 세계를 이해한다. 내가 살고 있는 세계 아닌가. 이 세계에 존재하는 것은 삶과 죽음이 한순간에 판가름 나는 위급함이다. 어쩌면 외과 의사에게 유아독존적으로 남을 지배하려고 드는 것이 거의 필수 덕목인 것도, 종종 절대로 물러서지 않고 자존심을 내세우는 것도 이 때문일 것이다. 그 정도로 자기 확신을 가지고 있어야 다른 사람의 뇌나 심장, 창자를 자르고 들어갈 수 있을지 모른다. 이유야 어찌 되었든 수술실의 문화는 완고하고 종종 해롭다. 최악의 경우에는 중학교 운동장에서나 볼 수 있을 정도로 욕설이 난무하고 미숙함이 적나라하게 드러난다.

한번은 재발성 복벽탈장 환자를 마취한 적이 있었다. 복벽탈장이란 복근에 갈라진 틈이 생기는 질병으로 그 환자의 경우에는 배꼽 근처가 보기 흉하게 튀어나와 있었다. 복벽탈장은 종종 통증을 동반하며 생명이 위험할 수도 있다.

수술이 한 시간 반 정도 진행되었을 무렵, 환자의 혈압이 떨어지면서 얼굴이 붉어지고, 쌕쌕거리는 소리가 나며 호흡 곤란이 발생했다. 알레르기 반응의 전형적인 증상이었다. 재빨리 투여한 약물을 검토했다. 환자는 어떠한 약물에도 알레르기가 없었으므로 나는 라텍스 알레르기를 의심했다. 환자는 이전에 열 번이나 수술을 받았는데, 라텍스 알레르기는 여러 번 수술을 받은 환자에게 특히 흔하다(오늘날 병원에서는 바로 이 합병증을 방지하기 위하여 어디에도 라텍스를 사용하지 않는다).

수술 중 발생하는 라텍스 알레르기는 환자의 혈액이 직접 알레르기 원인 물질에 노출되기 때문에 심한 경우가 많다. 아나필락시스 쇼크가 쉽게 일어나고 불과 수 분 만에 사망할 수 있으므로 제대로 치료하지 않으면 치명적이다. 그 환자가 정확히 그런 상태였다. 나는 치료제인 에피네프린을 투여했다. 증상이 즉시 가라앉았다.

나는 환자에게 라텍스 알레르기가 생겼다는 사실을 외과 의사에게 알리고 수술실에 준비되어 있는 라텍스가 함유되지 않은 장갑으로 바꿀 것을 권고했다. 그는 이렇게 대답했다.

"선생님이 틀렸어요. 라텍스 알레르기일 리가 없지. 우린 벌써 한 시간 반이나 수술을 한데다 이 환자를 전에 수술할 때 한 번도 라텍스 알레르기를 일으킨 적이 없는걸."

"확실합니다. 라텍스 알레르기는 이 환자처럼 수술을 여러 번 받은 경우에 잘 생기고 수술 중 언제라도 발생할 수 있습니다. 이제 막 복강 안으로 진행하면서 환자의 혈액이 라텍스에 접촉한 지 얼마 안됐기 때문에 이제야 반응이 일어난 거죠. 라텍스에 더 이상 노출되지 않도록 장갑을 바꾸셔야 합니다. 환자 상태가 안정되면 계속 수술을 진행할 수 있습니다."

그동안 증상이 다시 나타났다. 에피네프린의 효과는 불과 몇 분밖에 지속되지 않기 때문이다. 다시 한 번 에피네프린을 투여했더니 역시 증상이 사라졌다. 이때쯤에는 라텍스 알레르기가 확실하다는 생각이 더욱 굳어졌다. 나는 다시 한 번 외과 의사에게 장갑을 바꾸라고 요청했다. 그러나 그는 거부했다.

"라텍스 알레르기가 아니니 바꾸지 않겠소. 자, 이제 계속합시다. 모두 시간을 낭비하고 있잖소."

"다시 한 번 생각해보십시오. 제가 틀렸다면 선생님은 장갑을 바꾸느라 5분을 허비하게 됩니다. 하지만 선생님이 틀렸다면 환자는 죽습니다. 위험 이익 비율이 이런데도 장갑을 바꾸지 않으실 건가요?"

이 정도라면 설득할 수 있으리라 생각했다. 그러나 그는 더욱 완강하게 버텼다.

"당신은 틀렸어. 이건 라텍스 알레르기일 리가 없으니 장갑을 바꾸지 않겠소."

"어떻게 그렇게까지 확신하십니까? 그렇다면 환자의 증상이 왜 나타났다고 생각하십니까?"

곁에 서 있던 레지던트의 얼굴이 납빛으로 변했다. 간호사들은 불편한 침묵을 지켰다. 솔직히 말해서 상황이 이 정도 되면 대부분 마취과 의사가 물러나게 마련이다(이전 같았으면 나도 그랬을 것이다). 이런 식의 갈등은 병원에서 늘 일어나지만 외과 팀은 이런 상황을 해결하는 데 서투르다. 병원에서 생기는 갈등은 흔한데다 비용이 많이 들고 치명적인 경우도 적지 않지만 갈등을 관리하는 교육을 받은 적이 없기 때문이다. 대부분의 갈등은 외과 의사가 자신의 권위를 고집하는 것으로 끝난다. 수술실에서 외과 의사는 배의 선장과 같다. 이번 경우처럼 자신이 전문가가 아닌 분야에서도 일은 외과 의사의 뜻대로 진행된다. 환자의 문제는 외과적인 것이 아니라 내과적인 것이었다. 이 문제에 관해서라면 그보다 내가 훨씬 많이 알고 있었다.

외과 의사가 장갑을 바꾸기 싫다고 환자를 죽게 내버려둘 수는 없었다. 하지만 솔직히 말해서 무엇을 어떻게 해야 할지 알 수 없었다. 나는 갈등 관리 교육을 받았지만 이미 배운 방법을 다 써본 후였다. 그래도 그는 꿈쩍도 하지 않았다. 환자의 혈압은 계속 위험한 상태를 넘나들었고, 다시 쌕쌕거리는 소리가 나면서 혈중 산소 포화도 역시 낮은 상태였다. 라텍스 노출을 빨리 줄이지 않으면 사망할 것이었다. 합리적인 조치가 통하지 않았으므로 나는 서열과 명령 체계를 동원하기로 했다. 그에게 장갑을 바꾸라고 명령할 권위 있는 사람을 데려와야 했다. 이때는 나도 병원에서 존경받는 지도자 중 한 사람이었고 내심 고위층에서는 그의 태도를 용납하지 않고 나를 지지해줄 것이라는 확신이 들었다. 시간은 촉박한데 나는 수술실 안에서 죽어가는 환자에게 에피네프린을 주사하고 있었다. 나는 외과 의사에게 그의 태도를 용납할 수 없다고 말했다. 그리고 간호사에게 이렇게 소리쳤다.

"학장인 밀러 박사와 병원장 피터슨 씨를 응급 호출해줘요."

나는 다시 외과 의사에게 돌아서서 병원 행정부에서는 이런 식으로 환자와 병원을 위험에 빠뜨리는 행동을 묵과하지 않을 것이라고 강조했다. 간호사가 전화기 쪽으로 걸어가더니 수화기를 들고 나를 쳐다보았다. 이전에 어느 누구도 이런 요구를 한 적이 없었던 것이다.

"당장 호출하세요. 이 환자는 라텍스 알레르기가 있어요. 장갑을 바꾸지 않아 환자를 죽일 수는 없어요."

간호사가 다이얼을 돌리기 시작했다. 외과 의사는 욕설을 내뱉더니 장갑을 벗고 다른 장갑으로 바꾸기 위해 수술실을 나섰다.

수술 후 검사 결과 환자는 라텍스 알레르기로 확진되었다. 내가 그렇게 행동하지 않았다면 결과는 치명적이었을 것이다. 환자는 무지와 오만으로 인해 죽을 수도 있었다. 죽음을 부르는 조합이다. 어떤 의사도 지금까지 축적된 모든 의학적 지식을 모두 알 수는 없다. 바로 이것이 우리가 팀으로 일하면서 동료들의 말에 겸허하게 귀를 기울여야 하는 이유다. 무지는 이해할 수 있지만 오만은 용납할 수 없다. 적절한 의사소통과 존경과 협조와 팀워크가 이렇게까지 이루어지지 않는다면 환자든 의사든 간호사든 모두가 피해를 본다.

이 경우에 환자는 내가 존스 홉킨스 내에서 환자 안전성 운동을 이끄는 사람으로서 평판과 지지를 얻고 있었기 때문에 운이 좋았다고 할 수 있다. 나는 학장과 병원장이 지원해줄 것이라고 믿었기 때문에 용기를 낼 수 있었다. 내가 지금 막 의료에 발을 들여놓은 신참이었다면 어땠을까? 병원의 고위직 임원들을 개인적으로 알고 있지 않았다면 어떻게 됐을까? 과연 위험을 감수하면서까지 명령 체계를 무시하고 외과 의사에게 도전할 수 있었을까? 아마 그러지 못했을 것이다. 환자가 죽는다고 해도 그것은 외과 의사의 문제가 아닌 알레르기 탓으로 돌려졌을 것이다. 그런 일은 전국의 병원에서 매일같이 벌어진다. 얼마나 많은 환자들이 그런 식으로 피해를 보고 죽어갔을까? 아마도 영원히 알 수 없을 것이다.

내가 그 외과 의사와 일한 것은 그때가 처음이었다는 사실도 중요하다. 비슷한 수술에서 항상 나와 함께 일하는 두 명의 외과 의사들이었다면 내가 장갑을 바꾸라고 권고했을 때 두말없이 따랐을 것이다. 함께 일하면서 형성된 인간관계가 의사소통과 팀워크의 기반이 되어주기 때문이다. 그러나 많은 수술 팀은 이전에 함께 일한 경험이 없기 때문에 서로의 판단이나 실력을 신뢰하고 존중하지 못한다. 환자를 죽음으로 몰고 갈 수 있는 최악의 시나리오가 곳곳에 도사리고 있는 것이다.

이런 일을 용납할 수 없다는 데는 모든 사람이 동의한다. 그럼에도 불구하고 수술실은 물론 병원 어디에서도 문화와 팀워크의 문제를 해결하기 위한 시스템은 찾아볼 수 없다. 유해한 문화는 의료계의 모든 곳에 존재한다. 의사만이 문제는 아니다. 의사소통의 부재와 허술한 팀워크의 문제는 행정보조직으로부터 최고 경영진에 이르기까지 보건 의료의 모든 계층에서 발견된다. 어느 누구도, 어떤 부서도 이 문제로부터 자유롭지 못하다.

중환자실에서 성공을 거둔 것은 이러한 문화적 문제가 이미 해결되어 있었기 때문이다. 중환자실은 우리가 일하는 곳이었고 직원들 사이에 이미 *끈끈한* 인간관계가 형성되어 있었다. SSI 프로젝트의 경우 우리는 수술실이라는 타인의 영역에서 문화적 문제를 해결하려고 안간힘을 썼다. 그렇지 않아도 격렬한 문화적 역동으로 악명 높은 곳이다.

이렇게 유해한 병원 문화가 존스 홉킨스만의 문제가 아니라는 점도 중요하다. 그것은 모든 병원에 존재한다. 우리는 미국 북동부의

5개 교육 병원급 의료 기관에서 SSI 프로그램을 개발하기 위한 연구비를 받았다. 그러나 미처 연구를 시작하기도 전에 문화적 문제가 불거졌다. 연구를 시작하면서 우리는 참여한 병원의 외과, 마취과, 간호과의 과장들과 회의를 열었다. 그들은 업무 부담이 늘어나지 않고 자신들이 직접 데이터를 수집하지 않는다는 조건으로 SSI를 감소시키려는 노력을 지원하는 데 동의했다. 어떤 사람들은 체크리스트를 도입하는 데 적극적이었던 반면 문화적 문제를 해결하는 일에는 나서지 않으려고 했다. 결론적으로 말하자면, 대부분의 병원들은 직원들에게 미칠 영향을 최소화하는 방향으로 이러한 노력을 조정하려고 했다. 빠르고 쉽고 고통이 따르지 않는 변화를 원했던 것이다. 그러나 병원을 더 안전하게 만드는 데 쉬운 방법은 없다. 해묵은 문화적 패턴을 바꾸려는 노력과 의지가 필요한 것이다. 그러한 헌신이 없다면 변화는 일어나지 않는다.

TRIP의 핵심 요소는 환자에게 가장 큰 이익을 제공하는 조치들을 파악하여 체크리스트로 압축하는 것이다. 그러나 우리는 실질적으로 환자들에게 혜택이 돌아가려면 문화적 변화가 선행되어야 한다는 사실을 깨달았다. 좋은 문화는 시스템을 재구성하는 데 윤활유 역할을 한다. 이러한 토양이 갖추어지지 않으면 곳곳에서 잡음이 일어난다. TRIP에는 문화적 요소가 포함되어 있지만 우리가 중환자실 밖에서 마주친 저항을 극복하기에는 충분하지 않았다. 이러한 성공을 다른 병동으로 확대시키려면 팀워크와 문화를 향상시키는 데 초점을 맞춘 또 다른 프로그램이 필요했다.

나는 다시 중환자실로 돌아가 팀을 재정비한 후 우리의 두 번째 모델이 된 종합적 병동 기반 안전성 프로그램comprehensive unit-based safety program, CUSP을 개발했다. 이 프로그램은 변화를 성공적으로 이끌 수 있는 기반을 마련하기 위해 팀워크를 구축하고 병동 문화를 개선하는 데 초점을 맞춘 것이었다. 이 모델이야말로 진정 우리에게 필요한 것이었다.

# Chapter 4

문화는 국지적局地的이다. 눈에 잘 띄지 않는 틈새와 구석에서 생겨나 어느새 병원 각 부서마다 독특한 문화가 형성된다. 실제로 병원 내 각 부서 간의 문화가 병원과 병원 사이의 문화에 비해 네 배나 다양하다는 사실이 여러 연구를 통해 입증되었다. 휴게실에서 들려오는 이야기나 의사와 간호사들이 회진을 돌 때 주고받는 말을 들어보면 그 부서의 문화가 손에 잡힐 듯 다가온다. 우리에게 필요한 것은 바로 이러한 현장의 문화에 초점을 맞추어 각 부서 수준에서 의사, 간호사 및 기타 관계자들이 팀을 이루어 효과적으로 일할 수 있도록 하는 프로그램이었다. 또한 우리는 병원의 모든 부서에 적용할 수 있으면서도 각 부서의 독특한 위험성에 대응할 수 있는 융통성 있는 프로그램이 필요했다.

앞서 얘기했듯, 우리는 수술실에서 병원 문화에 대해 많은 것을 배웠다. 자존심, 자율성, 경쟁심 등이 긴장된 환경 속에서 표출될 때 팀워크와 원활한 의사소통이 어려워진다. 외과 의사들은 최고의 권위를 지니고 수술실을 좌지우지하는데, 이는 어떤 면에서 이해할 수 있는 일이며 그런 부분이 필요하기도 하다. 삶과 죽음이 경각에 달려 있는 환경이라면 누군가 나서서 책임을 맡아야 하는 것이다. 일이 잘못되기 시작하면 신속하고 단호한 조치를 취해야 하며, 이때 누군가 결정을 내려야 한다. 투표에 부치거나 토론할 시간이 없다.

그러나 군대 같은 다른 계층적 조직에서는 위험한 상황이 닥치면 이러한 위계질서가 신속하게 무시되기도 한다. 예를 들어, 항공모함에서 갑판 청소원이 착륙 지점에 사고를 일으킬 수 있는 물체를 발견한 경우 손을 흔들어 비행기에 신호를 보낼 수 있다. 이렇게 했다고 갑판원이 처벌받는 경우는 없다. 오히려 포상을 받는다. 가장 복잡한 산업 분야에서는 다양하고 독립적인 의견 제시를 통해 개인보다 팀이 현명한 판단을 내린다는 사실을 인식하고 이를 장려하고 있다. 의료 분야에서 우리는 이러한 지혜를 배우지 못했다. 라텍스 알레르기로 죽어가는 환자를 보았을 때, 나는 한 팀으로서 외과 의사에게 충고했지만 완전히 무시당했다. 그와 나는 파일럿과 갑판원보다 공통점이 훨씬 많다. 모두 의과대학을 나왔고 레지던트 수련을 받았다. 사실 그 분야에서는 마취과 의사이자 중환자 전문의인 내가 보다 전문성을 지니고 있다. 그럼에도 불구하고 나의 경고는 무시당했다. 용납할 수 없는 일이다. 외과 의사들, 아니 모든 의사들이 권위 의식을 버리고 열린 마음으로 다른 해결과 설명 가능성에 접근하는 태도를 배워야 한다. 나의 충고는 합리적인 것이었지만, 설사 틀렸다고 해도 훌륭한 리더라면 위험-이익 비율을 따져보고 거기에 맞게 행동했어야 한다. 그러나 그는 고집을 꺾지 않았다.

우리 팀에서 수많은 병원을 대상으로 책임 배상 청구건과 환자에게 상당한 해를 끼쳤던 의학적 실수들을 검토한 적이 있다. 거의

90퍼센트에서 치료 팀 가운데 누군가는 잘못을 알고도 침묵을 지켰거나, 말을 꺼냈지만 무시당했던 것으로 밝혀졌다. 이렇게 팀워크가 제대로 이루어지지 않은 결과 환자들은 비싼 대가를 치러야 했다.

이것은 의료 분야가 항공 산업으로부터 배워야 할 또 하나의 예이다. 40년 전, 대부분의 항공 사고는 기계적 결함, 특히 피스톤 엔진으로 인한 것이었다. 그러나 1971년 대부분의 상업용 항공기에 터빈 엔진이 도입된 이후 일어난 사고는 파일럿의 실수, 특히 조종석에서 기장과 부기장 사이에 원활한 의사소통이 이루어지지 않아 발생했다.

1982년 1월 워싱턴 DC에서 에어 플로리다 항공기 한 대가 포토맥 강의 14번가 다리에 충돌한 사고가 있었다. 눈보라를 동반한 심한 폭풍 속에서 버지니아 워싱턴 내셔널 공항을 이륙한 직후 일어난 이 사고로 70명의 승객과 4명의 승무원, 그리고 다리 위를 지나던 4명의 운전자가 사망했다. 탑승한 사람 중 생존자는 5명에 불과했다.

사고 원인으로 여러 가지 실수, 특히 이륙 전 승무원들이 날개의 제빙 작업을 제대로 하지 않은 점과 무리하게 이륙을 강행한 점이 지목되었다. 그러나 항공 안전성 담당관들의 주목을 끈 것은 단 한 가지였다. 이륙 준비를 할 때, 부기장은 이륙하기 위한 동력이 부족하다고 생각했다. 그는 자신의 우려를 반복해서 말했지만 기장은 이를 무시했다.

문제의 비행기는 이륙을 포기하는 데 충분한 길이의 활주로를 남겨두고 있었던 것으로 확인되었다. 파일럿이 날개에 얼음이 쌓인 정도를 잘못 판단하여 위험을 낮게 평가하는 것은 있을 수 있는 일이다. 그러나 자신의 파트너인 부기장의 반복된 경고를 완전히 무시했다는 것은 용납할 수 없다. 그 파일럿 또한 유아독존격인 수많은 의사들과 마찬가지로 가장 믿을 수 있는 조언자의 말을 듣지 않았던 것이다.

이 비극적인 사고 이후, 조종석에서 기장과 부기장이 상호 반응하는 방식에 관한 연구가 진행되었다. 일련의 모의실험 결과 대부분의 경우 기장은 부기장이 말을 듣지 않는다는 사실이 명백하게 드러났다. 집도의가 기장이고 나머지 사람이 부기장 격인 수술실의 상황과 놀랄 만큼 비슷하다. 비행기에서 가장 중요한 영역이 조종석인 것처럼 병원 문화가 환자 안전성과 경과에 가장 크고 즉각적인 영향을 미치는 곳은 수술실이다. 수술실에서 벌어지는 실수는 치명적이고 즉각적이다. 그 급박성을 고려할 때 누구나 수술실은 스위스 시계만큼 정확하고 효율적으로 기능을 수행한다고 생각할 것이다. 그러나 많은 수술 팀은 심지어 몇 년을 함께 일한 후에도 동료의 이름조차 모른다. 20년 동안 한 명의 외과 의사와 함께 일한 간호사가 떠오른다. 외과 의사가 막 수술실을 나갔는데 그녀의 눈에 눈물이 글썽거렸다. 깜짝 놀란 나는 왜 그러느냐고 물어보았다.

"저 분과 20년을 함께 일했어요. 수술이 제대로 진행되고 선생님이 조금이라도 더 편안하도록 항상 최선을 다했는데, 선생님은 제 이름조차 몰라요."

이러한 수술실 문화가 환자들에게 해를 끼칠 수 있다는 사실을 알고 있는 의사들도 많다. 일반 외과 전문의인 마틴 매커리[Martin Makary]는 레지던트 때 존스 홉킨스 외상 전문 수술실에서 일했던 경험을 떠올린다.

"우린 모두 똑같은 녹색 수술복을 입고 있었는데 아무도 자신을 소개하지 않았어요. 고함 소리만 난무했죠. '이봐, 그걸 이리 줘, 저기 좀 도와주고.' 내가 얘기하는 사람이 기사인지 외과 과장인지 알 수 없는 경우도 많았어요."

이 정도라면 실수가 잦을 수밖에 없다. 흔할 뿐더러 무섭고도 혐오스러운 것이 바로 잘못된 부위를 수술하는 일이다. 실수로 반대 쪽을 수술하여 멀쩡한 콩팥을 떼어낸다든지, 왼쪽 팔을 절단해야 하는데 오른쪽 팔을 절단했다든지, 오른쪽 유방을 절제할 것을 왼쪽 유방을 절제하는 경우다. 이러한 실수는 미국 전역의 병원에서 연간 거의 4000건이 발생하는 것으로 추정된다. 환자의 이름을 혼동하여 콩팥 수술을 받아야 할 환자의 췌장을 떼어내는 웃지 못할 일도 있다.

잘못된 부위를 수술한 경우는 의사의 책임 배상과 병원 평판에 미치는 영향 때문에 대중과 언론은 물론 동료 의사들에게도 잘 알려 지지 않는다. 레지던트 시절, 발목이 부러져 수술을 받은 환자가 있었 다. 나의 임무는 '발목 차단술', 즉 주변 신경에 국소마취제를 주입하 여 발목의 감각을 차단하는 것이었다. 환자가 서명한 수술동의서에 는 왼쪽 발목을 수술하는 것으로 되어 있었지만 부러진 발목은 오른 쪽이었다. 다행히도 나는 환자와 이야기를 나누는 동안 이 실수를 발견하여 올바른 쪽에 발목 차단술을 시행할 수 있었다. 아무 생각 없이 동의서만 보고 왼쪽 발목을 차단했더라면(이런 일은 매우 흔하다), 오른쪽 발목에 차단술을 다시 시행해야 했을 것이다. 이렇게 되면 환자는 수술 후 걸을 수 없기 때문에 입원해야 하고 큰 불편을 겪게 될 뿐더러 비용도 많이 든다.

그때는 아무도 이것을 심각한 문제라고 생각하지 않았다. 정식 으로 실수를 보고하는 시스템이 없었으므로 보고되거나 조사를 받는 일도 없었다. 한마디로 이러한 실수를 예방하기 위한 아무런 조치도 없었던 것이다. 나는 마음이 불편했지만 당시는 모든 일이 이렇게 돌아갔다.

　잘못된 부위를 수술하는 일이 대중의 관심을 끌게 된 것은 1995년 플로리다 주 탬파의 유니버시티 커뮤니티 병원University Community Hospital에서 반대쪽 다리를 절단한 환자가 언론에 보도된 이후부터다. 이 일을 계기로 묻혀 있던 이야기들이 봇물 터지듯 밝혀졌고, 이 문제를 연구하기 위해 조인트 커미션Joint Commission, 병원 표준과 안전성을 규제하는 비영리 단체이 결성되었다. 이후 조인트 커미션에서는 모든 수술 전에 반드시 올바른 환자인지, 올바른 시술인지, 올바른 수술 부위인지 확인하는 '검토 휴식 시간'을 가질 것을 지시했다.

　검토 휴식 시간은 문자 그대로 수술 전에 수술 부위를 표시할 것을 요구한다. 또한 절개를 시작하기에 앞서 수술에 참여하는 간호사와 의사들이 증례와 환자의 이름, 시술의 성격을 함께 검토할 것을 명시하고 있다. 이렇게 함으로써 모든 사람들이 무엇을 해야 하는지 정확히 이해하고, 의문이나 우려가 있다면 적극적으로 말할 수 있도록 하자는 것이다.

　이러한 규약은 합리적이고 반드시 필요하지만 문화적 요인을 비롯하여 문제의 본질을 완전히 파악하지 못한 것이다. 더욱이 실제로 효과가 있을지 사전 검증을 거치지 않았다. 환자들이 피해를 보고 있으므로 뭔가 빠른 조치를 취하려고 했던 것이다. 과학보다 희망이 우선했던 까닭에 검토 휴식 시간은 곧 전국에 걸쳐 필수적인 절차가 되었다. 고심 끝에 취해진 조치였지만, '묻지 말고 일단 해보자.'는 식으로는 별 효과를 볼 수 없다.

예상했던 대로 의사들은 이 제도를 단순히 형식적인 절차로 치부했을 뿐 아니라, 심지어 공개적으로 조롱하기도 했다. 놀라운 것은 이후 잘못된 부위를 수술하는 일이 오히려 늘었다는 점이다. 이전에는 보고하지 않고 넘어갔던 것을 보고하게 된 탓도 있겠지만, 제도가 효과를 거두지 못하고 있다는 것을 반증하는 일이기도 했다. 결국 문제는 해결되지 않았다. 검토 휴식 시간은 일종의 체크리스트이므로, 다른 모든 체크리스트와 마찬가지로 문화의 변화가 수반되지 않고서는 효과를 거둘 수 없었던 것이다.

마틴은 존스 홉킨스에서 검토 휴식 시간이 아무 소용이 없었던 사실을 뚜렷하게 기억한다.

"검토 휴식 시간이 시작되면 모두들 또 하나의 관료주의적인 절차에 불과하다고 생각하고 아무런 관심을 두지 않았죠. 간호사들이 구석에서 자세한 시술 절차를 읽어주면 한 사람 정도 대답하는 둥 마는 둥 했어요. 문제는 외과 레지던트들은 언제나 외과 의사가 병원의 다른 모든 의사나 직원들보다 위에 있다는 소리를 계속 듣는다는 거예요. 외과 수련은 가장 길고, 가장 혹독하며, 가장 철저하죠. 마치 조인트 커미션이고 뭐고 다른 어느 누구의 말도 듣지 않는 법을 배우는 것 같았어요."

앞서 얘기했듯, 문화와 팀워크의 문제는 병원의 모든 영역에 존재한다(사실 국가 보건 시스템 전체의 문제이기도 하다). 일찍이 와인버그 중환자실에서 병원 문화가 환자 진료에 미치는 영향을 조사하면서 우리는 업무 부담이 안전성을 보장할 수 있는 수준을 넘어설 때는 임상의들 스스로 그것을 깨닫도록 하기 위해 노력했다. 나의 목표는 전체 팀의 업무 부담을 좀 더 잘 관리하여 환자들이 항상 안전하게 진료 받을 수 있도록 하려는 것이었다. 의사가 과도한 업무에 시달리면 환자들이 피해를 보게 될 가능성이 높다. 문제는 어느 누구도 자신의 업무 부담이 과중하다고 말하지 않는다는 점이다. 병원에는 믿을 수 없을 정도로 많은 일을 아무런 불평 없이 수행하는 자에게 용기라는 훈장을 수여하는 소위 '슈퍼맨' 사고방식이 존재한다.

업무 부담을 조절하여 환자들이 보다 안전하게 진료 받을 수 있도록 우리는 직원들에게 색깔별로 업무 부담 수준을 나타내는 카드를 착용하도록 했다. 녹색 카드는 '나의 업무 부담은 적당합니다. 나는 업무 부담이 과도한 사람을 도울 시간이 있습니다.'라는 뜻이다. 노란색 카드는 '나의 업무 부담은 적당합니다. 그러나 이것이 나의 한계이며 다른 사람을 도울 수는 없습니다.', 그리고 빨간색 카드는 '나의 업무 부담은 과중합니다. 나는 짓눌려 있습니다.'라는 뜻이었다.

하루는 중환자실이 가득 차 있는데 응급실에서 두 명의 환자를 받아야 하는 상황이 벌어졌다. 두 환자 모두 패혈증으로 생명이 위험했다. 수술실에서 예정보다 일찍 도착한 세 번째 환자는 한 시간당 1리터 정도로 출혈이 심하여 소생술이 필요했다. 모두 이 환자에게 몰려가는 바람에 네 번째 환자는 아무도 돌보는 사람이 없었다. 네 번째 환자는 혼란스럽고 반쯤 의식을 잃은 상태로 서 있다가 결국 바닥에 쓰러지고 말았다. 삽시간에 중환자실 전체가 엄청난 혼란 상태로 빠져들었다. 이 와중에 수술실에서 또 환자를 보낸다는 전화가 왔다. 수간호사가 뛰어왔다.

"선생님, 빨간색이에요, 빨간색."

나는 수술실에 전화하여 우리의 업무 부담이 어느 정도 해소될 때까지 환자를 돌보고 있도록 하라고 했다. 그녀는 깜짝 놀라 나를 쳐다봤다.

"안 돼요. 난리가 날 걸요."

문화와 현실이 충돌하는 순간이었다. 나는 물었다.

"난리가 난다는 게 무슨 말이죠?"

"그렇게 했다간 외과 의사, 간호사, 마취과 의사가 모두 달려와 제가 스케줄을 늦추는 바람에 자신들이 손해를 보게 됐다고 소리를 질러댈 걸요. 병원 행정부에서는 절대로 도와주지 않을 거고요."

"다른 방법이 없잖아요. 지금은 여기가 엉망이라 물리적으로 다른 환자들을 돌볼 수가 없어요. 제가 책임질게요. 전화해서 환자를 좀 데리고 있으라고 하세요."

문화는 항상 존재하지만 급박한 상황에서 뚜렷이 나타난다. 중환자실의 팀워크와 의사소통을 개선시키려는 모든 노력에도 불구하고 수간호사조차 이러한 상황에서 병원 업무보다 환자 안전성이 우선한다는 사실을 믿지 않았다. 그녀는 환자의 흐름이 우선이며, 이런 상황에서 환자 안전성을 언급했다가는 아무도 지지하지 않으리라고 생각했던 것이다.

그녀가 옳았다. 예상대로 외과 의사가 쫓아와 얼굴을 붉으락푸르락하며 소리를 지르기 시작했다.

"지금 뭐 하는 거야? 환자를 수술실에 두라니? 난 다음 수술을 해야 한다고."

내가 나서 정중하게 말했다.

"저희도 해야 할 일을 하고 있습니다. 지금 환자를 데려오면 위험합니다. 저희 업무 부담이 줄어들 때까지 수술실에 있어야 합니다."

수술실 간호사가 성가신 표정으로 얼굴을 들이밀었다.

"저희 바빠요. 환자를 데리고 있을 수 없다고요."

누가 신호라도 한 듯 마취과 의사가 나타났다. 나와 같은 부서에 있으니 더 영향력이 있으리라 생각한 모양이었다.

"피터, 자네 지금 무슨 일을 하고 있는지 알고나 있나?"

나는 모두를 향해 말했다.

"지금 상황은 완벽하게 이해하고 있습니다. 저희 업무 부담이 너무 과중해서 지금은 환자가 안전하지 않습니다. 상황이 좀 가라앉고 나면 환자를 데려오겠습니다. 환자가 여러분의 어머니라면 적절하게 치료받을 수 있는 곳에서 치료가 불가능한 곳으로 모시고 오실 겁니까? 지금 환자를 데려온다면 환자에게 상당한 위험이 따릅니다. 그건 환자에게도 병원에게도 올바른 일이 아닙니다."

외과 의사는 병원 행정부에 전화했다. 간호부장이 나를 바꿔달라고 했다.

"피터, 지금 뭐 하시는 거예요? 왜 환자를 안 받아요? 병원에 엄청난 손해가 나고 있다고요."

"감사합니다, 하지만 지금은 안전하지 않아요. 환자는 당분간 수술실에 머무를 겁니다."

당시만 해도 안전성 문제로 예정된 수술을 중지하는 경우는 매우 드물었다. 하지만 현실적으로 어떤 부서의 업무 부담이 너무나 과중하여 계속 일을 진행할 수 없는 경우는 얼마든지 있다. 어떤 산업에서든 업무 부담이 안전성을 확보할 수 없는 수준에 이르기 전에 제한하는 제도를 두고 있다. 이상하게도 유독 보건 의료 분야에만 그런 제도가 없다.

다시 한 번 나는 환자 안전성을 확보하기 위한 노력을 이끌면서 얻은 평판의 덕을 톡톡히 보았다. 우리 부서인 마취과 과장, 외과 과장, 병원장, 의과대학 학장 등 행정 부서의 강력한 지원을 얻어낼 수 있었던 것이다. 의사 출신인 대학 총장 또한 환자 안전성 향상 작업에 열렬한 지지를 보내고 있었다. 이러한 지지가 없었다면 감히 이런 일을 벌이지 못했을 것이다. 잘못은 의료인들에게 있는 것이 아니라 문화와 시스템에 있다. 그러나 현장의 생생한 목소리를 누군가 듣고 있다는 사실을 확신시켜주지 않는 한 병원 문화는 변할 수도 없고 변하지도 않을 것이다.

시스템을 바꾼다는 것은 단지 작업 흐름을 바꾸는 것이 아니다. 좋은 아이디어(외과 의사들에게 감염률이 더 높아지므로 환자의 피부를 면도하지 말라고 요청하는 것처럼)나 그저 더 열심히 노력하는 것으로는 충분하지 않다. 우리를 둘러싼 문화를 바꿔야 한다. 어떻게 하면 팀으로서 더욱 잘해낼 수 있는지 고민해야 하는 것이다. 그래야만 안전성 문제에 큰 발전을 이룰 수 있다.

병원에서 나쁜 문화의 예를 들자면 끝이 없다. 환자에게 부정적인 영향을 미친다는 사실은 모두 알고 있지만, 이런 문제를 터놓고 얘기하는 경우는 드물며 의사들은 더욱 그렇다. 사실 병원에서 이를 감추기 위해 정도를 심하게 벗어난 의사들을 보호하거나, 심지어 소송에 끼어들어 합의를 봐주는 경우는 헤아릴 수도 없다. 우리 팀의 고참 간호사는 한마디로 이렇게 요약한 적이 있다.

"두 명의 의사가 환자와 보호자들 앞에서 주먹다짐을 했다면 과장에게 한마디 얻어 듣고 끝나겠죠. 하지만 간호사들이 그런 짓을 했다가는 그날로 모가지가 날아갈 걸요."

병원 행정을 하는 입장에서는 의사들이 병원에 돈을 벌어주고 모든 시술을 도맡아 하므로 당연하게 받아들일 수도 있다. 그러나 이런 이중 잣대는 건전한 문화를 해치고, 생산성을 떨어뜨리며, 환자를 위험에 빠뜨린다.

간호사들인 데보라 당<sup>Deborah Dang</sup>, 도로시 나이버그<sup>Dorothy Nyberg</sup>, 조 월러스<sup>Jo Walrath</sup> 등은 현재 병원 업무에 차질을 주는 행위를 연구하고 있다. 간호사들로 구성된 포커스 그룹에서 얻은 예비 결과는 이러한 행위와 팀워크의 문화적 역동, 환자 진료 및 안전성이 서로 어떻게 영향을 주고받는지에 대해 흥미로운 통찰을 제공한다.

이 연구는 주로 간호사들의 경험에 초점을 맞추고 있지만 병원 내 다양한 직업들 사이의 문화적 문제를 잘 드러내고 있다. 간호사들이 실제로 경험했던 예를 살펴보자.

"한 레지던트는 환자 진료에 관한 제 우려를 귀담아 듣지도 않고, 아무런 행동을 취하지도 않았어요. 지휘 체계에 따라 보고했더니 탈이 나더군요. 담당 교수에게 한마디 얻어 들은 그 레지던트가 사람들이 다 있는 데서 저에게 대드는 거예요. 어찌나 험한 말을 퍼붓고 저속한 행동을 하는지 너무 무서웠어요. 심장이 마구 뛰고 손이 떨릴 정도였죠. …… 신변에 위협을 느꼈어요."

연구에 참여한 한 간호사의 말이다. 또 다른 간호사는 의사와 간호사들 사이에 만연한 비언어적 의사소통 문제를 지적했다.

"말할 때 상대방에게 등을 돌리고, 눈을 마주치지 않고, 어깨를 으쓱할 뿐 다른 말이 없고 …… 뭔가 비정상적인 소견이 있어 의사에게 보고하는데 그저 어깨만 으쓱하고 만다면 환자 진료에 지장이 있죠. 다음에 또 보고할 일이 생겨도 그렇게 무시당하거나 모욕감을 느낄까봐 다시 한 번 생각하게 되거든요."

또 다른 간호사 역시 의사들에게 일상적으로 무시당하는 문제를 지적했다.

"한 간호사가 환자가 걱정이 돼서 의사에게 전화해서 자신의 평가와 걱정을 얘기했어요. 그 의사는 콧방귀를 뀌더니 와 보지도 않았어요. 별수 없이 누군가 와서 보도록 지휘 체계에 따라 보고해야 했죠. 다른 환자들은 제대로 돌보지도 못하고요. …… 더 중요한 것은, 그 의사에게 보고하는 일을 되도록 피하게 된데다 동료 간호사들도 그렇게 하도록 했다는 점이에요."

이런 보고도 있었다.

"회진 중에 간단하지만 중요한 점을 지적했다가 환자와 보호자들이 다 보는 앞에서 어찌나 소리를 지르던지 그만 눈물을 터뜨리고 말았어요. 얼마나 모욕감을 느꼈는지 상상도 못하실 거예요."

의사들만 이러한 행동을 하는 것이 아니다. 간호사들은 병원 행정직들에게서도 비슷한 대우를 받고 있었다.

"한 시간 전에 준비되었어야 할 물품이 오지 않아 네 번씩이나 전화를 한 뒤로는 약국이나 물품관리과에 전화하기가 겁나요. 이 사람들은 제 요청이 환자를 위한 것이 아니라 간호사를 위한 것이라고 생각하는 것 같아요. …… 정말 절망스럽죠. 지원 부서에서 우리는 모두 환자를 위해 일하고 있으며 이런 것이 단순한 간호적 필요가 아니라는 점을 잊어버리거나 이해하지 못할 때는 일을 제대로 하기가 어려워요."

또 다른 간호사는 모든 직원 사이의 전반적인 의사소통 문제에 대해 얘기했다.

"직장에서 업무에 가장 방해가 되는 것은 일상화된 무례함이에요. …… 의사든, 간호사든, 지원 부서 사람들이든, 누구라도 무례한 말투로 얘기하면 한동안은 불쾌한 감정에서 헤어나기가 정말 힘들어요. 이런 일은 사기와 노력, 일하는 시간, 얼마나 오랫동안 이 직업을 유지할 것인지, 출근할 때의 즐거운 마음 등 모든 것에 영향을 미쳐요. 서로에게 무례하게 대하면 그만큼 힘들어지죠."

이 포커스 그룹에서는 또한 간호사들, 특히 고참과 신참 간호사 사이에 어떤 일들이 업무를 방해하는지도 밝혀졌다. 병원 내 다른 곳들과 마찬가지로 여기도 서열이 존재하며 신참 간호사가 고참 간호사로부터 모욕과 질책을 당하여 사기가 꺾이고 환자 진료에도 어려움을 겪는 일이 드물지 않았다.

"어린 간호사들은 잘 돌봐주고 가르쳐줘야 하는데 때때로 경험 있는 간호사들이 매우 거칠게 대하거나 직접적으로 야단을 치면 잔뜩 겁을 먹게 되죠."

한 간호사의 얘기다. 또 다른 간호사는 이런 환경이 부정적인 직장 분위기를 만들어 실제로 병원을 그만두는 간호사들이 많다고 지적했다.

"뒷소문이 돌면 당사자에게 정말 해롭고 나쁜 영향을 미치죠. 간호사들 사이에 뒷소문이 어찌나 심하던지 병원을 떠나 어디론지 숨어버리고 싶어 하는 사람도 많아요."

병원은 스트레스가 심한 직장이다. 많은 의사들이 스트레스와 갈등을 어떻게 해소해야 할지 교육받지 못한 채 잠도 제대로 못 자고 과로에 시달린다. 사실상, 의학 수련 과정의 특징적인 '슈퍼맨' 문화 때문에 많은 의사들은 이러한 감정 자체를 부정한다. 힘들게 일하는 사람들 사이의 의사소통과 팀워크를 향상시키기 위한 시스템이 없다면 앞서 예로 든 부정적인 행동이 나타나는 것은 어쩌면 자연스럽고 당연한 일일지도 모른다.

의사소통의 문제가 언제나 갈등의 형태로 나타나는 것은 아니지만 거의 항상 환자 진료에 영향을 미치는 것은 사실이다. 한 환자가 뇌종양을 수술로 제거 받은 후, 신경과 재활 병동에 입원하게 되었다. 환자가 열이 나자 담당 의사는 혈행성 감염 여부를 확인하기 위해 혈액검사를 지시했다. 이날은 금요일이었는데, 검사 결과가 근무시간 내에 나오지 않았다. 문제는 정규 스태프 중에 아무도 주말 당직의에게 이 환자의 결과를 확인해야 한다고 말해주지 않았다는 것이다. 설상가상으로 병동 당직의는 다른 병원에서 불러 온 사람이라 환자 상태를 잘 몰랐다. 형식적으로 회진을 돌았지만 환자가 생명이 위험한 상태이며 검사 결과를 확인해야 한다는 사실을 알지 못했다. 효율적이고 정확한 인수인계를 통해 실수를 방지하는 시스템이 없었던 것이다. 의사소통의 문제, 팀워크의 문제, 시스템의 문제를 단적으로 보여주는 일이다. 월요일이 되어 주치의가 돌아왔을 때, 환자는 패혈증이 심한 상태로 체온이 39.5도에 이르고 발작을 일으키고 있었다. 응급 팀이 호출되고 환자는 중환자실로 전동되어 즉시 수술에 들어갔다. 의사소통과 팀워크의 문제가 환자를 죽음 직전까지 몰고 갔던 것이다.

문화, 의사소통, 팀워크의 문제는 수술실이든, 중환자실이든, 병동이든, 팀 단위로 환자를 돌보는 곳이라면 어디서든 진료에 부정적인 영향을 미친다. 우리의 새로운 모델인 포괄적 부서 기반 안전성 프로그램(CUSP)을 통해 성공적으로 환자 안전성을 향상시키려면 어떻게든 이러한 문화적 문제를 해결하고 팀워크와 의사소통을 개선시켜야 했다. 이러한 목표를 염두에 두고 우리는 CUSP가 문화가 생겨나는 곳인 가장 기초적인 팀 구조, 즉 진료 단위에 초점을 맞추도록 설계했다.

진료 단위란 병원의 특정한 구조 속에서 함께 일하는 의사, 간호사, 기사 및 관련 스태프들의 집단으로 대개 특정 분야의 진료를 담당한다. 예를 들어, 와인버그 중환자실은 수술을 받은 암 환자들을 위한 16병상 규모의 진료 단위다. 중환자 전문의, 외과 의사, 중환자 진료 전임의, 외과와 마취과 레지던트들이 환자를 진료한다. 이와 비슷하게 넬슨-7$^{Nelson-7}$은 이식 외과 전문의와 콩팥 및 간 전문의들로 구성된 진료 단위로 퇴원해도 될 정도로 건강한 장기이식 환자들을 진료한다. 수술실은 마취과 전문의와 다양한 외과 의사들로 구성된 단위라 할 수 있다. 진료 단위에는 다양한 임상 간호사, 의료 보조자, 간호사, 약사, 호흡 치료사, 영양사, 물리치료 및 직업 치료사, 음성 및 언어 치료사, 사회사업가 등이 참여할 수 있다. 실로 복잡하고 역동적인 팀인 셈이다.

진료 단위는 환자와 병원이 만나는 곳으로 환자 안전성 계획에서 가장 중요한 포인트다. 진료 단위의 문화가 개선된다면 이들이 상호작용하는 방식 또한 개선될 것이다. 이런 식으로 환자가 병원의 여러 곳을 옮겨 다니는 동안 어디서든 높은 수준의 진료를 받도록 할 수 있다. 우리는 진료 단위를 벽돌과 같은 것으로 생각했다. 하나하나의 벽돌을 강하게 만든다면, 이들을 이용하여 부서 사이를 연결하는 강한 다리를 놓아 결국 입원에서 퇴원까지는 물론 외래에 이르기까지 병원 전체를 보다 안전하게 만들 수 있을 것이다. 그러나 우선 단단한 벽돌을 만드는 일이 문제였다.

CUSP의 목표는 이러한 개별적 진료 단위의 의사소통, 팀워크, 문화를 개선하여 환자의 치료 결과를 향상시킨다는 일차적 목표를 보다 효율적으로 달성하는 것이다.

우리는 혈행성 감염 등 개별적인 문제를 지적하여 진료 단위별로 개선하도록 하는 방법을 택하지 않았다. 대신 구성원들이 각자 근무하는 곳을 둘러보고 개선해야 할 문제를 스스로 찾아보도록 했다. 그리고 '이 문제가 고쳐지지 않는다면 환자들에게 어떤 식으로 해가 될까요?'라거나 '그러한 피해를 방지하려면 어떻게 할 수 있을까요?' 등 구체적인 질문을 던졌다.

대부분 두 번 물어볼 필요도 없었다. 거의 모든 사람들이 진료 환경에서 어떤 부분을 개선해야 하는지 정확히 알고 있었다. 대부분의 산업 분야에서 노동자들이 뭔가가 위험하다고 생각한다면 그것은 실제로 위험하다는 사실이 밝혀져 있다. 보건 의료 분야의 문제는 의료인들이 무엇을 위험하다고 느끼는지 아무도 질문하지 않는다는 점이다. 병원의 정책이나 가이드라인이 현장의 목소리를 충분히 반영하지 못하는 것이다. 병원 입장에서는 환자에게 무엇이 위험한지 정확하게 파악할 수 없고 의료인들은 병원 측에서 환자 안전성 문제에 별로 관심이 없다고 믿게 된다. 이런 결론을 내리는 순간 그들은 위험을 감수하거나 무시하게 되는데, 어느 쪽이든 환자에게 해가 된다. 그러나 의료인들에게 직접 문제를 파악해달라고 요청한 후 그들의 노력을 뒷받침해주면 이들은 스스로 문제를 찾아내어 고치려고 한다.

와인버그 중환자실은 CUSP 모델을 개발하는 데 완벽한 환경이었다. 당시 이곳은 젊고 상대적으로 경험이 부족한 간호사들이 많은 새로운 병동이었다. 그만큼 극복해야 할 문화적 조건들이 적다는 뜻이었다. 역사가 없으므로 기존에 존재하는 문화도 없었다. 무엇이든 그려 넣을 수 있는 빈 도화지가 우리 앞에 펼쳐져 있었다. 와인버그 중환자실이 처음 문을 열었을 때 합류했던 론다 위스키엘<sup>Rhonda Wyskiel</sup>은 당시 존재했고 지금도 존재하고 있는 변화와 실험에 대한 갈망을 이렇게 기억한다.

"우리는 간호대학을 갓 졸업하고 새로운 시설에서 일하게 된 간호사들이었어요. 무엇이든 원하는 시스템을 만들어볼 자유가 있었죠. 변화와 혁신이 직장 환경을 어떻게 개선시키는지 직접 경험했기 때문에 다들 기꺼이 협조했어요."

TRIP과 마찬가지로 CUSP 역시 팀을 구성하는 것이 우선이다. 이 팀에서 전 과정을 총괄하고 프로그램의 시작과 관리를 이끄는 것이다. 팀은 또한 프로그램을 계속 유지하기 위한 추진력이기도 하다. 각 팀에는 최소한 한 명의 의사와 간호사, 한 명의 선임 행정직과 약사, 호흡 치료사 등 관련 스태프들이 참여할 것을 권장한다. 팀원들에게는 일주일에 4시간에서 8시간 정도를 프로젝트에 할애해 달라고 요청한다. 새로운 멤버는 언제라도 환영이다.

선임 행정직으로는 부원장 이상의 직위를 지닌 사람이 참여하여 한 달에 한 시간 정도 팀과 함께 회진을 돈다. 민감하고 어려운 주제에 관해 언제라도 편하게 이야기할 수 있어야 한다. 와인버그 중환자실에서는 병원장인 론 피터슨 박사가 우리의 선임 행정직으로 참여했다.

최고위 행정직의 참여는 강력한 변화의 원동력이다. 간부들과 일반 직원 사이의 긴장을 해소해주기 때문이다. 병원에서 실제로 신경을 쓰고 있다는 사실을 명백히 보여주기 때문에 팀의 사기도 올라간다. 행정직의 고유 권한은 자원을 할당하고, 정치적인 문제를 해결하며 전체 병원 차원의 문제를 널리 알리는 것이다.

CUSP 행정직으로 일하는 고위직 간부들은 종종 병원 고유의 업무인 환자를 돌보는 일에 직접 참여할 수 있는 이러한 기회가 참으로 소중하다고 말한다. 높은 자리에서 행정을 하다 보면 실제로 벌어지는 일로부터 소외되고 멀리 있다는 느낌을 받기 쉽다. 이들이 어떤 형태로든 환자 진료 책임을 지는 일은 거의 없다. 또한 의학 교육을 받지 않았기 때문에 진료 단위에서 실제로 일어나는 많은 일의 배후에 작용하는 일상적인 과학을 이해하지 못한다. 따라서 진료 단위에 속해 있으면 낯선 느낌을 받을 수 있다. 친숙하지도 않고, 관리자와 노동자, 정장과 수술복 사이의 해묵은 긴장도 느껴진다. 의료인들은 행정가들이란 문제가 있을 때나 현장에 나타나는 사람들이지 팀원으로서 일을 도와주는 존재가 아니라고 생각한다. 그러나 CUSP를 시행한 후, 이러한 생각은 변했다. 스태프들은 고위 행정직들이 어떻게 문제를 파악하고 해결책을 제시하는지 보았다. 이와 비슷하게 고위 행정직들은 진료 단위에서 일하는 시간이 가장 기다려진다고 말한다. 단지 자신의 진료 단위에서 감염률이 낮게 유지되고 있다는 사실을 자랑하려고 복도에서 나를 불러 세우는 사람도 여럿 있었다.

특정 진료 단위에서 CUSP를 시작하려면 기존 문화를 파악해야 한다. 나중에 얼마나 개선되었는지 판단하는 근거가 필요한 것이다. 생각처럼 쉽지는 않다. TRIP 프로그램에서 우리는 사람들이 체크리스트대로 실행하는지 여부와 그러한 노력의 결과를 측정했다. 그러나 문화는 객관적으로 측정하기에 너무 모호하다. 그래서 우리는 항공업계에서는 어떻게 하고 있는지 알아보았다. 그들은 비행 관리 태도 설문이라는 간단한 설문을 개발하여 조종실 내에서 기장과 부기장이 얼마나 의사소통을 잘하고 서로 협력하는지 측정하고 있었다. 우리 팀의 심리학자인 브라이언 색스튼<sup>Bryan Sexton</sup>은 이 설문을 모델로 진료 단위의 스태프들이 하나의 팀으로서 어떻게 의사소통하고 협력하는지 알아볼 수 있는 비슷한 설문을 개발했다. 바로 안전성 태도 설문<sup>safety attitudes questionnaire, SAQ</sup>이다. SAQ를 통해 브라이언은 문화라는 모호한 개념을 측정 및 토론과 개선이 가능한 대상으로 바꿔놓았다.

조사를 시작하기 전에 일선에서 일하는 사람들이 설문의 목적을 이해하고 있는지 확인한다. 진료 단위의 구성원이 어떤 생각을 하고 있는지, 팀워크가 좋다고 생각하는지, 존중받는다고 느끼는지, 문제가 있을 때 거리낌 없이 말할 수 있는지, 관리자가 그들의 문제를 해결해주는지, 일을 효율적으로 하는 데 필요한 모든 것이 제공되는지 알기 위해 조사를 시행한다는 점을 분명히 해두는 것이다. 무엇보다 상황을 좋은 방향으로 개선시키기 위해 이러한 설문을 한다는 점을 이해하고 있는지 확인해야 한다.

조사가 끝나면 결과를 공개하고 선임 행정직 팀원을 위한 보고서를 준비한다. 여기에는 CUSP 프로그램에 대한 자세한 정보, SAQ 결과, 선임 행정직 팀원이 모르고 있을 수 있는 정보(병상 수, 직원의 이직률, 사고 보고서, 적신호 사건[sentinel event])를 포함시킨다. SAQ 참여도가 60퍼센트 미만인 경우 일단 중단하고 해당 부서 과장과 의대 학장에게 이메일을 보낸다(팀원들에게 약간의 압력을 넣어 참여시키기 위한 방법이다). 일단 만족스러운 참여율을 얻고 나면 CUSP 프로그램을 실행하기 위한 준비가 된 것이다.

SAQ 점수를 근거로 '안전성의 과학' 교육을 시작한다. 안전성을 향상시키려면 모든 팀원이 안전한 보건 의료를 실현하는 데 기반이 되는 '과학'을 이해해야 한다. 대부분의 의사와 간호사들은 자신들이 어떻게 환자들에게 해를 끼치는지, 어떻게 하면 그런 일을 막을 수 있는지 전혀 모른다. 자신의 일을 잘 처리하고 있는지 묻는다면 대부분 그렇다고 대답한다. 누구나 자신은 최선을 다한다고 믿는다. 우리는 원래 자신을 과신하는 경향이 있다. 내가 아는 대부분의 의사와 간호사들은 업무를 매우 진지하게 생각하며 항상 열심히 일하는 사람들이다. 그럼에도 불구하고, 인간은 누구나 실수를 저지르고, 쉽게 잊어버리고, 자신을 과신한 나머지 최상의 결과를 얻어내지 못한다. 보건 의료계에는 스스로를 거의 잠도 자지 않고 오랜 시간 일하면서도 모든 것을 완벽하게 해낼 수 있는 완벽한 기계라고 믿는 이상한 문화가 있다. 이러한 장밋빛 믿음은 CUSP와 같이 실수를 근원적으로 방지하기 위한 시스템을 도입하고 나서야 비로소 깨진다. 그제야 모든 사람은 실수를 저지르며, 이러한 실수를 방지하거나 제때 잡아내지 않는다면 환자에게 해가 된다는 사실을 받아들이는 것이다. 이러한 점을 인정해야만 환자 안전성을 향상시킬 수 있다.

안전성의 과학 교육을 통해 우리는 조시 킹의 비극과 같이 실제 환자들이 해를 입었던 이야기를 공유한다. 팀원들에게 CUSP와 함께 우리가 바라는 목표를 교육시킨다. 각 개인이 아니라 결함을 지닌 시스템과 유해한 문화가 문제라는 사실을 보여준다. 시스템이 실패하는 모습을 실제로 '볼 수' 있도록 일깨우고 안전한 시스템을 설계하는 기본적인 원칙을 이해하도록 도와주는 것이다. 효과적인 팀워크와 의사소통 전략을 가르치고 팀 단위로 일하면 구성원 각자 다양하고 독립적인 의견을 제시함으로써 보다 현명한 판단을 내릴 수 있다는 점을 이해시킨다. 팀원 중에 누군가가 어떤 문제를 고쳐야 하고, 어떻게 고쳐야 하는지 지시를 내리는 것이 아니라는 점을 분명히 한다. 또한 강력한 팀워크와 의사소통, 팀원들 각자의 지식과 경험을 공유해야 완벽하게 환자의 안전성을 실현할 수 있다는 점을 이해시킨다. CUSP의 목적은 각자 자신의 목소리를 내고 변화를 이끌며 스스로 프로그램의 성공에 이바지함으로써 환자를 보다 안전하게 하는 것이란 점도 설명한다. 안전성을 향상시키기 위한 도구와 자원은 CUSP에서 제공하지만 결국 일은 사람이 하는 것이다.

다음 단계는 진료 단위의 문제를 파악하는 것인데, 우리는 이를 '결함'이라고 부른다. '실수'라는 단어에는 수치심과 죄책감이 수반된다고 판단했기 때문이다. 임상적 또는 행정적으로 다시는 일어나지 않기를 바라는 모든 일을 결함이라고 정의한다. 평균적인 진료 단위에는 수많은 결함이 있으며 심지어 하루에 20가지의 결함이 발견되는 경우도 있다. 예를 들어, 어떤 환자가 생명이 위험한 감염증을 앓고 있는데 진료 단위에 필요한 항생제가 없는 경우를 생각해보자. 이 항생제는 당연히 준비되어 있어야 하는데 어찌된 셈인지 없는 것이다. 이런 경우 간호사는 병원 약국에 항생제를 주문한 후, 약이 준비될 때까지 몇 시간을 기다리고 마침내 연락이 오면 약을 가지러 다녀오느라 다시 30분을 소모한다. 이러한 '결함'은 환자의 사망 위험을 엄청나게 증가시킨다. 그러나 이러한 일은 미국 전역의 병원에서 하루에도 수천 건씩 일어난다. 실제로 숀 베렌홀츠와 내가 몇몇 병원을 조사한 결과 이러한 결함은 흔할 뿐더러 감염 환자에게 항생제를 투여하는 데 8~24시간이 지연되는 결과를 초래했다.

이러한 결함이 발생했을 때 좋은 의도를 지닌 의료인들은 결함을 '교정하고' 환자가 해를 입지 않도록 열심히 노력하지만, 향후 똑같은 위험이 생길 가능성을 제거하거나 감소시킬 수는 없다. 일선 의료인들은 환자 안전성에 있어 눈이요, 귀가 된다. 그들은 이러한 문제를 파악할 수 있는 전문성과 지식을 갖추고 있으며 실제로 변화를 일으킬 수 있다. 그러나 결함으로부터 배울 수 있도록 교육시키고 지원하는 시스템이 없다면 환자들은 계속 위험에 처하게 된다.

CUSP에서 우리는 TRIP과는 달리 혈행성 감염이나 인공호흡기 관련 폐렴 등 거창한 문제만 바라보지는 않는다. 이 프로그램에서 결함이란 진료 단위에 팩스가 없어 의료인이 환자를 내버려둔 채 팩스를 찾아 자리를 비운다거나, 잘못된 경보가 너무 많이 울려 진료에 혼란을 초래하고 잠재적으로 환자에게 해로운 상황까지 포함하는 개념이다. 심지어 바닥의 타일이 깨진 것 등의 일상적인 일도 직간접적으로 환자에게 해를 끼칠 수 있다고 판단한다면 결함으로 간주한다.

CUSP의 궁극적 목표는 문화를 개선하고 실수로부터 배우자는 것이므로 시스템의 문제뿐만 아니라 의사소통과 상호 협력을 개선하여 팀워크의 문제도 함께 고쳐나가는 것이 요점이다. 즉, 긍정과 희망의 문화를 만들어가는 것이다. 희망이야말로 일에 지친 의료인들에게 가장 필요한 것이다. 문제를 발견하여 이를 보고했을 때 존중받고 문제가 해결되었다면, 그는 승리감을 맛보게 될 것이다. 이는 환자 안전성을 개선시킬 뿐 아니라 팀원과 진료 단위에 기쁨과 자부심을 안겨주는 일이다.

연구를 담당하는 사람이 팀원들과 직접적인 접촉이 없다면 팀원들은 대개 연구의 목적이나 이익을 이해하지 못한다. 심지어 일각에서는 연구의 일차적 목적이 연구자의 경력을 쌓는 데 있다고 단정한다. 이렇게 되면 연구는 성공할 수 없다. 론다는 이러한 사실을 잘 알고 있다.

"예전에는 의사들이 우리 팀에 와서 일하는 방식을 바꿔야 한다고 말하긴 했지만 그 이유를 설명하지 않았어요. 가뜩이나 바쁜데 업무 부담만 늘어나니 적극적으로 참여하는 사람이 없었죠. 게다가 연구가 끝나면 영광은 그 사람들이 다 차지하고 정작 하루에 몇 시간씩 일을 더해준 우리에겐 고맙다는 말 한마디 없었어요."

자꾸 이런 일이 반복되면 새로운 아이디어에 대한 협조와 열정이 바닥에 떨어진다. 의료인의 가장 중요한 책임은 생명을 구하고 환자를 치유하는 것이다. 그 일만으로도 이미 눈코 뜰 새 없이 바쁘다. 변화를 위해 그들의 시간을 써야 한다면 팀원들이 주인 의식을 갖도록 참여시키고 환자에게 눈에 보이는 이익이 있다는 사실을 분명히 알려야 한다.

작더라도 인정받는 것은 기분 좋은 일이다. 어떤 계획을 위해 노력했다면 칭찬받을 자격이 있다. 이 작업에 참여했던 많은 간호사들, 의사들, 다양한 스태프들은 나중에 연구 논문이 발표되었을 때 모두 공저자로 이름을 올렸다. 어쨌든 모두 함께 한 일 아닌가. 문화는 상명하달식으로 바뀌지 않는다. 변화는 내부에서 시작된다. 모든 사람이 동등하게 참여하고 함께 일해야 한다. 일단 분위기가 만들어지면 믿기지 않을 정도로 놀라운 성공을 거둘 수 있다.

의료인들이 문제를 파악할 수 있도록 우리는 '다음 환자는 어떤 식으로 피해를 입게 될까요? 환자의 피해를 최소화하고 위험을 방지하려면 어떻게 해야 할까요?' 등의 질문을 담은 기본적인 설문지를 준비한다.

이러한 질문들은 매우 단순해 보이지만 경직된 병원 문화 때문에 의료인들은 자신들이 환자에게 해를 끼칠 수 있다는 사실을 인정하기가 쉽지 않다.

"우리 간호사들은 처음에 설문지를 받아보고 매우 불편해 했어요. 제 생각에는 의사들처럼 우리도 자신이 틀릴 수 있고 실수할 수 있다는 사실을 받아들이려고 하지 않았기 때문인 것 같아요. 자신이 환자에게 해를 끼칠 수도 있다는 생각을 한 번도 해보지 않은 거죠. 물론 환자 안전성 문제를 깊이 파고들기 시작하자 모두들 항상 실수를 저지르고 있다는 사실을 알게 되었어요. 전에 한 번도 깨닫지 못했던 것이었어요."

와인버그 중환자실의 간호과장 도나 프로우<sup>Donna Prow</sup>의 말이다.

근본적인 원인이 무엇이든 병원에서 일어나는 실수는 의료와 환자가 만나는 곳에서 모습을 드러낸다. 따라서 이러한 실수가 일어나는 원인과 어떻게 고쳐나갈지를 가장 잘 아는 사람은 일선 의료인들이다. 관리 부서에서는 변화를 불러일으키는 일을 돕고, 필요한 자원을 제공하며 진료 단위끼리 연결하고 변화를 뒷받침해줄 수 있다. 그러나 어디서부터 변화시켜야 하는지 알려면 환자와 직접 접촉하는 사람들, 즉 의사와 간호사들의 의견을 들어봐야 한다. 누구를 비난하려는 것이 아니라 너무나 자주 무시되고 간과되었던 지식, 즉 환자가 처한 위험에 대해 일선 의료인들이 지니고 있는 방대한 지식을 한데 모으는 것이다.

설문 과정이 완료되면 CUSP 팀에서는 모든 결함을 검토하여 환자에게 해를 끼칠 가능성이 가장 크고, 가장 심각하며, 가장 자주 발생하는 몇 가지 문제들을 골라낸다. 우리가 와인버그 중환자실에서 찾아낸 세 가지 문제는 다음과 같다.

1. 환자를 병원의 다른 부서로 안전하게 옮기기(환자 이송)
2. 처방된 약물 내역을 파악하기(처방 약물 파악)
3. 의사의 지시가 정확히 전달되는 시스템 구축하기(일일 목표 목록)

이러한 문제 목록을 가지고 우리는 선임 행정직 팀원과의 첫 번째 월례 회의를 통해 그간 알아낸 것들을 공유하고 해결책을 모색했다. 우리는 의사와 간호사들이 환자를 진료하고 각자 자신의 일을 하기 위해 분주하게 움직이는 현장에서 공개된 방식으로 회의를 하려고 노력했다. 원하는 사람은 누구나 참여할 수 있도록 하기 위해서였다.

환자 이송은 와인버그 중환자실에서 특히 어려운 문제였다. 새로 만들어진 진료 단위였기 때문에 CT나 MRI 등 기본적인 서비스로부터 멀리 떨어진 곳에 위치하고 있었던 것이다. 환자가 이러한 서비스를 필요로 하는 경우 우리는 보통 신참 간호사와 1년차 레지던트를 딸려 보냈다. 이때 환자는 바퀴 달린 침대에 누운 채 엘리베이터를 타고 내려가 지하실 복도를 통해 축구장 몇 개 정도에 해당하는 거리를 이동하여 검사를 받은 후 다시 돌아와야 했다. 이 과정은 보통 몇 시간이 걸릴 뿐더러 위험하기도 했다. 팀원 중 가장 신참(간호사와 레지던트)에게 이 일을 맡기는 것은 잠깐 자리를 비워도 중환자실 업무에 큰 영향을 미치지 않기 때문이었다. 문제는 만일 환자에게 무슨 일이 생겼을 경우, 가장 경험이 짧은 이들이야말로 문제를 제대로 해결할 가능성이 가장 낮다는 점이었다. 그리고 항상 그렇듯 공교로운 일은 일어나게 마련이다.

한번은 의식을 잃은 외과 환자에게 응급 CT 검사를 해야 했다. 다른 건물 지하에 있는 CT실까지는 약 20분이 걸렸다. 환자는 인공호흡기 치료를 받고 있었는데, 병동에 이동식 인공호흡기가 없었으므로 소위 앰부Ambu 백이라는 것을 사용하여 사람 손으로 호흡을 시켜주어야 했다. 앰부 백이란 의사나 간호사가 손으로 쥐어짜서 환자의 폐로 공기를 불어넣는 주머니 모양의 기구이다. 문제는 이 기구를 제대로 사용하지 못하여 환자에게 충분한 산소를 공급하지 못하거나 과호흡을 시키게 될 경우 심각한 위험이 따른다는 점이다.

CT실에 도착하자 다른 환자가 검사를 받고 있었다. 그제야 레지던트와 간호사는 이송 도중 환자의 혈압이 현저히 떨어진 것을 발견했다. 미처 손쓸 새도 없이 환자의 심장이 정지해버렸다. 경험이 짧은 이들은 응급 심폐소생술을 시행한 후 서둘러 중환자실로 돌아와야 했다. 다행히도 환자는 후유증 없이 생명을 건질 수 있었다. 그러나 전문적인 이송 팀이 있었다면 환자가 심정지를 겪기 훨씬 전에 혈압이 떨어지는 것을 알아차렸을 것이다. 게다가 환자의 혈압이 떨어진 이유는 폐의 압력이 높아져 심장을 누르는 바람에 혈액이 제대로 심장에 들어가지 못했기 때문인 것으로 밝혀졌다. 원인은 앰부 백을 통한 과호흡이다. 환자가 미처 숨을 다 내쉬기 전에 새로운 공기가 폐로 들어오는 일이 반복되면 압력이 위험할 정도로 높아지면서 심장을 누르게 되는 것이다. 전문적인 이송 팀에서는 산소를 적절히 공급하고 이러한 일을 미연에 방지할 수 있도록 이동식 인공호흡기를 갖추게 된다.

론 피터슨 박사는 환자 이송에 관한 문제를 듣고 경험이 부족한 간호사와 신참 레지던트가 중환자를 돌보며 온 병원을 돌아다니고 있으며 그러다가 실제로 큰 사고가 빚어진다는 사실에 경악했다. 우리가 얼마나 바쁘고 인력이 부족한지 아는 그로서는 팀원들이 이러한 임무를 수행하느라 때로는 두 시간씩 자리를 비우기도 한다는 사실 또한 마음이 불편했다. 결국 그는 최고 경영자만이 할 수 있는 일을 해주었다.

이미 존스 홉킨스에는 보라색 유니폼을 입고 일한다고 해서 '퍼플 피플purple people'이라고 불리는 특수이송 팀이 있었다. 이들은 특별히 교육받은 간호사들로 거의 모든 응급 상황을 처리할 수 있는 장비를 지니고 있었다. 외과계 중환자실에서는 이 팀들을 이용할 수 있었지만 와인버그 중환자실은 이용할 수 없었다. 와인버그 중환자실은 원래 응급 상태가 아닌 환자들을 되도록 많이 진료할 목적으로 만들어졌기 때문이다. 응급 상태가 아닌 환자들은 훨씬 건강하기 때문에 이송 과정이 그리 위험하지 않았다. 하지만 실제로는 와인버그 중환자실의 환자 대부분이 응급 상태였고 따라서 위험성도 훨씬 컸다. 그렇다고 전화만 하면 퍼플 피플이 달려오는 것도 아니었다. 이 팀들을 운용하는 데는 많은 비용이 들기 때문에 병원 행정부의 승인이 필요했다. 론 피터슨 박사는 이 팀들과 상의하여 언제 이들이 필요하고(고위험 상태), 언제 중환자실 자체 인력으로 이송할 수 있는지(저위험 상태) 평가하는 프로토콜을 개발하는 한편, 자신의 권한으로 이들을 이용할 수 있도록 승인해주었다.

팀으로서 문제를 해결하는 CUSP의 완벽한 예였다. 우리는 문제를 종합적으로 파악했고 CUSP 팀 선임 행정직의 안목과 영향력을 이용하여 실행 가능한 해결책을 찾아냈다. 그 결과 와인버그 중환자실에서는 이제 더 이상 환자가 이송 중에 위험에 처하는 일이 없어졌다.

처방 약물을 파악하는 일은 와인버그 중환자실뿐 아니라 병원 전체의 문제였다. 설문에서 75퍼센트 이상의 직원이 환자에게 해를 끼치는 가장 흔한 원인 세 가지 가운데 하나로 투약 실수를 꼽았다. 투약 실수는 흔히 사고로 이어지며, 심지어 환자가 사망하는 경우도 있다. 연구 결과 5건의 병원 관련 상해 중 1건이 투약 관련 실수와 연관된 것이었으며 이 중 절반은 처방된 약물을 올바로 파악하지 못해서 일어났다.

와인버그 중환자실에 심장박동 수를 조절하기 위해 베타 차단제를 복용하는 환자가 있었다. 환자를 일반 병동으로 전동시키는 과정에서 실수로 이 약물이 누락되었다. 심장박동에 문제가 생긴 환자는 급히 중환자실로 돌아와 48시간을 더 머물러야 했다. 생명이 위험했을 뿐 아니라, 병원과 환자 모두 상당한 액수의 추가 비용을 써야만 했다.

우리는 이 문제에 이미 한 차례 도전한 적이 있었다. 몇 년 전 우리 간호사 중 한 명인 맨디 슈와츠Mandy Schwartz가 보건의료개선협회Institute for Healthcare Improvement, IHI에서 주최한 학회에 나를 초대했다. IHI는 일찍부터 환자의 안전성과 진료의 질을 향상시키기 위한 노력을 펼쳐온 단체로 환자 안전성에 관한 나의 초기 작업 중 많은 부분이 이 단체, 특히 선견지명과 카리스마를 지닌 돈 버윅Don Berwick과 혁신을 주도한 톰 놀란Tom Nolan으로부터 영감을 얻은 바 있다. 돈은 진료의 질을 향상시키고자 하는 보건 의료인들의 주목을 한 몸에 받고 있었고 톰은 안전한 시스템을 고안하는 데 탁월한 능력을 보여주었다. 나는 두 사람에게서 많은 것을 배웠다.

학회에서 처방된 약물을 파악하는 문제와 관련하여 IHI가 개발한 방법에 관한 설명을 들은 우리는 돌아와 이 방법을 적용해보았다. 아이디어는 좋았지만 팀원들은 측정 요소가 강력하지 못하여 실제로 효과를 거두고 있는지 알기 어렵다고 생각했다. 또한 진료 단위의 문화가 반영되지 않았으므로 예상대로 실패하고 말았다.

이때쯤 도입된 우리의 새로운 CUSP 프로그램은 측정 요소가 강력했을 뿐 아니라 진료 단위의 문화를 반영하고 있었다. 첫 번째 문화적 문제는 간호사들이 이미 너무나 바빴기 때문에 처방된 약물을 파악하는 문제가 부담을 가중시킬 뿐이라는 주장이었다. 더 큰 문제는 전통적으로 약물에 대한 처방을 확인하는 것은 의사의 업무로 인식되어 왔다는 점이다. 간호사들은 이미 복잡한 업무에 '의사들의 일'까지 떠맡고 싶어 하지 않았다. 이 문제는 결국 영역 다툼으로 번져 의사와 간호사들은 이 업무가 누구의 일인지를 두고 입씨름을 벌였다. 이러한 다툼이 벌어지면 손해는 언제나 환자 몫이다.

영역 다툼에서 벗어나 다시 환자를 생각할 수 있도록 투약 실수로 인한 부정맥으로 중환자실에 돌아왔던 환자 이야기를 들려주었다. 눈앞에서 보고 겪었던 일이라 모든 사람들이 기억하고 있었다. 무엇보다도 이 이야기는 의료인들이 문제를 실감하는 데 도움을 주었다. 또한 의사 대 간호사의 싸움에서 벗어나 환자 진료라는 원래의 영역으로 문제를 돌려놓았다.

우선순위가 정해지자 우리는 브레인스토밍을 한 후, 처방 약물을 파악하는 일에 사용할 서식을 만들었다. 이 서식에는 환자가 우리 중환자실로 오기 전에 투여 중이었던 모든 약물과 중환자실에서 투여한 모든 약물, 그리고 중환자실을 떠난 후 투여해야 할 모든 약물을 기록했다. 이 서식은 항상 환자의 병상 곁에 두도록 했다. 이 서식은 환자가 중환자실에 도착했을 때 작성하여 담당 의료인들의 검토를 거친 후, 중환자실에 머무르는 동안 여러 차례 재검토하며, 중환자실을 떠날 때 다시 한 번 검토한다. 간호사가 서식을 검토하는 중 오류를 발견하면 의사에게 알린다. 이러한 과정을 거쳐 의사가 지시 사항을 변경할 경우, 이를 실수로 기록한다. 목표는 실수가 한 건도 발생하지 않는 것이었다.

간단하게 들리지만, 우리 진료 단위는 물론 보건 의료계를 통틀어 이런 일을 시도한 경우는 한 번도 없었다. 현재 조인트 커미션에서는 모든 병원에 처방된 약물을 파악하는 시스템을 시행하도록 요구하고 있다. 그러나 이러한 시스템들은 표준화되지 않은데다, 항상 효과적인 것도 아니어서 아직도 환자가 피해를 보게 될 가능성이 있다.

환자를 이송하고 처방 약물을 파악하는 데 있어 문제를 발견하고 해결한 것도 중요하지만, 와인버그 중환자실에서 CUSP 프로그램이 거둔 가장 큰 성공은 일일 목표 목록을 만든 것이었다. 진료 팀이 그날그날 해야 할 목표에 관해 의사소통을 하는 것은 와인버그 중환자실의 큰 문제였다(어떤 병원, 어떤 부서도 마찬가지다). 진료 팀, 특히 간호사들은 의사의 치료 계획이나 목표를 명확하게 이해하지 못하는 경우가 많다. 혼란에 빠진 간호사는 끊임없이 질문을 하게 되고 결국 병동의 긴장이 높아지며, 일은 늦어지고 환자는 위험에 처하게 된다.

이 문제가 얼마나 심각한지 이해하려면 먼저 존스 홉킨스 병원 중환자실에서 어떻게 진료가 이루어지는지 살펴봐야 한다. 우선 환자 진료의 책임은 나를 비롯한 담당 교수진에게 있다. 우리는 매일 간호사, 임상 간호사, 전임의(교수가 되기 위해 수련 중인 의사), 레지던트 (전임의나 교수가 되기 위해 수련 중인 의사), 외과 대학생(레지던트가 되기 위해 수련 중인 학생)들과 함께 병동 회진을 한다. 수석 레지던트나 임상 간호사가 환자의 상태를 설명하고 진료 계획을 권고하면 담당 교수가 이를 요약한 후 최종 계획을 확정한다. 전통적으로 이러한 과정은 말로 이루어지며 수석 레지던트가 대화 내용을 정리하여 기록한다.

나는 와인버그 중환자실의 담당 교수였으므로 나의 책임이 효과적이지 못하다는 말을 들었을 때 신경이 쓰이지 않을 수 없었다. 우선은 환자 안전성 문제였지만, 동시에 허술한 시스템의 문제라는 것이 확실했기 때문이다. 이 문제를 좀 더 파헤쳐보기로 마음먹은 나는 작은 실험을 해보았다(매우 성공적이었기 때문에 지금은 항상 비슷한 실험을 하고 있다). 간호사 한 명에게 우리가 회진 도는 모습을 보고 있다가 관찰한 것을 그대로 얘기해달라고 한 것이다. 그녀는 과학적인 안전성 교육에 참여하고 있었기 때문에 무엇을 찾아내야 하는지 알고 있었다. 환자에게 해를 끼치는 문화나 시스템의 문제가 바로 그것이었다. 회진을 마쳤을 때 나는 그녀를 불러 관찰한 바를 모두에게 얘기해달라고 했다. 내심 그날 회진에 만족하고 있었기 때문에 별로 할 말이 없을 것이라고 생각했다. 그러나 놀랍게도 그녀는 당혹감과 믿기지 않는다는 표정을 감추지 못했다.

"아무도 못 보셨나요? 저쪽에 있는 환자의 담당 간호사가 진료에 대해 말하고 있는 도중에 레지던트 선생님 한 분이 들어와 정확히 간호사와 프로노보스트 박사님 사이에 섰어요. 그 뒤로 간호사는 더 이상 말을 하지 않았는데 아무도 눈치 채지 못하더군요."

나는 그 간호사에게 물었다.

"사실입니까?"

"네."

"그때 어떤 기분이 들었나요?"

"당황스럽고 모욕감을 느꼈어요."

그녀는 인정했다.

"제 의견이 무시당했다는 기분이 들었어요."

나는 내 자신은 물론 레지던트와 다른 간호사들조차 이 일을 눈치 채지 못했다는 사실에 충격을 받았다. 우리는 모두 방해하거나 무시하려는 뜻이 없었다고 진심으로 사과했지만, 그 간호사는 이런 일이 항상 일어나기 때문에 으레 그러려니 하고 익숙해진 것이 분명했다. 나는 호기심에서 그녀에게 하려던 말이 무엇이었는지 물어보았다.

"환자의 혈소판 수치가 굉장히 낮아요."

그제야 모두 그 검사 수치에 주목했다. 그녀는 이 사실을 알고 있었던 유일한 사람이었다. 이 결과를 놓쳤다면 나는 항응고제를 중단했을 것이며 이는 환자에게 해가 될 수 있었다. 얼마나 많은 중요한 정보가 이런 식으로 간과되는지 정신이 아득해졌다.

이런 문제는 의과대학과 간호대학에서 시작된다. 의사들은 간호사의 말에 귀를 기울이도록 교육받지 않으며, 간호사들은 질문을 던지거나 자신들이 환자 진료에 중요한 역할을 한다는 사실을 믿도록 교육받지 않는 것이다. 론다는 이런 식의 맹목적인 복종을 '하란

대로 하는 똥개'가 되는 것이라고 했다.

"간호사들은 의사가 지시하면 그대로 따르도록 교육받죠. 저는 간호사들에게 똥개가 되지 말라고 해요. 왜 그렇게 해야 하는지도 모르면서 무작정 지시에 따르지 말라고요. 왜 그렇게 해야 하는지 모른다면 환자에게 아무것도 주지 말라고요."

진료 팀원들 사이의 의사소통에 그토록 확실한 문제가 있다는 것을 알게 된 것은 내 자존심에 큰 상처가 되었다. 그러나 나는 변화가 필요하다는 사실을 받아들일 준비가 되어 있었다. 첫걸음은 문제가 얼마나 심각한지 정확히 파악하는 것이었다. 우리는 간단한 설문을 개발했다. 회진 중 어떤 환자에 대해 15분 정도 토론하고 난 후에는 간호사와 레지던트들에게 그날 그 환자의 진료 목표가 무엇인지, 환자가 중환자실에서 나가려면 무엇을 해야 하는지 말할 수 있느냐고 물었다. 놀랍게도 확실하게 말할 수 있다고 대답한 사람은 레지던트의 6퍼센트, 간호사의 5퍼센트에 불과했다. 심각한 문제였다.

개선책이 필요했다. 표준적인 회진 모델은 교수가 환자의 치료를 지시하면 수석 레지던트가 받아 적는 형식이다. 이런 모델에서는 레지던트가 제대로 받아 적고, 모든 사람이 제대로 알아듣기를 바라는 것이 최선이다. 환자 담당 간호사는 대개 회진에 참석하지 않으며 치료 계획을 듣지도 않는다.

우리는 환자 담당 간호사가 반드시 회진에 참석해야 하며, 참석하지 않는 경우 회진을 시작하지 않는다는 원칙을 세웠다. 명료하고 읽기 쉬운 진료 계획 서식을 마련하여 회진이 끝나면 레지던트가 이를 작성하고 담당 간호사가 다시 한 번 읽어 의사소통 오류가 없도록 했다. 이 시스템에도 결점이 없는 것은 아니었지만 이전에 비하면 훨씬 개선된 것이었다. 레지던트와 교수는 여전히 진단과 치료에 관해 브레인스토밍을 했다. 그러나 이제는 이 과정 이후 명확하고 구체적인 계획을 작성하고 모든 팀원이 이를 인지하고 동의하도록 했다. 가장 중요한 점은 이제 모든 사람이 토론과 계획 수립 과정에 자신의 의견을 반영할 수 있게 된 것이었다.

새로운 시스템을 사용하자 심장 전문의는 심부전 치료를 위해 수액을 줄이라고 하는데 신장 전문의는 콩팥으로 가는 혈류를 늘리기 위해 수액을 늘리라고 하는 등 의사들의 지시 사항이 엇갈리는 일이 없어졌다. 이러한 상충이 있을 경우, 일일 목표 목록을 작성하는 과정에서 누군가 문제를 제기하고 모든 사람이 참석하는 회진을 통해 문제가 해결되었다. 과거에는 진료 목표가 명확하지 않아 간호사들이 혼동을 일으키고 결국 수많은 의사들을 호출하느라 시간을 낭비하는 것은 물론 환자들이 피해를 보게 될 가능성이 있었다.

처음에 몇몇 교수들은 일일 목표 목록이 필요 없다고 주장하며 사용하기를 거부했다. 하지만 다행히도 사용하는 사람이 조금씩 늘어갔다. 가장 먼저 사용한 사람은 나였다. 뒤를 이어 사용해본 간호사와 레지던트들이 그 효과를 보고 다른 사람들에게 강력하게 권했다. 결국 모든 사람이 그 유용성을 인정하게 되었다.

새로운 계획이 항상 그렇듯, 일일 목표 목록 또한 초기에는 시간이 더 많이 걸리는 것 같았다. 그러나 진료 계획에 대한 혼란과 호출이 줄어들자 의사와 간호사들 모두 실제로는 시간이 절약되고 환자들은 보다 나은 진료를 받게 된다는 사실을 깨닫게 되었다. 문화를 강제적으로 변화시킬 수는 없다. 일일 목표 목록 같은 도구는 스스로 그 가치가 드러나야 한다. 직원들은 왜 이런 방법을 사용하는지 저절로 알게 되며 진료가 향상되고 있다는 사실을 깨닫게 된다. 모든 사람이 이러한 도구를 이해하고 개선 가능성이 있다고 생각하면 자유롭게 고칠 수 있어야 한다. 일일 목표 목록은 이제 전 세계 수천 개의 중환자실에서 사용되어 비용을 절감하고 환자들의 생명을 구하고 있다.

CUSP 프로그램을 시행한 후에는 성과를 측정한다. 문화가 개선되었는지, 새로운 시도가 우리가 파악한 문제를 해결하는 데 도움이 되었는지 알아보는 것이다. 결과는 놀라웠다.

1. 안전성 문화 점수(설문에 포함되었다)가 50퍼센트 향상되었다.
2. 환자가 중환자실에 머무르는 기간이 반으로 줄어 1일을 약간 넘는 수준이 되었다. 수술을 받고 난 중환자들을 돌보는 병동으로서는 유례없는 일이었다.
3. 투약 실수는 94퍼센트 감소하여 거의 자취를 감추었다.
4. 간호사들의 이직률은 9퍼센트에서 2퍼센트로 감소했다.

당시 이 설문은 특정 병원에서 이루어진 가장 철저한 문화 측정 프로그램이었다. 중환자실 전체를 통틀어 응답률이 70퍼센트를 넘었다. 그러나 가장 중요한 것은 중환자실에 미친 효과였다. 우리는 단지 목표로 했던 몇 가지 문제를 개선하는 데 그친 것이 아니었다. 중환자실의 전반적인 분위기가 달라졌던 것이다. 모든 사람이 와인버그 중환자실에 근무하는 것을 기쁘고 자랑스러운 일로 생각하게 되었다. 자신의 목소리가 반영되고 실질적인 변화를 일으켰기 때문이다. 팀원들은 저마다 중요한 역할을 했으며 성공에 자부심을 느낄 권리가 있었다.

"우리 스스로 변화의 일부였어요. 누가 와서 이건 하고 이건 하지 말라고 하는 게 아니었죠. 그런 결정을 내릴 때부터 각자 자기 역할을 했어요. 그건 우리의 변화이기도 했죠. 우리 병동을 보다 환자에게 안전하게 만들 수 있는 새로운 방법을 찾아보는 일은 재미도 있었어요."

론다의 말이다.

이러한 모든 일에는 명확하고 측정된 결과를 얻는 것이 핵심요소다. 신뢰할 수 있는 숫자 없이는 우선 의료계에서부터 실제 효과를 인정하지 않는다. 하지만 결과 자체가 계획에 또 다른 중요한 영향을 미친다. 긍정적인 결과는 참여한 사람들에게 자극이 된다. 이 경우에는 와인버그 중환자실의 의사와 간호사들이 그랬다. 모든 사람은 승리하고 싶어 한다. 결과를 측정하지 않는다면 승리했는지 확인할 방법도 없다.

더욱이 승리라는 것이, 환자들이 보다 좋은 진료를 받는다는 의미라면 의료인들로서는 두 번 이기는 셈이다. 보건 의료계에서 내가 아는 모든 사람은 환자들에게 최선의 진료를 제공하고 싶어 한다. 이러한 목표야말로 우리를 아침에 침대에서 일으키고, 하루 12시간, 16시간, 20시간, 24시간의 일과를 견디게 해주는 힘이다. 애초에 의업을 시작한 목표가 바로 여기에 있다. 와인버그 중환자실에서 우리의 노력이 실제로 효과를 거두었다는 생생한 증거를 얻게되자 팀원들의 사기는 그야말로 하늘을 찔렀다. 모두가 보다 높은 목표를 향해서 더욱 노력하겠다는 마음을 다지게 되었다. 우리의 노력이 더욱 확장되고 발전할 수 있는 것은 바로 이러한 에너지 덕분이다. 우리의 성공이 존스 홉킨스 병원의 작은 중환자실을 넘어 미시간 주 전체의 보건 의료 시스템으로 번져나갈 수 있었던 것 역시 마찬가지이다.

# Chapter 5

미시간 주에서 열린 보건 의료 학회에 연자로 초청받았을 때만 해도 나는 우리 프로그램이 머지않아 주 전체의 보건 의료 시스템에 적용될 것이라고는 생각도 하지 못했다. 사실 학회는 시작부터 삐걱거렸다.

미시간 주는 환자 안전성 작업을 처음 시작하는 곳이 아니었다. 오히려 과거는 물론 현재까지도 보건 의료 개혁의 선봉에 서 있는 곳이다. 미시간 주에서는 가장 큰 고용주(대형 자동차 업체)들과 보험자 (주로 블루 크로스), 의료 제공자들(병원들)이 밀접한 관계를 맺고 있다. 자동차 업체들은 10년 넘게 보건 의료비용을 절감하려고 노력 중이었고, 이에 따라 보험자와 의료 제공자들 역시 진료의 질을 향상시키면서도 비용을 절감하려는 노력을 기울이고 있었다.

나는 이곳을 잘 알고 있었다. 환자 안전성 일을 시작했던 초기에 나는 대동맥 수술을 받은 환자를 중환자실에서 외과 의사가 단독으로 보살폈을 때보다 중환자 전문의와 팀을 이루어 보살폈을 때 사망률은 39퍼센트, 재원 기간은 29퍼센트가 감소한다는 박사 논문의 주제를 미국의학협회저널Journal of American Medical Association, JAMA에 발표했다. 포춘 500대 기업 가운데 보건 의료를 향상시킬 방법을 모색하는 100개 이상의 기업이 참여한 전국적 컨소시엄인 리프로그 그룹Leapfrog Group에서는 이 아이디어를 의료비를 절감하면서도 의료의 질을 높이는 데 가장 큰 영향을 미칠 세 가지 프로그램 가운데 하나로 선정했다. 당시에는 중환자실 환자의 5~10퍼센트만이 중환자 전문의의 진료를 받고 있었다. 리프로그 그룹의 의료 책임자인 아니 밀스타인Arnie Milstein은 제너럴 모터스 본부로 와서 JAMA 연구에 관한 이야기를 들려달라고 요청했다. 하지만 그는 그 자리에 미국에서 가장 큰 14개 의료보험회사의 CEO와 의료 책임자들도 참석한다는 사실은 알려주지 않았다.

나를 소개하기 전에 GM 회장은 근로자가 사고로 상해를 입고 공장 바닥에서 죽었던 일을 언급했다. 공장을 폐쇄하고 사고의 원인을 조사한 후 문제를 바로 잡은 결과 그들은 우수한 안전성 기록을 자랑할 수 있게 되었다. 그러나 그는 GM 근로자들, 퇴직자들, 부양가족들이 중환자실에 중환자 전문의가 없다는 이유로 매일같이 죽어가는데도 아무런 개선 노력이 없다는 사실을 알고는 충격을 받았다.

그는 이렇게 말을 마쳤다.

"우리는 더 이상 이런 상황을 그대로 두지 않을 것입니다. 프로노보스트 박사가 어떻게 하면 될지 알려주실 것입니다."

산업계와 보험 업체에서 환자 안전성에 이토록 관심을 갖는 모습은 감동적이었다. 또한 이러한 문제에 관해 미시간 주가 지니고 있던 평판을 고려할 때, 나는 이번에도 비슷한 경험을 할 수 있으리라 확신했다. MHA 보험(미시간 주에서 많은 의사들의 보험을 담당하는 대형회사)에서는 학회를 열어 전국 각지에서 환자 안전성 전문가들을 초빙했다. 나는 이러한 전문가들뿐 아니라 미시간 주 내 많은 병원의 대표들과도 만나 의견을 교환하고 싶었다.

나의 발표 일정은 2월 10일 월요일 이른 아침이었다. 딸아이의 세 번째 생일 바로 다음날이었다. 보험회사에서는 학회 준비위원들과 저녁식사를 할 수 있도록 전날 6시간에 걸친 경유 편 항공을 예약해주었다. 딸아이의 생일 파티에 참석하지 못하게 되었기 때문에 나는 이 일정이 마음에 들지 않았다. 불편한 마음은 공항에서 디트로이트까지 한 시간이면 갈 수 있는 여러 개의 직항 편이 있다는 사실을 알고는 분노와 절망으로 바뀌었다. 생일 파티와 저녁식사에 모두 참석할 수 있었던 것이다. 여행사에 전화를 해보고는 보험회사에서 나에게 가장 저렴한 항공편을 예약해주라고 했다는 사실을 알게 되었다. 고작 20달러를 아끼자고 내 시간을 5시간이나 낭비하고 딸아이의 생일조차 참석하지 못하게 만들다니!

돌아서서 집으로 갈 뻔했다. 그러나 많은 사람들이 우리가 해온 일을 듣기 위해 기다리고 있었다. 이 여행이 나의 자존심을 위한 것이 아니라 보다 안전한 병원을 만들기 위한 것이란 사실을 몇 번이고 되뇌었다. 결국 나는 비행기에 올랐다. 설상가상으로 시카고에서 항공편이 두 시간 지연되는 바람에 디트로이트에 도착한 것은 자정이 지나서였다. 저녁식사에도 참석하지 못했던 것이다. 나는 지친 몸을 이끌고 뭔가를 먹기 위해 춥고 텅 빈 공항을 헤맸다(아침 이후로 아무것도 먹지 못했다). 모든 음식점이 닫혀 있었다. 호텔에 도착했더니 룸서비스조차 끝난 시간이었다. 호텔방의 미니바에서 찾아낸 축축한 M&M 땅콩초코볼로 저녁을 때웠다.

다음날 아침 학회장에 도착했더니 한 활달한 여성이 다가와 자신을 크리스 괴셸Chris Goeschel이라고 소개했다. 크리스는 미시간 주에서 진료의 질과 안전성 향상을 유일한 목표로 하는 비영리 기관인 키스톤 환자 안전성 센터Keystone Center for Patient Safety의 대표였다. 키스톤 센터는 작은 지역 병원으로부터 존스 홉킨스와 비슷한 규모의 대형 교육 병원에 이르기까지 백여 개의 병원을 대표하는 미시간병원협회Michigan Hospital Association, MHA 소속 단체였다. 미시간병원협회와 MHA 보험은 양쪽의 이사직을 겸직하는 사람들을 통해 느슨하게 연결되어 있었다.

크리스는 우리의 연구, 특히 CUSP와 TRIP 프로그램에 관해 발표된 많은 문헌들을 섭렵하고 있었다. 또한 그때까지 나는 모르고 있었지만, MHA 측에 우리 프로그램을 미시간 주 전체에 걸쳐 시행할 것을 설득하고 있었다.

나는 아직도 전날의 일에 화가 나 있었으므로 그녀가 자기소개를 마치자마자 퍼부어댔다.

"솔직히 말해서 나는 지금 약간 화가 나 있습니다. 볼티모어에서 여기까지 한 시간이면 올 것을 MHA 측에서 20달러를 아끼려고 무려 7시간이 걸리는 비행 편을 예약해주었단 말입니다. 당신들 때문에 시간을 낭비했을 뿐 아니라 딸아이의 생일 파티에도 참석하지 못했어요, 솔직히 말해서 나 같으면 연자를 초빙해놓고 직항 편이 있는데도 경유 편 항공기를 예약해준다는 것은 생각도 못할 일입니다."

그녀는 조금도 움츠러들지 않았다. 가만히 미소를 띤 채 품위를 지키며 나의 말을 듣고 있었다. 말을 마치자 그녀는 이렇게 대답했다.

"프로노보스트 박사님, 이렇게 끔찍한 실수를 저지르다니 정말 뭐라고 사과의 말씀을 드려야 할지 모르겠습니다. 제가 이 문제를 알아보겠습니다. 항공권은 제가 속한 단체가 아니라 항공료를 지불한 보험회사에서 예약한 것입니다."

그녀는 잠시 실례한다는 말을 남기고 사라지더니 불과 15분 만에 돌아왔다.

"프로노보스트 박사님, 강연을 마치자마자 출발하는 직항 편 1등석을 예약해두었습니다. 공항까지 모시고 갈 차편이 대기하고 있을 것입니다. 다시 한 번 진심으로 사과드립니다."

아직도 화가 풀리지 않았지만 그녀의 품위 있는 태도 덕분에 마음이 풀리기 시작했다.

강연은 매우 성공적이었다. 나는 존스 홉킨스에서 거둔 성공을 설명한 후 다른 병원에서도 쉽게 이러한 결과를 얻을 수 있을 것이라고 강조했다. 크리스의 노력이 나의 분노를 가라앉힌 것처럼 학회는 나에게 활력을 불어넣었다. 공항으로 떠나려는데 그녀가 다가왔다.

"프로노보스트 박사님, 모든 사람을 대표하여 저희가 매우 깊은 감명을 받았다는 것을 말씀드립니다. 저는 그간 박사님께서 해오신 일들을 관심 있게 지켜봐 왔습니다. 이제 프로그램을 미시간 주 전체에 걸쳐 시행하는 데 관심이 있으신지 여쭤보고 싶습니다. 많은 병원의 중환자 실장들과 얘기해보았지만 하나같이 박사님의 프로그램을 이용하여 안전성을 향상시키기를 바라고 있습니다. 이분들은 과학적인 방법으로 실질적인 결과와 신빙성 있는 데이터를 얻어낸 박사님의 프로그램을 높이 평가하고 있습니다. 미시간 주 역시 존스 홉킨스처럼 중환자실 진료의 질을 향상시켜야 하는데, 박사님의 프로그램이 목표를 달성할 수 있는 방법이라고 생각합니다."

크리스가 몇 시간 전에 이런 말을 했다면 나는 절대로 안 된다고 대담했을 것이다. 하지만 그녀의 긍정적인 에너지, 끈기, 친절함, 안전성에 대한 열정, 진실한 태도는 나를 감동시켰다. 그럼에도 불구하고 나는 생각해보겠다고 대답했다. 비행 편에 관한 불쾌한 일이 없었더라도 복잡한 감정을 느꼈을 것이다. 한편으로는 미시간 주 전체의 보건 의료를 향상시킬 수 있다는 가능성에 짜릿한 흥분을 느꼈다. 그러나 또 다른 측면으로는 두려웠다. 아무도 이런 일을 시도해본 적이 없었던 것이다.

배배 꼬인 상태로 시작했던 미시간 주 및 크리스와의 인연은 가능성이 별로 없는 상태에서 이 일을 추진해나가는 데 얼마나 많은 행운이 작용했는지 보여준다. 천사가 우리를 굽어보고 있다 용기를 잃거나 장애물을 만날 때마다 도움의 손길을 내미는 것처럼 느껴질 정도였다. 한 연구에 따르면 성직자가 기도를 통해 축복을 내린 초콜릿을 먹을 경우, 축복을 받지 않은 초콜릿을 먹을 때보다 70퍼센트 더 기분이 좋아진다고 한다. 연구자들은 우리 모두가 기氣를 통해 연결되어 있으며, 성직자의 기도처럼 선한 의도를 지닌 일은 느낄 수 있고 실제로 영향을 미치기도 한다는 가설을 제시했다. 존스 홉킨스의 의료인들과 미시간 주에서 만난 사람들은 모두 선한 의도를 지니고 있었다. 모두 최전선에서 많은 시간을 희생했으며 보건 의료를 향상시키기를 간절히 원하고 있었다. 크리스 또한 행정가로 변신하기 전에 오랜 세월을 간호사로 일했다. 해로운 문화와 허술한 시스템을 오래도록 견뎌왔던 것이다. 크리스 같은 사람들은 환자들을 돕겠다는 마음에서 보건 의료직을 선택한다.

나는 이 활달한 여성에게 즉각적인 호감을 느꼈다. 첫째, 나를 따라올 만한 에너지를 지닌 몇 안 되는 사람 가운데 하나였다. 둘째,

자신의 일에 매우 헌신적이었다. 논문을 쓰거나 남이 알아주기를 바라는 것이 아니었다. 오로지 예방할 수 있는 피해를 방지하겠다는 일념이 있었다. 그녀는 나처럼 이 일에 도덕적인 의무감을 느꼈다. 학회를 통해 크리스는 나에게 좀 더 크게 생각할 수 있는 영감을 주었다. 지금까지도 마찬가지다. 그녀의 끈기와 안목이 없었다면 미시간 주의 개혁은 불가능했다.

어색한 분위기 속에서 이루어진 MHA 학회의 만남 이후 6개월 만에 우리는 보건 의료 연구 및 질 관리국으로부터 CUSP와 TRIP 프로그램을 이용하여 미시간 주의 모든 중환자실에서 혈행성 감염을 감소시키는 프로젝트를 위한 2년간의 연구 지원금을 받았다. 쉬운 일은 아니었다. 우리는 유례없이 짧은 시간 동안 무려 200페이지에 달하는 경쟁 제안서를 써 냈다. 씨를 뿌리고 협력을 시작했으니 남은 것은 열심히 일하는 것뿐이었다. 크리스와 나는 서로 일정이 바빠 다시 만날 수 없었으므로 수천 통의 이메일과 전화를 통해 함께 제안서를 작성했다. 지원금에 대해 들은 것이 6월이었는데, 제안서 마감은 7월초였다. 우리는 독립기념일 주말까지 쉴 새 없이 일했다. 마감일은 금방 눈앞에 닥쳤다. 뒷마당에서 햄버거를 굽고 아이들과 풀에 뛰어드는 사이사이 정신없이 제안서를 쓰고 크리스와 통화를 했다.

놀라운 활력을 보여준 것은 우리 둘만이 아니었다. 미시간 주 전체가 화답을 보냈다. 6개월 만에 50개의 중환자실이 계약서에 서명했고, 10월에 프로젝트를 시작할 때쯤에는 또 다른 49개의 중환자실이 동참했다. 이후로도 그보다 더 많은 숫자가 뛰어들었다. 프로젝트는 매일 새로운 추진력을 얻으며 굴러가기 시작했다. 미시간 주 전체가 우리를 믿고 있었다.

일의 지평이 넓어지자 도움이 필요했다. 우리는 존스 홉킨스 의료의 질 및 안전성 연구 그룹Quality and Safety Research Group, QSRG을 발족했고 내가 회장이 되었다. 고도의 교육을 받은 의사, 간호사, 보건 의료 서비스 연구자들, 과학 저술가, 조직 심리학자, 병원 감염 전문의, 그리고 공중보건대학의 교수진 몇 명이 참여했다. 미시간 프로젝트를 위해 QSRG는 크리스를 비롯한 키스톤 센터의 인력과 힘을 합쳤다. 우리는 기술적 지식과 경험을 제공하고 MHA 측에서는 미시간 주 각 병원에서 프로그램의 실행을 관리했다.

우리는 공동 참여자로서 미시간 프로그램을 진행했다. 많은 집단을 한데 끌어 모아 문제를 해결하는 방식이다. 우리는 지속적으로 전화 회의를 열고 다양한 중환자실 팀과 정보를 교환하기 위해 1년에 두 번 집단 토의를 마련한다는 계획을 세우고 팀워크를 다지며 지식을 공유했다. 이정도 규모의 프로젝트에서는 공동 참여 프로그램만이 유일한 대안이다. 안전성 프로그램에서 이러한 방법은 매우 보편적인 것이었지만 정확한 데이터를 수집하는 것이 고질적인 문제였다. 우리의 작업은 신빙성 있는 데이터를 수집하는 것이 핵심 요소였으므로 모두들 이 문제를 걱정했다. 환자와 의료 제공자들은 당연히 이러한 노력에 의해 실질적으로 안전성이 향상되었는지를 알고 싶어 한다.

또 하나의 걸림돌은 지금까지 했던 모든 일들을 미시간 주 전체에 적용시킬 단일 프로그램으로 만드는 것이었다. 존스 홉킨스에서 우리는 혈행성 감염에 대처하기 위해 TRIP 프로그램을, 팀워크를 구축하는 데는 CUSP 프로그램을 이용했으며 팀으로서 성공하려면 두 가지가 모두 필요하다고 믿었다. 그러나 두 가지 프로그램을 함께 사용해본 경우는 없었다. 이론적으로는 쉬웠지만 미시간 주의 병원 전체를 관리하려면 새로운 전략이 필요했다.

어떤 전략을 사용하든 융통성이 있어야 했다. 존스 홉킨스에서는 익숙하고 균일한 환경에서 일하는 호사를 누렸지만, 미시간에서는 작은 지역 병원으로부터 대형 교육 병원에 이르기까지 각자 독특한 장단점을 지닌 병원들을 대상으로 해야 했다. 교육 병원은 조직이 방대하고 복잡하다. 우리는 경험을 통해 병원이 클수록 문화의 층이 다양하고 변화시키기도 어렵다는 것을 알고 있었다. 그러나 교육 병원에는 중환자실을 전담하는 중환자 전문의들이 있어 집단 회진을 조직하고 진료를 표준화하며 팀워크를 다지기가 보다 쉽다는 장점이 있다, 반면 작은 지역 병원들은 따로 개인 의원을 운영하며 병원과 직접적인 유대 관계가 없는 의사들에게 의존하는 경우가 많아 팀워크와 진료의 질을 향상시키기 어려울 수 있다. 하지만 규모가 작아 문화 역시 관리할 수 있는 정도의 집단에 의해서만 공유되므로 변화를 일으키기가 쉽다.

이러한 점들을 감안하여 우리는 TRIP 프로그램의 요소인 성과 측정과 체크리스트는 중앙 집중적으로 적용하되, CUSP 프로그램의 진료 단위 기반 문화 개선 작업은 병원별로 적용하는 전략을 세웠다. 그 근거는 체크리스트와 성과 측정이 그다지 복잡하지 않아 특별한 해석이나 적응 과정이 거의 필요 없다는 것이었다. 여기서 중요한 것은 모든 사람이 체크리스트의 각 항목에 대한 과학적 근거를 알고 있어야 한다는 점과 성과 측정 기준이 모든 병원에 동일해야 한다는 점이다. 이와 대조적으로 문화적 문제와 장벽은 의료 기관마다 크게 다르다. 우리는 다양한 의료 기관과 함께 일하게 될 것이므로 인력과 진료 단위 또한 매우 다양할 것이었다. 한 가지 원칙만으로 이 모든 다양성을 한데 아우를 수는 없었다. 중앙 집중적인 원칙과 개별 의료 기관에 대한 융통성 사이의 미묘한 균형을 잡는 것이야말로 성공의 열쇠였다.

프로그램은 전반적인 소개를 위한 수차례의 전화 회의로 시작될 예정이었다. 전화 회의의 목적은 안전성 과학, 체크리스트 항목, TRIP 및 CUSP 프로그램의 이론, 데이터 수집 지침 등 프로그램의 전반을 소개하기 위한 것이다. 이 회의를 통해 존스 홉킨스에서 거둔 성과와 미시간에서 이루고자 하는 것들을 설명할 생각이었다. 미시간 사람들에게 이 과정이 대단히 어려운 일이며 우리 모두 배워야 할 점이 많다는 사실을 이해시키고 싶었다. 존스 홉킨스에서도 모든 안전성 문제가 해결된 것은 아니며, 우리가 그들과 함께 모두에게 도움이 되는 방법을 찾고자 노력할 것이라는 점을 알리는 것도 중요했다.

미시간 주 전체에 걸쳐 이러한 프로그램을 진행한다는 것은 생각만 해도 긴장되는 일이었다. 그러나 우리가 이 역사적인 프로젝트를 어떻게 진행할 것인지에 관한 첫마디를 듣기 위해 기다리고 있는 수백 명의 사람들과 전화로 연결된 순간의 스트레스는 전혀 다른 차원이었다. 그들 대부분이 처음으로 우리 목소리를 듣고 프로그램의 실질적인 내용을 배우는 순간이었다. 존스 홉킨스에서 얼마나 많은 저항에 직면했는지 생각할 때, 여기서도 수많은 회의주의자를 만날 것은 명백했다. 첫인상이 모든 것을 결정하는 법이므로 첫 번째 통화는 성패를 가르는 중요한 일이었다. 다시 말해서, 정말 잘해야만 했다.

우선 내 소개부터 시작했다.

"안녕하세요, 저는 피터 프로노보스트입니다. 이렇게 참여해주셔서 ……."

갑자기 전화선에서 귀를 찌르는 듯한 시끄러운 잡음이 들려 더이상 말을 할 수도, 들을 수도 없었다. 잠시 후 잡음이 사라졌다. 다시 말을 시작했지만 똑같은 현상이 반복되었다. 누군가 잘못을 저질렀다고 생각하자 절망감이 몰려왔다. 크리스와 나는 함께 있지 않았다. 그녀는 미시간에, 나는 볼티모어에 있었다. 우리가 함께 일한 것은 짧은 시간에 불과했고, 나는 그녀의 능력을 확신할 수 없었으며, 사실상 서로에 대한 신뢰도 막 싹트기 시작한 참이었다.

나는 미시간 어딘가에서 이 엄청난 청중들 사이에 섞여 있을 크리스를 불렀다.

"크리스, 그쪽에서 이 문제를 해결할 수 있나요?"

"지금 노력 중이에요, 교환원에게 전화했어요."

하지만 문제는 계속되었다.

"크리스, 교환원에게 새로운 라인을 배정해달라고 부탁해볼 수 없을까요? 이대론 안 되겠는데요."

"피터, 노력 중이에요."

크리스의 팀에서는 전화 회사, 기술자, 전화 회의 회사 등 모든 곳에 연락을 취하고 있었다. 그 동안 우리 쪽에서는 수백 명이 수화기에 귀를 기울인 채 그저 기다리고 있었다. 회선에 무슨 문제가 생겼는지 누군가 통화 대기 버튼을 누르면 모든 사람에게 통화 대기 음악이 들렸기 때문에 더욱 혼란스러웠다.

첫 번째 전화 회의는 대재난으로 막을 내리는 듯했다. 우리 프로그램은 이들에게 많은 것을 요구했으므로 신뢰와 협조를 얻어야 했다. 그러나 기술적인 난관으로 우리는 한낱 아마추어들처럼 보일 참이었다. 이때 크리스가 문제의 원인을 밝혀 연락을 취해왔다.

"피터, 문제가 뭔지 알아내긴 했는데 불가항력이에요. 지금 전국이 똑같은 현상을 겪고 있어요. 태양 폭발 때문이래요."

나도 모르게 웃음이 터져 나왔다. 너무나 중요한 순간이었다. 전화로 연결된 다른 사람들은 나의 반응을 어처구니없다고 생각할 수도 있었다. 하지만 무슨 운이 따랐던지 웃음은 전염성을 가진 것처럼 퍼져 나갔다. 너무나 긴장한 나머지 다른 사람도 똑같이 긴장하고 있다는 사실을 깨닫지 못했던 것이다. 태양 폭발이나 통화 대기 음악만큼 나쁜 상황을 초래했을 수도 있었던 나의 웃음은 마음 한구석에 의구심을 지닌 채 전화 회의에 참여했던 수많은 의료인들을 무장해제시켰다. 수많은 의사와 간호사들이 나의 존재에 주눅 드는 대신 나도 자신들과 똑같이 실수를 저지르는 인간이라는 사실을 깨달았던 것이다. 모든 것을 정확하게 예측하지 못했다는 것이 바로 요점이었다. 이 사실은 시너지를 일으키는 촉매로 작용했다. 우리는 하나의 목표를 위해 노력하고 있으며 서로 힘을 합치지 않으면 성공할 수 없다는 사실을 모두가 깨달은 것 같았다. 우리가 미시간 프로그램을 지속하는 동안 이 정신은 끝까지 유지되었다.

우리의 사명은 부분적으로 종교적 부흥이자 다른 측면에서는 과학 수업이었다. 모든 사람은 안전성, CUSP, TRIP의 과학적 토대와 팀워크를 향상시키는 데 관계된 모든 조사 도구 등 프로그램의 기술적 측면에 익숙해져야 했다. 모두가 중심 정맥관 체크리스트의 과학적 근거를 알아야 했다. 그러나 우리는 과학 강의만으로는 쉽게 지루해진다는 사실도 알고 있었다. 사람들에게 활력과 영감을 불어넣어 실제로 의료를 변화시키고 감염률을 낮추며 대부분의 감염을 예방할 수 있다는 사실을 믿도록 해야 했다. 우리는 그들 스스로 병원 차원의 변화를 이끌 수 있으며, 미시간 주 전체의 변화라는 훨씬 큰일에 참여하고 있다는 사실을 깨닫기 바랐다. 우리는 그들이 성공하리라는 것을 믿어 의심치 않았다.

CUSP 프로그램은 팀워크를 북돋우고 문화와 의사소통을 개선하는 데 그치는 것이 아니다. 비판적인 사람들이 스스로 프로그램에 참여하도록 하는 데도 도움이 된다. 까마득히 멀리 떨어진 병원에서 날아온 이름 모를 한 의사가 제멋대로 만든 원칙을 강요하는 것이 아니라 자기 자신의 일로 바라보도록 하는 것이다. 자신의 병원, 자신의 진료 단위에서 일어나는 구체적인 문제에 집중하여 스스로 해결책을 결정하는 것이다.

이렇게 볼 때, 우리가 미시간에서 한 일은 실로 '물고기 한 마리를 주면 하루를 먹지만, 고기를 낚는 법을 가르쳐주면 평생을 먹는다.'는 속담에 정확히 들어맞는다. 우리는 한 가지 문제를 해결한 후에는 기억 속에서 잊혀 용도 폐기되고 마는 그저 그런 또 하나의 안전성 계획을 만들어 부담을 주고 싶지는 않았다. 미시간의 병원 관계자들에게 현재는 물론 미래에 발생할 모든 안전성 문제를 해결할 수 있는 도구를 주고 싶었다.

미처 예상하지 못했던 것은 CUSP와 TRIP이 하나의 프로그램으로 통합되는 것이었는데, 현재는 완벽하게 하나의 프로그램으로 시행되고 있다(사실 현재는 두 가지 중 하나만 따로 시행한다는 것은 상상도 못한다). 각각의 병원에서 우리 시스템을 이용하는 방식은 통제하지도 않았고 통제할 수도 없었기 때문에 어떤 병원에서는 CUSP를 먼저 시작한 후 TRIP으로 옮겨가는가 하면, 다른 병원에서는 바로 TRIP을 시행하고 나중에 CUSP를 추가하기도 했다. 그러나 프로그램이 진행되면서 두 가지는 결국 하나로 통합되었다. 놀랄 일은 아니다. 두 프로그램은 다른 한쪽이 없이는 지속되기 어렵다. 상당 부분 겹치는 것도 사실이다. 문화를 변화시키지 않고 의학적 근거를 실제 진료에 강요하는 것은 시시포스가 바위를 언덕 위로 밀어 올리는 일과 다를 바 없다. 끝없이 노력해도 목표를 이룰 수 없다. 반대로, 과학과 성과 측정에 의해 뒷받침되는 명확한 체크리스트 없이 병원 문화를 개선한다는 것은 자칫 '쿰바야' 모임이 되기 쉽다. 사기가 올라갈지는 몰라도 실제로 되는 일은 없다. 종국에는 환자 안전성이 향상되기나 했는지 스스로도 확신하지 못한다.

처음 몇 개월간 우리는 일을 진행시키기 위해 매주 전화 회의를 열었지만, 이후로는 한 달에 한 번으로 충분했다. 보통 처음 20분 동안은 나 또는 우리 팀의 안전성 전문가 가운데 한 명이 정보를 전달했고, 나머지 시간은 의견을 교환했다. 나는 크리스에게 각 그룹을 조사하여 가장 잘 진행된 예와 제대로 진행되지 않은 예를 찾아내 달라고 부탁했고 이러한 예를 해당 팀에서 직접 소개하도록 했다. 이러한 방식으로 팀끼리 대화를 나누면서 다른 팀에서 제기한 문제를 해결하기 위해 우리 팀에서는 어떻게 했는지 경험을 공유했다. 나는 대화가 원활히 이어지도록 진행자 역할을 할 뿐, 대부분 귀를 기울이며 새로운 것들을 배워나갔다.

한번은 전화 회의 중에 미시간 북부의 중환자실 규모가 4병상에 불과한 아주 작은 지역 병원에서 중심 정맥관 시술 과정을 표준화하는 데 놀라운 성공을 거두었던 이야기를 들려준 적이 있었다. 반대로 주 내에서 가장 큰 병원 가운데 한 곳은 애를 먹고 있었다. 모든 사람이 듣는 가운데 유명한 대형 병원 측에서 전혀 알려지지 않은 작은 지역 병원에 도움을 요청했고 마침내 힌트를 얻었다. 이런 식의 정보 교환은 환자 진료를 향상시킬 뿐 아니라 프로그램의 전반적 성공을 위해 매우 강력하고 효과적인 계기를 제공했다. 그 대형 병원은 작은 병원이라고 무시하지 않고 겸손하고 주의 깊게 조언을 들은 끝에 같은 기법을 이용하여 놀라운 성공을 거두었다. 바로 이것이 우리가 목표로 했던 공동체이며 정보에 접근하는 방법이었다.

물론 전화 회의가 아무런 문제도 없이 순조롭게만 진행된 것은 아니었다. 존스 홉킨스에서 경험했던 것처럼 저항 또한 만만치 않았다. 한번은 전화 회의 도중에 큰 병원에 근무하는 의사 한 사람이 잔뜩 짜증이 나서 이렇게 따졌다.

"왜 이런 일을 시키는 겁니까? 우린 이미 중심 정맥관 감염을 줄였어요. 당신은 나의 소중한 시간을 허비하고 있을 뿐이에요! 우린 바빠서 다른 프로그램을 추가할 여유가 없는데다, 솔직히 말해서 당신의 방법은 과학적인 근거도 없어요. 나는 심지어 왜 이런 전화 회의에 나와야 하는지도 모르겠다고요."

널리 존경받는 의사가 전체 프로그램과 나에게 공개적으로 도전하는 모습이 전화를 통해 주 전역에 전달되고 있었다. 나는 존스 홉킨스에서 이미 이러한 저항을 경험했을 뿐 아니라, 그 원인도 정확히 알고 있었다. 그것은 개인으로서의 나 또는 프로그램에 대한 것이 아니라 바로 자기 자신에 대한 것이었다. 또한 상실에 대한 것이었다. 그는 자신이 권위를 잃고 있다고 느낀 것이다. 나는 이렇게 대답했다.

"선생님께서는 정말 잘하고 계신 것 같습니다. 다음 회의 때는 선생님 병원의 성적을 얘기해주시겠습니까. 발표하실 때는 데이터를 제시해주십시오."

그는 자신 있게 대답했다.

"물론입니다. 데이터를 보여드리죠."

"또한 데이터를 정리할 때는 데이터가 얼마나 완벽한지, 그리고 혈행성 감염에 대한 질병관리본부의 표준화된 정의를 사용했는지 등 두 가지에 유의해주십시오. 발표할 때 중환자실에서 어떤 조치를 취했는지, 어떤 결과를 얻었는지, 데이터를 얼마나 확신하는지 모든 사람과 의견을 나누어주시기 바랍니다."

잠시 침묵이 흘렀다. 몇 초 뒤 그는 발표 기회를 줘서 고맙다고 말했다.

그는 데이터를 발표하지 않았다. 대신 나를 개인적으로 찾아와 이렇게 말했다.

"고맙습니다. 우리 데이터를 보았더니 엉망이더군요. 60퍼센트의 데이터가 누락된데다, 가지고 있는 데이터조차 어떻게 수집된 것인지 알 수 없었습니다. 이제부터 열심히 참여하겠습니다. 저 또한 이런 노력이 과학적 근거를 갖기를 바랄 뿐입니다."

그의 결정은 내게도 기쁜 소식이었다. 그러나 이 이야기는 의사들이 문화적 장벽 때문에 환자 안전성을 개선하고자 하는 노력에 참여하지 않고, 다른 의사들로부터 배우려는 시도를 하지 않는다는 전형적인 보기이다. 그는 자신의 진료 수준이 잘못되어 있고, 자신이 근무하는 병원에서 환자들이 계속 감염으로 인한 피해를 보고 있다는 사실을 개인적으로 나에게 털어놓을 때는 불편해하지 않았다.

그러나 이러한 사실을 공개적으로 밝히기는 꺼렸다. 의사는 환자에게 해를 끼치기 위해서가 아니라 환자를 돕기 위해 진료한다. 또한 자신이 실패했을 경우, 깊은 수치심을 느낀다. 혼자서 견뎌야 하는 수치심이다. 이러한 죄책감의 굴레를 없애버리고 실수와 결함을 통해 현장에서 배우고 문제를 해결해야 한다. 또한 의료인들이 서로 배우는 데 도움이 될 뿐만 아니라 환자가 해를 입기 전에 실수를 찾아내는 문화를 만들어야 한다. 이렇게 하지 않고서는 결코 시스템을 고쳐나갈 수 없다. 엉뚱한 곳에 힘과 노력을 낭비할 뿐이다.

미시간 북부 상부 반도Upper Peninsula 지역에 있는 작은 시골 병원에서 개인적으로 걸려온 전화를 받은 적이 있었다. 중환자실 병상 수는 겨우 두 개였고 중환자 전문의는 없었다. 응급 의학 전문의는 우리 프로그램을 시행해보고 싶었지만 중환자 전문의가 없는 병원을 받아주지 않을까봐 걱정하고 있었다.

"선생님께서 발표하신 내용은 모두 중환자 전문의가 상주하는 중환자실 모델에 대한 것들인데요. 저희는 중환자 전문의가 없으니 프로그램을 시행할 수 없나요?"

"물론 그렇지 않습니다. 저희 프로그램은 현재 지니고 계신 자원으로 시행하는 것입니다. 중환자 전문의를 고용할 재원이 없다면 중환자실에서 환자를 돌보는 선생님들께서 이렇게 하시면 됩니다. 우선 중환자실에서 근무를 해야 하고, 중환자를 치료할 수 있을 만한 지식을 갖추어야 합니다. 다른 직원들은 물론 환자의 가족과도 원활하게 의사소통을 하면서 가이드라인과 프로토콜, 그리고 입원/퇴원 기준을 만들어 사용하십시오."

시골 지역의 이 중환자실은 프로그램에 참여했을 뿐 아니라 감염률을 거의 제로로 줄였다. 병원 측에서는 중환자 전문의 대신 응급의학 전문의와 입원 환자 전문의들을 교육시켰다. 입원 환자 전문의란 중환자 전문의와 비슷하지만 일반적으로 중환자실이 아니라 일반병동에 입원한 환자들의 진료를 담당한다. 이것은 개별적인 팀이 가용 자원을 기반으로 하는 모델을 개발하고 적용시킨 완벽한 예가 될 것이다.

임상 감염 전문의들이 중심 정맥관 감염을 바라보는 관점과도 마찰이 있었다. 현재까지 모든 혈행성 감염은 그들의 영역이었다. 그들은 중환자실 의사와 간호사들이 아니라 자신들이 이 문제를 '소유'하고 있다고 생각했다. 이러한 소유 의식 때문에 중환자실에 대한 책임감을 잃어버렸다. 경험상 이들이 중환자실의 감염률을 책임지고 관리하지 않는다면 감염률을 갖추기 어려웠다. 임상 감염 전문의들은 이러한 감염에 대해 탁월한 지식과 경험을 지니고 있었기 때문이다. 그들의 전문성이 반드시 필요했다. 하지만 존스 홉킨스에서와 마찬가지로, 최종적인 책임은 실제로 환자에게 중심 정맥관을 삽입하는 중환자실 의사가 질 수밖에 없었다.

그래서 우리는 중환자실 담당 의사가 감염 발생의 책임을 지되 감염 전문의들은 중요하지만 보조적인 역할을 맡도록 했다. 즉, 감염 전문의들은 교육과 수련을 돕고 감염 발생 상황을 면밀히 관찰하며 언제, 왜 감염이 발생했는지 조사하고 기술적인 지원을 제공하지만, 최종 책임은 중환자실 담당 의사와 간호사들이 지는 것이다. 우리는 이러한 방법이야말로 모두가 참여하는 길이라고 믿었다. 이런 식의 협동, 팀워크, 지식의 공유 없이는 발전이 있을 수 없다.

계획을 실행에 옮기자마자 나는 크리스를 통해 일부 감염 전문의들이 분노하여 이 계획에 참여하기를 거부하고 있다는 사실을 알게 되었다. 내 실수였다. 중환자실 의사와 간호사들과 대부분의 시간을 보내느라 감염관리 팀을 만나는 일에 소홀했던 것이다. 존스 홉킨스에서는 감염관리 팀을 이끌고 있는 트리시 펄$^{\text{Trish Perl}}$ 박사와 사라 코스그로브$^{\text{Sara Cosgrove}}$ 박사 등과 긴밀히 협조한 덕분에 이러한 일을 마음 놓고 맡길 수 있었다. 미시간에서도 감염관리 팀의 지원을 얻으려면 똑같은 접근 방법이 필요했다.

미시간 주의 감염병 학계는 치밀한 조직과 뛰어난 능력을 자랑한다. 전미 또는 국제 학회장들과 질병관리본부 고문들이 즐비하다. 나는 크리스에게 미시간 주의 감염병 전문가들과 전화 회의를 주선할 수 있는지 물어보았다. 첫 번째 회의는 매우 어려울 것이며 자존심 따위는 던져버려야 했다. 공격을 당해도 침착함을 잃지 않고 대응하지 말아야 했다. 궁극적인 목표는 안전성을 향상시키는 것이며 목표를 달성하려면 서로 협력해야만 하는 것이다. 또한 나는 이들의 어려움을 이해해야 했다. 문제를 그들의 관점에서 바라보아야 했다. 그래야 동기를 이해하고 우리를 도와달라고 설득할 수 있을 것이었다.

회의는 어려웠다. 일단 나 혼자서 12명을 상대해야 했다. 처음에는 그저 듣기만 했다. 감염 전문의들은 학술적인 문제를 물고 늘어졌다. 역시 듣기만 했다. 영역 문제도 들고 나왔다. 그래도 듣기만 했다.

30분쯤 지난 후 나는 이렇게 물었다.

"선생님들께서는 우리가 미시간에서 환자들의 감염을 방치해야 한다고 생각하십니까?"

당연히 "아니요."라는 대답이 돌아왔다.

"그렇다면 우리가 이러한 감염증을 현저히 감소시킬 수 있다고 생각하십니까?"

침묵이 흘렀다.

"저는 그렇게 믿습니다. 저는 이 프로그램이 성공을 거두는 것을 보았습니다. 그러나 선생님들의 리더십과 학문적 전문성 없이는 불가능합니다. 기술적인 세부 사항이 마음에 걸리신다면 제게 말씀해주십시오. 그런 것은 서로 상의할 수 있습니다. 저는 감염을 감소시키는 분야에서 초보지만 선생님들께서는 수십 년간 노력해오셨습니다. 제가 학문적으로 이 분야에서 전문가인 척하지는 않겠습니다. 하지만 저는 확실히 안전성을 향상시키는 방법을 알고 있다고 생각합니다. 그것은 어려운 일이고 선생님들의 도움이 필요합니다. 제 확신대로 성공을 거두어 환자들의 생명을 구하고 의료비를 절감시킬 수 있다면 선생님들께서도 병원 측으로부터 보다 많은 지원을 받으실 수 있을 겁니다. 더 중요한 것은, 오래도록 이루고자 노력해온 목표, 즉 의료 관련 감염을 방지하려는 목표를 이룰 수 있다는 점입니다."

얼음이 녹기 시작했다. 회의 막바지에 우리는 서로 협력하기로 약속했다. 최고 수준의 전문가들이 회의적인 반응을 보인 것은 어찌 보면 당연한 일이다. 그들은 과학자들이다. 새로운 이론과 생각에 의문을 제기하는 것이 직업이다. 프로그램을 좀 더 잘 이해할 수 있도록 과학적 근거를 효과적으로 제시하지 않고 참여해주기를 바랄 수는 없는 노릇이다. 이제 대화를 통해 과학적 근거를 이해하게 되었으므로 그들은 협력을 약속했다. 나는 안도의 한숨을 내쉬었다. 감염 전문의와 간호사들의 도움 없이 프로그램을 진행한다는 것은 불가능했기 때문이다.

소소한 저항에도 불구하고 전화 회의는 순조롭게 진행되었다. 말하고 배우며 열정이 점점 커져갔다. 6~7번의 회의가 끝나자 이제 서로 얼굴을 맞대고 만날 필요가 있었다. 나는 한 번도 이들을 만난 적이 없었다. 어떤 일이 있을지 예상할 수 없었기 때문에 사실 매우 긴장되었다.

첫 번째 회의 전날 밤, 나는 중환자실 야간 당직이었다. 새벽 6시에 일을 마치고 미시간 행 비행기에 올랐다. 크리스와 나는 회의를 느긋하고 융통성 있게 진행하고 싶었다. 전화 회의에서는 가장 최근에 제기된 문제와 아이디어들을 반영하느라 불과 몇 시간을 앞두고 발표 준비를 하는 일도 종종 있었다. 이렇게 가벼운 기분을 살려 이른 아침 비행기 속에서 연설문을 마지막으로 가다듬었다. 착륙한 후 나는 파일을 크리스에게 이메일로 보냈고 그녀는 이를 인쇄하여 회의가 끝난 후 나눠줄 자료 속에 끼워 넣었다. 회의 시작은 8시였다.

크리스가 공항으로 차를 보냈다. 나는 피곤했고 약간 후줄근해 보였다. 나이든 신사 한 분이 '프로노보스트'라고 쓰인 팻말을 들고 있었다. 그에게 다가갔다.

"저를 찾고 계신가요?"

그는 나를 힐끗 쳐다보더니 이렇게 말했다.

"아닐세, 젊은이. 존스 홉킨스에서 오시는 유명한 박사님을 기다리고 있는 중이라오."

"네, 맞습니다. 그게 저예요."

그는 다시 한 번 나를 쳐다보더니 고개를 저었다.

"아니라니까. 젊은 사람이 이해를 못하는구먼. 존스 홉킨스의 유명한 박사라니까."

지친 나는 그저 웃으며 말했다.

"실망시켜 죄송합니다. 그게 저예요. 가십시다."

회의실로 걸어 들어가 연단에 서니 놀랄 지경이었다. 세상을 바꾸기를 갈망하며 그 방법을 찾고자 한자리에 모인 500명의 의사와 간호사들이 나를 쳐다보고 있었다. 어떻게 여기까지 왔는지 내 스스로도 놀랄 정도였다. 우리는 예감과 이론과 경험이 있었지만 뚜렷한 계획은 없었다. 이건 전혀 새로운 일이었다. 그 열기로부터 모두가 누군가 나타나 자신들이 환자 진료를 향상시킬 수 있다는 확신을 가질 수 있도록 도와주기를 간절히 바라고 있었다는 것을 깨달았다. 이후 우리는 그러한 확신만으로도 90퍼센트 정도 성공을 거두는 것임을 알게 되었다. 임상 의료인들, 특히 간호사들은 지치고, 인정받지 못하며, 비효율적으로 일하고 있다는 느낌을 자주 받는다. 이러한 상태에서 진료를 향상시키는 데 자신의 목소리가 반영되지 않고 성과에 대한 확실한 데이터도, 넉넉하게 사용할 수 있는 자원도 없이 일하다 보면 무감각해지는 것도 당연하다. 하지만 누군가 자신을 믿어준다면, 조금도 의심하지 않고 자신이 환자 진료를 향상시킬 수 있다는 점을 믿어준다면, 그러한 믿음으로 일어서는 것이다.

나는 언제나처럼 조시 킹의 사진으로 발표를 시작했다.

저는 이 어린 소녀의 엄마에게 병원들을 실질적으로 더 안전하게 만들어 이러한 비극이 다시는 일어나지 않도록 하겠다고 약속했습니다. 어떻게 그런 일이 가능할까요? 우리의 목표는 소렐 킹뿐만 아니라 미시간 주 전체, 미국 전역, 그리고 세계를 상대로 이 질문에 답하는 것입니다. 현재까지 어느 누구도 대규모적인 차원에서 이 질문에 답할 수 없었습니다. 우리가 성공을 거둔다면 처음으로 이 질문에 답하게 되는 것입니다. 미시간은 몇 개의 선택된 병원이나 마케팅 목적의 자료가 아닌 모든 주민을 대상으로 높은 수준의 진료가 가능하다는 것을 전 세계를 상대로 입증하고 신뢰할 수 있는 데이터로 이 사실을 뒷받침할 수 있습니다. 많은 노력과 절제가 필요하지만, 용기와 헌신과 뚜렷한 목표가 있다면 해낼 수 있습니다. 우리는 미시간 주민들에게 중환자실에서 감염 위험을 낮출 수 있다는 사실을 증명할 것입니다. 우리는 미시간 주민들이 어떤 병원을 선택하든 중환자실에서 혈행성 감염으로 고통을 겪는 일이 없도록 할 것입니다. 우리는 존스 홉킨스에서 이런 목표를 성취했으며, 모든 병원과 환자들이 똑같은 목표를 성취할 수 있도록 도와야 할 책임이 있습니다. 환자 진료를 향상시키는 데 도움이 될 정보를 감추고 공개하지 않는다는 것은 비윤리적인 일입니다. 어떤 병원에서는 감염률을 낮추는 데 성공했는데, 같은 도시에 있는 다른 병원에서는 여전히 감염률이 높다라면 반드시 달려가 도와줘야 합니다. 우리는 각 병원의 성적을 근거로 성공을 평가하는 것이 아니라 미시간 주 전체를 하나로 보고 평가할 것입니다. 저 또한 지금까지 의료를 경쟁적으로 바라보았습니다. 세 어머니는 사람들을 알고 믿었기 때문에 항상 지역 병원만을 찾으셨습니다. 존스 홉킨스에 근무하는 젊은 의사로서 저는 종종 어머니가 대형 교육 병원으로 가시기를 바랐습니다. 그러한 기관에서 일하고 있었기 때문에 지역 병원보다는 대형 병원을 보다 잘 알고 신뢰했던 것입니다. 저는 우리가 보다 훌륭한 진료를 제공한다고 믿었습니다. 잘 알려지지 않은 희귀한 질병이라면 다양한 전문가들의 지식이 필요합니다. 그러나 합리적인 정확성을 가지고 진단 및 치료가 가능한 대부분의 질병에 대해서는 어디에 있는 어떤 병원이든 같은 수준의 진료를 제공한다고 믿을 수 있어야 합니다. 왜 환자들이 어느 병원에 가면 엉뚱한 다리를 자르거나 자신의 질병을 제대로 치료하는 방법을 모를 것이라고 공포에 사로잡혀야 합니까? 이건 어처구니없는 일입니다. 우리는 추락하지 않을 것이라는 이유로 항공사를 선택하지 않습니다. 왜 의료가 이와 달라야 합니까? 이러한 목표를 이루는 길은 우리 모두 힘을 모으는 것입니다. 중환자실 병상이 2개 밖에 안 되는 지역 병원에서 근무하든, 15병상의 중환자실을 자랑하는 대형 병원에서 근무하든 우리는 환자에게 뭔가를 해줄 수 있습니다. 성공하신다면 옆에 있는 동료를 도와주십시오. 미시간에서 해낼 수 있다면, 전 미국, 전 세계에서도 해낼 수 있습니다. 모든 사람들에게 그 방법을 보여주는 것은 우리 손에 달린 일입니다.

모든 회의는 조금씩 달랐지만, 우리는 대개 존스 홉킨스, 키스톤, 또는 미시간 주 전체에 걸쳐 병원에 근무하는 사람들을 연자로 초빙했다. 1마일 달리기에서 최초로 4분의 벽을 깬 로저 베니스터 Roger Bannister나, 1980년 모든 예상을 뒤엎고 러시아 팀을 상대로 올림픽 금메달을 따낸 미국 하키 팀 등 영감을 주는 영상도 자주 보여주었다. 나는 무선 마이크를 가지고 청중 사이를 돌아다니며 질문을 받고 이야기를 들었다. 내가 돌아다닐 때 우리는 서로 활력을 주고받았다. 이야기와 경험을 서로 나눌 때면 마음속에 숨겨둔 자기 회의를 극복할 수 있었다. 솔직히 말해서 나는 주 전체의 진료를 향상시킬 수 있을지 확신할 수 없었다. 누구도 이런 일을 시도해본 적이 없었다. 짜릿한 동시에 걱정이 되었다. 그러나 모두가 의심을 품고 있다고 한들 돌아갈 수는 없었다. 추진력이 점점 커져 이제는 어떤 대가를 치르더라도 미시간 주 전체에서 감염을 근절시킨다는 목표를 이룰 때까지 앞으로 나아갈 수밖에 없었다.

많은 회의가 영감의 눈물과 웃음, 무한한 에너지로 채워져 갔다. 중환자실에서 일하느라 종종 잠도 제대로 못 잔 몰골로 나타나긴 했어도 나는 항상 활력에 넘쳤다. 세상을 좀 더 좋은 곳으로 만들어보려는 노력이 항상 그렇듯 나는 베푼 것보다 훨씬 많은 것을 얻었다. 결국 우리 모두는 하나의 질문에 대한 대답을 찾고자 함께 노력하게 되었다. 어떻게 하면 환자들을 좀 더 안전하게 만들 수 있을까?

우리가 스스로를 하나의 팀으로 바라보는 것은 매우 중요했다. 이러한 정신을 고취시키기 위해 크리스는 프로그램에 참여한 모든 병원의 이름을 프린트한 티셔츠를 만들었다. 모든 서신, 즉 모든 편지와 팩스, 유인물 또한 이렇게 병원들의 이름이 새겨진 종이에 인쇄되었다. 우리는 모든 사람이 팀의 일원이며, 자신이 열심히 하지 않으면 팀 전체가 실망하게 된다는 사실을 끊임없이 상기하기를 바랐다.

시간이 지나면서 모두가 하나의 가족이라는 우리의 개념은 '오하나$^{Ohana}$'라는 이름을 갖게 되었다. 내 딸 엠마가 즐겨 보는 디즈니 만화 〈릴로와 스티치$^{Lilo\ and\ Stitch}$〉에서 따온 이름이다. 영화에서 어린 하와이 소녀는 부모를 여의고 언니의 보살핌과 사랑 속에서 커간다.

어느 날 남편감이 나타나 언니에게 구애하자 소녀는 언니가 결혼해서 자신을 버릴까봐 겁에 질린다. 언니는 소녀가 오하나의 보호를 받고 있다고 알려준다.

하와이 말로 '가족'을 뜻하는 이 단어의 가장 중요한 의미는 '너를 절대로 혼자 남겨두지 않겠다.'는 것이다.

어느 날 엠마와 함께 이 영화를 보았을 때, 나는 즉시 미시간을 떠올렸다. 우리의 일 또한 가족과 공동체에 관한 것이 아닌가. 실로 감동적인 깨달음이었다. 다음 날 아침 조깅을 하면서 그 다음날 있을 미시간 회의에서 무슨 말을 해야 할지 생각해보았다. 오하나가 떠올랐다. 이 단어는 곧 팀워크를 뜻하는 우리의 슬로건이 되었다. 한 회의에서는 몇 개 팀이 나에게 '오하나'라고 새겨진 야구 모자를 선물하기도 했다. 감동적이었다. 크리스가 오하나라는 이름의 청량음료를 발견하고 이 음료를 구입하여 각 팀에 돌리기도 했다.

오하나는 미시간 보건 의료 시스템에 불어온 한줄기 시원한 산들바람처럼 사람들을 일깨우고 힘을 주었다. 해로운 문화와 조직의 문제를 병원이라는 환경에서 어쩔 수 없는 일로 받아들이는 데 익숙해진 고참 간호사들이 활기와 의욕을 되찾았다. 우리는 이들에게 무엇이 문제이고 어떻게 개선해야 할지 얘기해달라고 부탁했다. 또한 그들이 제안한 변화를 실천하는 과정을 감독하는 권한을 부여하여 변화에 동참하도록 했다.

한 회의에서는 중환자실 병상 수가 겨우 네 개에 불과한 상부 반도 지역의 작은 지역 병원에 근무하는 간호사가 이런 얘기를 들려주었다. 나이가 지긋한 백발의 그녀는 최소한 20년 이상 간호사로 일한 것 같았다.

"이 말씀은 꼭 드려야겠어요, 박사님께서는 저희 병원을 완전히 바꾸어놓으셨어요. 저희는 체크리스트를 사용하고 있는데 일전에 한 고참 의사 선생님이 손을 씻지 않는 거예요. 저는 말했죠. '선생님, 손을 씻고 오셔야 해요.' 그분은 대답했어요. '그게 무슨 소리요? 난 항상 이렇게 해왔는데.' 전 다시 이렇게 말했죠. '아니에요, 이제 더 이상 그렇게 하시면 안 돼요. 프로노보스트 박사님께서 그렇게 말씀하셨으니 손을 씻지 않으시면 그분께 전화할 거예요.' '프로노보스트 박사가 누구요?' '존스 홉킨스 중환자실 선생님이에요. 지금 손을 씻지 않으시면 그분께 전화할 거예요. 그 선생님께서 뭐라고 하신지 아세요?' '아, 그 연구 얘긴 들었소. 대단한 일을 하고 있더구면. 전화하지 말아요. 손을 씻고 오리다.'"

또 다른 회의에서는 크리스가 400개의 손거울을 탁자 위에 놓아두었다. 나는 연단에 올라 이렇게 말했다.

"거울을 들고 자신의 모습을 한번 보십시오. 미시간 주와 전 세계에서 진료의 안전성을 향상시키는 데 꼭 필요한 역할을 하고 있는 리더의 모습이 보일 것입니다. 우리 모두는 그 의무를 받아들여야 합니다. 여러분들이 없다면 불가능한 일입니다. 이건 제 프로젝트가 아닙니다. 여러분 모두의 프로젝트입니다."

모두가 참여하여 유익한 정보를 교환하는 전화 회의와 실제 얼굴을 마주하며 영감을 불러일으킨 모임 덕분에 추진력은 계속 커져 갔다. 그러나 우리는 한 병원과 상당히 불편한 관계에 놓이게 되었다. 강력한 대형 병원인 미시간 대학 부속 병원이었다. 미시간 대학 병원은 훌륭한 의료인들이 모여 있는 우수한 의료 기관이다. 대학 총장은 MHA 이사였는데, 병원 관계자들은 MHA에서 자신들이 아닌 존스 홉킨스와 손잡은 것을 매우 언짢게 생각했다. MHA에서는 존스 홉킨스가 이 분야에서 전국 최고라고 설명했다. 당연한 얘기지만, 미시간 대학 측에서는 모든 중환자실이 프로그램에 참여하기를 꺼리는 분위기였다. 대학 병원에는 6개의 중환자실이 있었는데 내과계 중환자실만 프로그램에 참여했다. 그나마 다분히 잠정적인 참여였다. 프로젝트를 시작한 뒤 몇 주가 지난 후에야 내과계 중환자실장인 중환자 호흡기학 부교수 밥 하이지Bob Hyzy가 약간 호기심을 보였다. 우리의 과학적 근거가 마음에 들었기 때문에 시험 삼아 한번 참여해보기로 했던 것이다. 나는 호흡기 질환 연구를 통해 밥을 알고 있었고 임상의로서, 연구자로서 그를 매우 존경했다.

미시간 대학은 MHA로부터 상당한 압력을 받고 있었기 때문에 밥은 우선 전화 회의에 참석하여 도대체 무슨 일을 하고 있는지나 알아보기로 했다. 그는 깊은 인상을 받았지만 자신의 중환자실에 중심 정맥관 감염 문제가 심각한지 확신할 수 없었다. 나는 그에게 데이터를 살펴보라고 했다. 다음번 회의에서 그는 감염률이 자신이 원하던 수치가 아님을 인정했다.

미시간 대학의 모든 중환자실이 프로젝트에 참여하는 것이 매우 중요했으므로 나는 밥과 점심 약속을 한 후 우리가 미시간 대학 문제로 애를 먹고 있으며 그의 리더십이 필요하다고 설득했다. 그는 자신의 동료들을 설득하여 마침내 모든 중환자실을 참여시켰다. 그 결과 미시간 대학 병원은 감염률을 크게 감소시켰고, 현재 밥은 키스톤 센터를 위해 지속적인 중환자실 공동 연구를 이끌고 있다

병원 직원들에게 영감을 불어넣는 데는 성공했지만 병원장들과의 관계는 또 다른 문제였다. 의사나 간호사들과는 달리 많은 병원장

들은 의료와 거리가 먼 사람들이다. 환자의 생명과 건강을 지키는 최전방에서 매일 녹초가 될 정도로 일한 경험이 없다. 따라서 환자 안전성의 중요성을 의료인들만큼 피부로 느끼지 못한다. 그러나 이러한 행정가들 또한 변화를 원하고 우리 프로그램을 지원했다.

맥키노 섬에서 있었던 MHA 고위 간부 야유회에서 나는 관리자들에게 활력을 불어넣는 방법에 대해 깊은 교훈을 얻었다. 나는 50명이 넘는 CEO와 100명에 가까운 CFO, COO들이 20개의 커다란 원탁에 둘러앉아 저녁식사를 하는 앞에서 연설을 했다. 우리 프로젝트와 감염률을 감소시키기 위해 하고 있는 일들을 설명했다. 또한 모든 미시간 주민들이 안전한 진료를 받을 수 있도록 노력하는 하나의 가족이라는 오하나의 개념도 설명했다. 대부분 다소 지루한 표정을 짓고 있었다.

"안전성을 두고 서로 경쟁해서는 안 됩니다. 이것은 병원과 병원이 대립하거나, 의사와 CEO, 또는 의사와 간호사가 대립하는 일이 아닙니다. 우리 모두는 함께 노력해서 진료의 질을 향상시켜야 할 도덕적 의무가 있습니다."

연설이 끝나고 질문을 받는 시간이었다. 앞쪽에 앉아 있던 한 사람이 일어나더니 이렇게 물었다.

"피터, 모든 사람이 우리에게 와서는 리더십이 중요하고, 리더십으로 이 계획을 지원하고 끌고나가야 한다고 말해요. 하지만 나는 도대체 이게 뭔지 모르겠소. 뭔가 구체적인 게 필요해요. 지시 사항 같은 것 말이요. 내가 뭘 해야 하는지 좀 말해주시오. 나는 바쁜 몸이요. 개념적인 모델로 생각하는 게 아니라, 행동하면서 생각해요. 당장 월요일에 출근해서 내가 뭘 어떻게 하면 좋겠소?"

와인과 칵테일이 돈데다 이렇게 솔직히 말을 꺼내준 덕분에 바로 개방적인 논의가 시작되었다. 최고 경영진들은 환자 안전성이 중요한 문제이며 기본적으로 올바른 일이라는 것은 알았지만, 이를 어떻게 향상시킬 것인지 뚜렷한 전략이나 계획이 없었다. 게다가 지금까지는 이러한 사실을 용기 있게 터놓고 얘기할 수도 없었던 것이다.

또 한 명의 CEO가 물었다.

"질문에 대한 대답이 준비되지 않은 사람이 CEO가 될 수는 없어요. 하지만 난 안전성을 향상시키기 위해 뭘 어떻게 해야 하는지 몰라요. 이런 사실을 인정하자니 불편하고 말이요."

"제가 이 프로젝트를 이끌고 있긴 하지만 모든 문제에 대한 답을 가지고 있는 것은 아닙니다. 그건 좋습니다. 제가 알고 있는 것은 우리가 감염률 제로라는 목표를 세우고 실현하기 위해 노력해야 한다는 것뿐입니다. 기술적인 세부 사항은 서로 힘을 합쳐 해결할 수 있습니다. 중요한 것은 목표를 세우고, 진행 상황을 측정하고, 최선을 다하는 것입니다. 어려운 일이고 다들 바쁘시다는 것도 알고 있습니다. 제가 이 일을 쉽게 만들어드리면 어떻겠습니까? 저희가 한 달에 한 가지씩만 간단한 임무를 드려도 되겠습니까?"

모두 이 아이디어를 좋아했다. 마침내 기회가 왔다. 대부분의 병원에서는 중심 정맥관을 삽입하기 전에 피부를 소독하기 위해 베타딘Betadine이란 소독약을 사용하고 있었다. 베타딘도 나쁘지 않았지만 비슷한 제품인 클로르헥시딘을 사용하면 감염을 줄이는 데 50퍼센트 정도 효과 좋다는 사실이 입증되어 있었다. 두 가지는 가격도 비슷했지만 미시간 주의 병원 가운데 중심 정맥관 키트 속에 클로르헥시딘을 갖추고 있는 곳은 20퍼센트에 불과했다.

우리는 의사와 간호사들에게 중심 정맥관 키트 속에 들어 있는 소독약을 바꾸라고 권유했지만 그들은 어떻게 해야 이런 일이 가능한지 몰랐다. 공교롭게도 어느 누구도 이런 일을 지시할 권한을 갖고 있지 않거나 심지어 병원에서 소모품을 어떻게 주문하는지도 몰랐다. 나는 최고 경영자라면 도와줄 수 있을 것이라 생각했다. 모든 CEO들에게 한 달 안에 모든 병원의 중심 정맥관 키트 속에 클로르헥시딘이 구비되어 있는지 확인해달라는 서신을 보냈다. 월말에 다시 한 번 확인하겠노라는 내용도 덧붙였다. 당연히 우리에게는 최고 경영자를 능가하는 공식적인 권한이 없었다. 그들이 따르지 않으면 그것으로 그만이었다. 나는 메릴랜드 주의 의사로 미시간 주에서 잠시 빌려 쓰고 있는 존재에 불과했다. 그럼에도 불구하고 이 일은 한 달 만에 완벽하게 끝났다. 모든 병원에서 중심 정맥관을 삽입 시 사용하는 소독약을 클로르헥시딘으로 바꿨던 것이다. 최고 경영자가 직접 나설 정도로 자신들의 목소리가 충실히 반영된다는 사실을 알게 된 의료인들은 프로젝트를 신뢰하고 더욱 헌신하게 되었다. 현장의 활력은 생생하게 손에 잡힐 정도였고, 마침내 감염률이 급격히 떨어지면서 흥분은 더욱 커졌다.

모든 것이 순조로운 것 같았지만 아직도 우리는 정확하고 완벽한 데이터를 수집하는 일을 크게 걱정하고 있었다. 나는 소렐 킹의 단순한 질문을 끊임없이 떠올렸다.

"조시 같은 아이들이 사망할 가능성이 줄어들었나요?"

환자와 가족들은 아이디어나 이론, 새로운 프로그램 따위에는 관심이 없다. 오직 결과에만 관심이 있을 뿐이다. 그들은 병원이 실제로 안전해졌는지 알고 싶어 한다. 이러한 질문에 확실히 답할 수 있는 유일한 방법은 완벽한 데이터를 얻는 것뿐이다.

정확하고 완벽한 데이터는 연구자로서의 성실성을 증명해줄 뿐 아니라, 우리는 제대로 수행한 활동만을 연구로 보았다. 확실한 데이터 없이 이러한 일을 한다는 것은 과학적 부당 행위일 뿐이다. 솔직히 말해서 그때까지 발표된 안전성 관련 활동은 연구라는 측면에서 볼 때 부당 행위라고 할 수밖에 없었다. 의도가 나빴다는 것이 아니라 데이터에 심각한 결함이 있었기 때문이다. 데이터가 누락되거나 질이 낮다면 안전성이 향상되었다는 결론은 의심의 대상이 될 수밖에 없다. 나는 이것이야말로 수많은 안전성 프로그램이 실제로 환자에게 보다 안전한 진료를 제공하는 데 실패한 주된 원인이라고 생각한다. 보건 의료를 향상시키기 위해 노력한 사람들 대부분은 선한 의도를 지니고 있었을 것이다. 그러나 그들이 무엇을 했는지, 실제로 사람들의 생명을 구했는지를 명백하게 보여주는 숫자를 제시할 수 없다면 이 세상의 모든 소렐 킹에게 이제 환자들이 보다 안전해졌노라고 말할 수 없다. 증거가 없기 때문이다.

미시간 연구를 시작한 지 두 달이 지나자 우리의 공포가 현실로 드러나기 시작했다. 60퍼센트의 데이터가 누락되었던 것이다. 모든 병원 가운데 불과 40퍼센트만이 우리가 질문한 방식에 따라 결과를 보고했다. 이렇게 많은 누락 데이터를 가지고 환자들이 보다 안전해졌는지 근거 있는 결론을 내리기란 불가능했다. 유일하게 내릴 수 있는 결론은 아무런 증거가 없다는 것뿐이다. 가슴 아픈 일이었다. 우리가 했던 일 또한 안전성을 향상시켰다고 주장하지만 아무런 증거가 없는 다른 프로젝트와 다를 바 없었다. 나는 엄청난 충격을 받았다. 이렇게 둘 수는 없었다. 내가 배운 모든 것, 내가 믿는 모든 것에 반대되는 일이었기 때문이다. 이러한 데이터는 실패를 입증하는 것이었다.

나는 크리스에게 전화했다.

"이건 말도 안 돼요. 우리는 대중에 대한 책임을 져야 합니다. 모든 병원에 요구한 데이터를 제출하든지, 아니면 프로젝트에서 빠지라고 하세요."

"저도 같은 생각이에요, 피터. 하지만 우리나라에서는 진료의 질을 그런 식으로 다루지는 않는다는 사실을 아셔야 해요. 지금까지 진료의 질이란 연구나 과학이란 측면에서 바라본 적이 없는 개념이에요. 병원들이 스스로 환자를 보다 안전하게 만든다고 생각하는 프로젝트를 수행하는 한, 그들은 환자가 보다 안전하다고 믿는 거죠."

그녀의 말이 옳았다. 그래도 용납할 수 없기는 마찬가지였다. 과학과 연구가 없는 진료의 질이란 우스꽝스러운 일이다. 60퍼센트가 누락된 데이터를 가지고 어떻게 효과를 추론할 수 있단 말인가. 연구라는 관점에서 본다면 이는 비윤리적인 일이다. 과학 연구에서 가장 중요한 행동 강령을 어겼기 때문이다. 안전성 학계에서는 오랫동안 안전성 프로젝트와 과학적 연구를 별개의 것으로 취급해왔다. 전문가들은 기본적으로 수단이 목적을 정당화한다는 태도를 취해왔다. 안전성을 향상시키려는 노력은 결과에 관계없이 숭고한 행동이라는 것이다. 따라서 과학적 연구와는 달리 결과를 측정할 필요가 없는 것처럼 생각했던 것이다. 문제는 확실한 데이터 없이 안전성이 향상되었다고 주장하는 것은 실체가 없는 마케팅 술책과 다를 바 없다는 점이다. 사람의 생명이 걸려 있다는 점을 고려한다면 수치스

럽기조차 한 일이다. 믿을 만한 측정 시스템이 없는 안전성 관련 원칙은 실패를 거듭하거나 시간과 자원을 낭비한다. 더 큰 문제는 환자들이 계속 고통 받고 죽어간다는 점이다. 이전까지는 아무도 그토록 신빙성 있는 측정을 요구하지 않았다. 우리는 기준을 마련하는 것이 도덕적 의무라고 생각했다.

크리스를 설득할 필요는 없었다. 이미 이러한 개념을 이해하고 있었기 때문이다. 끊임없는 노력과 재능, 통찰력으로 한 계단 한 계단 착실히 성장해온 노련한 보건 의료인으로서 그녀는 나만큼이나 실질적 변화를 바라고 있었다. 크리스는 미시간 주의 병원들이 우리와 함께 일하고 싶어 하는 이유가 우리가 추구하는 과학적 근거 때문이라는 사실을 알고 있었다. 우리는 실질적인 결과를 얻었다. 이제 필요한 것은 모든 병원들이 신뢰할 수 있는 측정의 중요성을 깨닫고 일관성 있는 데이터 수집을 위해 노력하는 것이었다. 조금만 밀어붙이면 될 것도 같았다.

다시 기운을 차린 우리는 신빙성 있는 데이터라는 뚜렷한 목표를 가지고 미시간 병원협회장인 스펜스 존슨Spence Johnson을 만나 프로그램에 참여하고 있는 모든 병원에 누락 데이터를 줄일 것을 촉구하는 서신을 보내달라고 부탁했다. 신뢰할 수 있는 데이터를 제출하지 않는 병원은 프로그램을 중지해달라고 요청할 생각이었다. 물론 나는 모든 병원이 완벽한 데이터를 수집할 능력이 있다고 확신했기 때문에 실제로 이러한 일이 벌어지리라고는 생각하지 않았다. 지금까지 아무도 데이터의 질을 문제 삼지 않았고, 아무도 신뢰성 있는 데이터를 위해 병원들을 격려하지 않았기 때문에 제스처를 취한 것이었다. 우리는 진료의 질을 향상시키는 작업에서 신뢰할 수 있는 데이터가 갖는 의미에 대한 기준을 재설정하고 싶었다.

스펜스는 실제로 감염이 감소하고 있는지 확실히 알아야 한다는 것을 이해했기 때문에 서신을 보내는 데 동의했다. 예상대로 프로그램을 그만둔 병원은 하나도 없었다. 더욱 중요한 점은 데이터 제출률이 40퍼센트에서 95퍼센트로 뛰어오른 것이었다. 기대 이상의 성공이었다. 5퍼센트의 데이터 누락은 연구비가 넉넉하여 숙련된 데이터 수집자를 따로 고용하는 대부분의 무작위 배정 임상 시험과 비슷하거나 오히려 나은 성적이었다. 이러한 반응은 미시간 주의 의료인들이 우리만큼이나 환자 진료가 향상되고 있는지 확인하고 싶어 한다는 믿음을 더욱 확고하게 해주었다. 우리는 안전성과 과학을 접목시키고 있었다. 마침내 환자들이 보다 안전해졌다는 실질적인 증거를 확보한 것이다. 우리는 변화를 일으키고 있었다.

결과는 놀라웠다. 연구를 시작한 지 불과 3개월 만에 카테터 관련 혈행성 감염 발생률의 중앙값이 1000정맥관-일당 평균 2.7건에서 거의 0으로 떨어졌다. 이 기간 동안 거의 반 이상의 중환자실에서 이 감염이 자취를 감추었다는 뜻이었다. 이러한 발생률은 연구가 계속된 18개월 동안 0 수준에서 머물렀다. 사실은 4년 후까지도 계속 비슷한 수준을 유지했다. 미시간 주에서는 중심 정맥관 감염을 거의 근절시킴으로써 연간 2000명의 생명을 구하고 2억 달러의 비용을 절감한 것으로 추산했다. 물론 이러한 숫자는 카테터 관련 혈행성 감염으로 몇 명이 사망하고 어느 정도의 비용이 드는지 발표된 연구에 근거한 것이므로 정확하지 않다. 그러나 대략적인 수치라고 해도 어쨌든 대단한 것임에 틀림없다.

훨씬 놀라운 것은 이러한 결과가 우리 프로그램을 한 진료 단위의 한 가지 문제에만 적용한 데서 얻어졌다는 것이다. 병원 전체에 걸쳐 모든 시스템과 모든 수준의 진료에 같은 프로그램을 적용한다면 어떻게 될까? 바로 그것이 이 프로그램이 시작된 곳, 즉 존스 홉킨스에서 일어난 일이다.

# Chapter 6

존스 홉킨스의 외과계 중환자실과 와인버그 중환자실에서 처음 프로그램을 시작한 이래 우리는 많은 일을 겪었다. 각 단계마다 우리는 뭔가를 배웠다. 수술실에서는 TRIP 프로그램에 문화라는 요소를 추가해야 한다는 교훈을 얻어 CUSP 프로그램을 개발했다. 미시간에서는 대규모 프로그램을 진행하기 위해 TRIP과 CUSP를 통합한 형태의 CUSP 모델을 개발했다. 우리가 외과계 중환자실과 와인버그 중환자실 이외의 진료 단위에 적용한 것은 바로 개정된 CUSP 프로그램이었다. 예상대로 아직도 배워야 할 것이 많았다.

　가장 먼저 시작해야 할 진료 단위는 내과계 중환자실, 신경과학 중환자실, 관상동맥 중환자실, 심장외과 중환자실 등 남아 있는 4개의 성인 환자 중환자실이었다. 이 진료 단위는 외과계 중환자실이나 와인버그 중환자실과 많은 점에서 비슷했으므로 CUSP 프로그램을 실행하는 데 큰 어려움이 없었다. 특히 우리는 중심 정맥관 체크리스트를 사용한 결과에 자부심을 느꼈다. 심장외과 중환자실, 특히 심장과 폐 이식 환자들은 병원에서 가장 상태가 중한 사람들이다. 또한 거의 모두 중심 정맥관을 필요로 했다. 그럼에도 불구하고 감염률이 상대적으로 높았으며 결코 근절되지 않았다.

그러나 내과계 중환자실에서는 CUSP 프로그램이 그다지 큰 효과를 거두지 못했다. 내과계 중환자실은 수술을 받지 않은 성인 환자들을 전문적으로 치료하는 곳으로 대부분의 환자는 심장 질환, 위궤양 출혈, 약물 과다 복용 또는 호흡기, 콩팥, 간 질환을 지니고 있다. 존스 홉킨스의 다른 중환자실은 외과, 마취과 및 중환자 의학과에서 관리하는 반면 이곳만은 내과 소관이다. 나의 영향력이 직접적으로 미치지 않는 영역이란 뜻이다. 대부분의 병원과 마찬가지로 존스 홉킨스에서의 위계질서 역시 과별로 나뉜다. 내과 의사들은 나와 같은 외과, 마취과 및 중환자 의학과 소속 의사들보다는 자기들 끼리 협력할 가능성이 높다.

의사들 사이의 갈등은 공개적이고 직접적인 경우도 있지만, 대부분 수동 공격적 행동을 통해 나타난다. 나는 내과계 중환자실 의사들이 우리의 결과를 신뢰하지 않는다는 소문을 들었다. 일일 목표를 세운다고 해서 재원 일수나 실수가 줄어들 것이라고 생각하지 않으며, 혈행성 감염을 줄일 수 있다고 믿지도 않는다는 것이었다. 우리의 데이터는 병원 예방 의학과에서 독립적으로 수집한 것이었지만 내과계 중환자실에서는 이 역시 회의적으로 바라보았다.

사실 여러 가지 측면에서 이해가 안 가는 것도 아니었다. 우선 내과는 존스 홉킨스에서 가장 보수적인 곳으로 변화에 대한 저항이 특히 심했다. 이렇게 보수적인 분위기는 근거 없는 것이 아니다. 내과는 병원에서 가장 오래된 전설적인 부서로 전 세계 의학계를 이끌었던 의사와 연구자들을 여럿 배출했다. 따라서 내과 의사들은 근거를 중시하는 학자적인 태도를 지니고 있다. 어쨌거나 우리가 CUSP 프로그램이 노력한 만큼 가치가 있는지에 대한 명백하고 논쟁의 여지가 없는 과학적 근거를 제시하지 못한 것은 확실했다. 나는 회의적인 반응을 기꺼이 받아들였을 뿐 아니라 높게 평가했다. 환자 안전성에 관한 조치는 근거 중심적이어야 한다. 의사들에게 진료 방식을 바꾸라고 요청하려면 그러한 변화가 환자들에게 이익이 되며 의도하지 않은 피해를 보는 일이 없을 것이라는 명백한 데이터를 제시해야 하는 것이다.

이를 통해 나는 방 안에 코끼리가 있다면 그것에 대해 말해야만 한다는(나의 경우에는 심지어 올라타야 한다는) 사실을 배웠다. 내과계 중환자실 의사들이 의구심을 가지고 있다면 정면으로 맞서는 방법이 최선이었다. 위험할 수도 있고, 불쾌한 경우도 종종 있었지만 비판에는 익숙해져 있었다. 나는 뒤로 물러서는 대신에 들으려고 노력했다. 방탄조끼를 입고 쏟아지는 공격을 몸으로 받아냈다. 나를 보호해준 것은 우리 프로그램과 의학의 이름으로 수행하는 모든 일이 환자를 위한 것이라는 진정한 믿음이었다. 나는 중심을 환자로부터 프로노보스트 개인으로 옮기는 순간 동료 의사들의 지지를 잃게 될 것임을 잘 알고 있었다.

내과의 저항을 경험한 것도 처음이 아니었다. 나는 모든 과의 수석 레지던트와 젊은 교수들에게 일일 목표와 각 과에 우리 시스템을 어떻게 적용할 것인지 설명하기 위해 가졌던 모임을 떠올렸다. 이 모임은 목재로 판을 댄 벽에 과거 의학계 거장들의 초상화가 빙 둘러 걸려 있는 커다란 강당에서 열렸다. 나는 프로젝트의 과학적 근거와 이익 및 잠재적 위험에 대해 설명한 후, 의사와 간호사가 함께 회진을 돌고 우리가 개발한 일일 목표 목록을 사용함으로써 환자들이 큰 이익을 보게 된다고 다시 한 번 강조했다. 나는 이러한 개념을 내과 병동에 적용하려면 어떻게 해야 할지 의견을 물었다.

수석 레지던트는 나를 화성인 보듯 했다. 그들의 문화는 매우 의사 중심적이어서 왜 간호사가 회진에 참석해야 하는지 이해하지 못했다.

"저희는 의사로서 의사의 일을 할 뿐입니다. 의학적 결정은 저희가 단독으로 내리는 것입니다."

나는 이렇게 대답했다.

"선생님들이 결정을 내리는 건 당연합니다. 그러나 다양하고 독립적인 의견을 들으면 보다 현명한 결정을 내릴 수 있습니다. 간호사들은 우리보다 훨씬 많은 시간을 환자와 함께 보내면서 우리가 모르는 것을 알고 있을 수 있습니다. 그들의 의견을 들으면 보다 나은 판단을 내릴 수 있습니다. 선생님들이 계획을 세우면 누가 실행하나요? 간호사들입니다. 제 생각에는 간호사들이 미리 계획을 듣고 의견을 얘기함으로써 모든 사람이 무엇을 해야 하는지 확실히 알게 된다면 보다 효과적이고 효율적이며 안전한 진료를 할 수 있을 것 같습니다."

스와힐리어로 얘기하는 것 같았다. 서로를 전혀 이해하지 못한다는 것이 너무나 명백했다. 내과 의사들은 안전성의 과학보다 케케묵은 의사의 자율성 모델을 훨씬 선호했다. 나는 놀라지 않았다. 목재로 판을 댄 벽과 거기 걸려 있는 초상화들은 그러한 모델이 통용되었던 시대를 상기시켰다. 변화란 쉬운 일이 아니다. 홀로 남은 나는 절망감을 느꼈다. 나는 여러 분야를 망라하는 진료 팀을 구성하여 일일 목표 목록을 사용하는 것이 환자 안전성을 향상시키는 강력한 방법이라고 생각했다. 어떻게 하면 이들이 밝은 빛을 볼 수 있을까? 문화가 바뀌기 전까지는 어둠을 물리칠 방법이 없을 것 같았다.

내과계 중환자실 의사들을 만났을 때는 좀 더 준비가 되어 있었다. 미시간 주와 존스 홉킨스에서 수집한 명백한 데이터를 가지고 갔다. 나는 그들에게 현재 내과의 의사소통과 안전성 기준이 최선이라고 생각하는지 물었다. 그렇지 않다면 우리 프로그램을 한번 시도해보면 어떨까? 이익 대비 잠재적인 위험 가능성이 거의 없다는 것은 명백했다. 자존심상 민감한 부분을 건드리지 않으려고 무진 애를 쓰면서 실질적으로 손해 보는 부분을 벌충해주고, 손해라고 잘못 생각하는 부분은 설득해가며 끈질기게 회유한 끝에 가까스로 메시지를 전달할 수 있었다. 이들이 일단 나의 메시지를 받아들이자, 한줄기 빛을 비춘 것처럼 중심 정맥관 체크리스트뿐 아니라 CUSP 프로그램 전체를 받아들이게 되었다. 의사들이란 기본적으로 과학자들이다. 뭔가를 받아들여 그 근거가 되는 과학을 이해하고 믿게 되면 스스로 따르는 것이다.

의사들과 달리 내과계 중환자실 간호사들은 즉시 참여했다. 이들 중 CUSP 챔피언이 된 것은 안전성 문제에 남다른 열정을 보인 임상 간호사 다나 무어<sup>Dana Moore</sup>였다. 'CUSP 챔피언'이란 CUSP 프로그램을 적극적으로 받아들여 진정한 지도자가 된 사람들을 가리키는 우리들의 용어이다. 의사들의 참여도 중요하지만 대부분의 CUSP 계획은 일주일에 4~8시간을 기꺼이 할애하는 간호사들의 강력한 리더십이 없다면 아예 시작조차 할 수 없다.

또한 강력한 행정적 지원이 없었다면 내과계 중환자실 프로젝트는 불가능했을 것이다. 이번에는 존스 홉킨스 병원 및 보건 시스템의 인사부 차장인 파멜라 포크Pamela Paulk의 도움이 컸다. 풍부한 경험을 지닌 그녀는 인력 관련 문제를 다루는 데 적임자였다. 열정이 넘치는 진보적 행정가로서 그녀는 처음부터 CUSP 챔피언이었다. 파멜라의 열정과 친절은 자신이 맡은 바를 훨씬 넘어서는 것이었다 (최근에 그녀는 존스 홉킨스 유지보수과의 한 직원에게 자신의 콩팥을 기증하기로 했다. 동기? 우연히 그가 아프다는 것을 알게 되었고 그렇게 하는 것이 옳다고 생각했기 때문이다).

내과계 중환자실에서 다룬 첫 번째 문제는 환자들이 인공호흡기 치료를 받는 동안 진정제를 줄 것인가 하는 것이었다. 그때까지는 진정 상태를 유지하는 것이 간호사들에게 도움이 될 뿐 아니라(환자들을 간호하기 편하므로), 환자에게도 도움이 된다고 생각했었다. 기도에 호흡 관이 꽂혀 있다는 것을 의식하는 것보다 진정 상태인 편이 더 편할 것이라고 생각했던 것이다.

안전성 관리 팀에서 일하고 있던 내과계 중환자실 의사 데일 니드햄Dale Needham은 이러한 생각에 의문을 제기했다. 그는 진정제를 덜 쓰는 편이 환자에게 도움이 된다는 사실을 입증했을 뿐 아니라, 환자들이 기도에 호흡 관을 꽂고 인공호흡기에 연결된 상태로 스스로 걷고 운동하도록 했다. 그의 이론을 실제로 적용해본 후에는 환자들을 의식이 없는 상태로 침대에 눕혀두는 것보다 돌아다니도록 하는 편이 치료에 훨씬 도움이 된다는 사실에 어느 누구도 이의를 제기하지 않았다.

CUSP 팀에서 다룬 또 하나의 심각한 문제는 진통제였다. 다나와 그의 팀(전 세계 모든 병원과 마찬가지로)은 마약성 진통제가 우발적으로 과다 투여되는 문제에 오래도록 시달려왔다. 환자가 불안정하여 몸부림칠 때는 때때로 진정제를 올려야 하는데 대개 마약성 진통제를 사용한다. 불안정한 환자는 카테터나 호흡 관을 잡아 뽑거나 다른 방식으로 스스로 해를 입힐 수 있기 때문이다.

이때 간호사들은 보통 투약 펌프의 설정치를 높여 보다 많은 진정제를 투여한다. 그러나 1~2분 후에는 반드시 처방된 설정치로 다시 돌려놓아야 한다. 그런데 항상 바쁜 의료 현장에서는 간호사가 다른 응급 상황으로 불려가거나 설정치를 원래대로 돌려놓는 일을 잊어버릴 수 있다. 과량 투여는 대개 이런 상황에서 발생한다. 대부분 별 문제가 되지 않지만 때로는 위험하거나 심지어 환자가 사망하기도 한다. 마약성 진통제를 과량 투여하면 혈압이 위험한 수준까지 떨어져 주요 장기가 손상될 수 있다. 가장 중요한 부작용은 환자의 호흡을 억제하거나 심지어 정지시킬 수 있다는 것인데, 인공호흡기를 사용하지 않는 환자에게는 치명적이다. 숨을 쉬지 않는다면 죽는 것이 당연하다

CUSP 프로그램 시행 전 2년간 내과계 중환자실에서는 4건의 과량 투여가 발생했는데, 다행히 환자가 사망한 경우는 없었다. 3명의 환자가 무사했던 것은 중환자실 환자들이 대부분 그렇듯 인공호흡기를 사용하고 있었기 때문이었다. 그러나 나머지 한 명은 마약성 진통제에 대한 내약성이 높았기에 망정이지 사망할 수도 있었다. 의료진의 운이 좋았던 것이다. 역설적인 것은 그 환자가 헤로인 중독자였기 때문에 고용량의 마약에 내약성을 지니고 있었다는 점이다. 마약 중독이 생명을 구한 셈이다. 그렇다고 행운에 기대어 병원을 운영할 수는 없다. 이런 실수는 마음을 놓을 수가 없다. 언제까지나

운이 따르지는 않는 법이다.

"CUSP 프로그램 전에도 여러 번 대책을 세우긴 했었어요. 투약 펌프 대신 간호사가 한 앰플씩 주사하는 방법을 써봤죠."

다나의 말이다.

이렇게 했더니 투약 펌프에 의한 실수의 가능성은 줄어들었지만 다른 문제가 생겼다. 마약성 진통제 앰플에는 매우 고용량의 농축 제제가 있는가 하면 희석된 것도 있다. 간호사가 농축 제제라는 사실을 인지하지 못하면 과량 투여하게 되는 것이다. 또 다른 문제는 불안정하여 몸부림치고 있는 환자에게 눈을 떼고, 심지어 약을 가지러 곁을 떠나기가 쉽지 않다는 점이다. 잠금장치가 되어 있는 약장에 비밀번호를 입력하고 원하는 약을 찾는 데는 시간이 걸린다.

다나는 간호사가 침상 곁에 지켜 서서 환자가 완전히 진정된 것을 확인하고 펌프를 원래대로 돌려놓는 방법도 시도해보았다. 간호사들이 정기적으로 펌프를 점검하여 설정치를 확인하는 방법도 써보았다. 그러나 이러한 방법들은 사람이 실수하지 않는다는 전제하에서만 가능한 것이다. 인간은 누구나 실수하게 마련이므로 일반적으로 이러한 방법은 효과가 없다.

쉽게 생각할 수 있는 방법들은 일부 위험을 감소시키더라도 필연적으로 다른 위험을 야기한다. 새로운 위험을 예상하고 대처하지 못하면 상황은 더 나빠진다. 위험을 실질적으로 감소시키려면 과학적인 조치가 필요하다. 시험적으로 시행해본 후 결과를 평가하는 것이다.

투약 펌프에 대한 해결책은 CUSP 회의 중 한 간호사가 제시했다. 펌프에 타이머를 내장시켜 용량을 올린 뒤에는 자동으로 정상

용량으로 돌아가도록 하자는 것이었다. 모두 이 방법이 최선이라는 데 동의했고, 선임 행정직은 약간의 영향력을 발휘하여 예산을 끌어 왔다. 우리는 내과계 중환자실의 모든 펌프를 안전 펌프로 교체한 후 결과를 측정했다. 명확하고 엄정한 정의에 따라 신형 펌프 도입 전후 투약 실수의 빈도와 유형을 세어본 것이다. 결과는? 이러한 투약 실수는 실질적으로 완전히 자취를 감추었다. 사실 새로운 펌프 는 현재 병원의 모든 진료 단위에서 표준 장비로 사용되고 있다.

　　이것은 경영진의 참여가 중요하다는 사실을 입증하는 좋은 예 이다. 의사 결정 주체와 임상적 필요를 연결시키는 것이다. 새로운 장비를 마련하는 데는 돈이 든다. 돈은 항상 부족하고 정치적 판단에 따라 움직인다. 예산을 신청하는 데만도 여러 단계를 거쳐야 하므로 실제로 필요한 장비를 구입할 자금을 마련하려면 수개월에서 수년이 걸리기도 한다. CUSP 프로그램은 이 과정을 효율화한다. 미시간에 서 최고 경영자가 클로르헥시딘을 즉시 들여놓았듯이, 파멜라 같은 고위 행정직들은 일을 빨리 진행하려면 어떻게 해야 하고 누구에게 전화를 걸어야 하는지 정확히 알고 있다.

　　이들은 변화를 일으키고 예산을 배정하는 권한을 가지고 있을 뿐 아니라 의사들에게 영향력을 행사하기도 한다. 예를 들어, 우리가 외과계 중환자실 간호사들에게 최고 경영진의 호출 번호를 알려주 자, 마법의 약을 쓰기라도 한 듯 의사들이 간호사들의 말을 듣기 시작했다. 의사들에게 최고 경영진이 CUSP 회의에 참석한다는 사실 을 알리면 최선을 다해 회의에 참석하려고 애쓴다. 또한 이들은 회의 실에서 유일한 비의료인으로서 독특한 시각을 제시하기도 한다. 사 고방식이 비슷한 사람들끼리 모였을 때 놓치기 쉬운 어떤 유형의 명확성을 일깨워주는 것이다.

성공을 거두려면 CUSP 팀원 모두가 힘을 합쳐야 된다는 것은 두말할 나위 없는 일이다. 의사들이 프로그램에 적극적으로 참여하지 않는다면 변화를 일으키기란 매우 어렵다. 나머지 모든 사람이 의사의 지시에 따라 움직이기 때문이다. 또한 의사들은 의학적 지식을 가지고 있기 때문에 CUSP 팀에서 효과적이고 팀의 모든 의사들이 믿고 따를 수 있는 해결책을 마련하는 데 참여해야 한다. 다른 팀원들이 알지 못하는 실수, 일상적인 일이 아닌 진단이나 치료에 관련된 실수를 찾아내는 것 또한 의사들의 몫이다.

간호사들 역시 CUSP 프로그램의 성공에 커다란 역할을 한다. 간호사들은 병동에서 환자들과 가장 많은 시간을 보내는 사람들이기 때문에 안전성 문제에 관한 한 엄청난 지식을 지니고 있다. 해결책을 찾아낸 후 계획을 실행에 옮기는 것은 전적으로 간호사에게 달려있는 경우가 많은데, 이는 대개 간호사의 업무 부담이 늘어나기 때문이다. 간호사가 참여하지 않는다면 CUSP 프로그램은 아예 시작조차 어렵다.

CUSP 프로그램을 병원 전체로 확장시키자 프로젝트를 관리하는 데 도움이 필요했다. 미시간 주에서 성공을 거둔 후 우리 팀은 프로그램을 다른 주로 전파시키려는 노력만으로도 여력이 없었다. 존스 홉킨스에 주력할 전담 인력이 필요해진 것이다. 다행히 최고 경영진에서 이러한 문제를 인식하고 예산을 배정하여 환자 진료 혁신 센터$^{Center\ for\ Innovation\ in\ Quality\ Patient\ Care}$를 지원하면서 나를 센터의 의료 관리자로, 칩 데이비스$^{Chip\ Davis}$를 행정 관리자로 임명했다. 칩과 나는 진료의 질과 안전성을 향상시키기 위해 수년째 함께 일하고 있는 사이였다. 센터의 예산으로 우리는 환자 안전성 책임자 로리 페인Lori Paine을 고용하여 존스 홉킨스의 CUSP 프로그램을 이끌도록 할 수 있었다. 로리는 행정에 관한 몇 개의 자격증과 함께 존스 홉킨스에서 환자 안전성 프로젝트에 풍부한 경험을 지닌 노련한 간호사다. 로리는 CUSP 팀의 지도와 훈련 책임을 맡는 CUSP 코치와 챔피언 그룹을 이끌었다.

또한 예산 지원에 힘입어 환자 안전성 네트Patient Safety Net, PSN라는 웹 기반의 실수 보고 시스템을 구축할 수 있었다. 병원 전체를 망라하는 이 컴퓨터 시스템은 병원 어디서든 직원들이 익명으로 안전성 문제를 보고할 수 있어 우리 프로젝트에 큰 도움이 되었다. 현재 존스 홉킨스 병원에서는 연간 약 1만 5000건의 실수 보고를 받고 있다.

안전성 향상은 과학이기 때문에 우리는 조직 구조 및 인력과 시스템이 상호작용하는 방식을 완벽하게 이해하고 있는 전문가들도 고용했다. 이들은 시스템의 문제를 분석하고 바로잡는 역할을 한다. 그들이 사용하는 방법은 제반 과정상의 차이와 낭비를 줄이기 위해 해당 업계에서 개발된 것이다. 우리 프로젝트는 기본적으로 시스템의 문제를 바로잡는 것이므로 이들의 전문성은 매우 중요하다. 병원장인 론 피터슨은 이러한 과정 전반에 걸쳐 우리를 지원했다.

"의사들이 시스템 공학을 배우지 않는다는 것은 기본적인 상식입니다. 우리는 모든 부서의 수많은 사람들이 참여하는 복잡한 과정을 다루고 있습니다. 다른 분야의 전문가들을 병원 환경에 끌어들이면 큰 도움이 됩니다. 다양한 전문가들이 참여하면 환자 안전성뿐만 아니라 병원 운영의 효율성을 향상시키는 데도 큰 도움이 될 것입니다."

론의 말이다.

병원의 최고 경영진에서 환자 안전성을 강화시키기 위한 자원에 투자하는 것이 중요하다는 사실을 인식한 것은 우리의 행운이다. 그러나 이러한 분야에 투자하는 병원은 많지 않다. 일단 그런 예산을 가진 병원이 드물다. 보건 의료 분야는 보다 낮은 비용으로 의료 서비스의 질과 전달 방식을 향상시키는 방법을 개발해야 한다. 문제는 이러한 향상에 따른 재정적 보상이 병원이 아니라 보험회사로 들어간다는 점이다. 수익성의 뚜렷한 개선이 없다면 병원 경영진을 참여시키기란 어려울 수 있다. 그럼에도 불구하고 우리 병원을 비롯하여 많은 CFO들이 이제는 환자 안전성 프로젝트의 경제적 이익이 단기적으로는 쉽게 눈에 띄지 않지만 장기적으로는 명백하다는 사실을 인식하고 있다.

로리가 이끄는 새로운 팀이 문제를 해결했던 진료 단위 가운데 하나가 와인버그-4C$^{\text{Weinberg-4C}}$이다. 이들은 와인버그 수술실에서 수술 받은 후 와인버그 중환자실을 거친 외과 환자들을 보살핀다. CUSP 프로그램에 관심을 갖고 우리에게 연락했을 당시 와인버그-4C는 직원 이직률이 높고(연간 약 20퍼센트) 사기가 낮았으며, 의사와 간호사 사이의 갈등이 그치지 않았고 의사소통의 문제로 인한 실수가 잦았다.

다행히도 와인버그-4C의 레지던트 몇 명이 와인버그 중환자실에서 일하면서 안전성의 과학을 배우고, 일일 목표 목록을 사용해본 경험으로 팀워크의 중요성을 이해하고 있었다. 간호부장인 조안 티멜$^{\text{Joanne Timmel}}$과 외과 간호과장 데보라 베이커$^{\text{Deborah Baker}}$도 CUSP 프로그램을 도입하는 데 적극적이었다. 몇 가지 이유로 이번에는 내가 선임 행정직을 맡았다. 우선 CUSP가 중환자실 밖에서 어떻게 진행되는지 직접 보고 싶었다. 또한 와인버그 중환자실에서의 경험으로 나는 CUSP에 외과 의사들이 참여했을 때 생길 수 있는 문제에 관해 남다른 예민함을 갖게 되었던 것이다.

우리는 안전성의 과학에 대한 좌담회로 프로그램을 시작했다. 춥고 비가 내리는 저녁이었지만 페퍼로니 피자와 초콜릿 칩 쿠키, 코카콜라의 냄새가 퍼져나가는 회의실에 간호사들이 가득 모여들었다. 예상대로 의사는 한 사람도 없었다. 그래도 시작했다. 나는 간호사들에게 환자들이 어떻게 나빠질지 알 수 있느냐고 물었다. 모두가 손을 들었다. 한 간호사는 수술 받은 후 자신이 보는 앞에서 패혈증성 쇼크에 빠진 환자 이야기를 들려주었다. 이 병은 혈행성 감염이 아주 심해져 주요 장기가 손상 받고 기능을 멈추는 상태다. 그런데도 환자는 항생제를 비롯하여 꼭 필요한 다른 치료를 받지 못했고, 간호사가 생각하기에 반드시 중환자실로 옮겨야 할 것 같은데도 일반 병실에서 계속 상태가 나빠지고 있었다. 더 큰 문제는 간호사의 전화를 받은 의사마다 자신은 당직이 아니라는 둥, 지금은 자기가 일하는 시간이 아니라는 둥 이유를 대는 바람에 계속 전화만 붙잡고 있어야 했다는 것이다. 그녀는 얘기를 하면서 눈물을 흘렸다. 절망감과 고통이 그대로 전해져왔다. 그녀는 무력감을 느꼈다. 자신의 직업이 그런 일을 막는 것임에도 불구하고 어느 누구의 도움도 받지 못한 채 죽어가는 환자를 지켜보고 있어야 한다는 것은 끔찍한 경험이었다. 그녀는 마침내 수술실에 있던 외과 의사 한 사람을 붙잡을 수 있었다. 그러나 이미 시간이 많이 흘렀고, 뒤늦게 환자를 중환자실로 옮겼지만 결국 심한 감염증으로 사망하고 말았다.

이렇게 충격적인 이야기를 들은 후, 나는 다음에는 환자가 어떤 식으로 피해를 입을지, 이를 방지하려면 어떻게 해야 할지를 묻는 CUSP 설문지를 나눠주었다. 설문 결과 80퍼센트의 간호사가 의사소통의 문제가 가장 심각하다고 답했다(어떤 진료 단위든 이러한 대답이 가장 많다). 특히 간호사들은 하나같이 치료 계획, 즉 의사들이 어떤 계획을 가지고 있는지, 환자는 언제 퇴원할 것인지, 그렇게 하려면 무엇을 해야 하는지에 관해 아무것도 알 수 없으며, 자신들이 어떻게 해야 도움을 줄 수 있는지도 전혀 모른다고 답했다. 간단히 말해서 진정한 진료 팀이란 존재하지 않았다. 제대로 기능하지 않는 진료 단위의 표본이었다.

다행히도 우리는 이러한 문제에 관한 해결책, 즉 일일 목표 목록을 가지고 있었다. 모든 팀원이 함께 회진을 돈다면 모두가 각 환자의 그날 진료 계획을 명백히 알 수 있다. 그러나 곧 우리는 이 병동에 일일 목표 목록을 도입하는 것은 중환자실에서보다 훨씬 어렵다는 사실을 깨달았다.

일일 목표 목록이 중환자실에서 특히 효과적인 이유는 모든 환자를 하나의 팀에서 보살피기 때문이다. 교수, 레지던트, 간호사 및 관련 직원들로 구성된 이 팀은 매일 같은 시간에 병동의 모든 환자들을 대상으로 회진을 돈다. 반면에 내과나 외과 병동에서는 성형외과, 종양외과, 정형외과, 일반외과 등 각기 다른 과의 다양한 의사들이 환자를 진료한다. 해당 병동의 간호사와 직원들로 구성된 팀 외에도 다양한 과의 진료 팀이 방문하여 다른 유형의 환자들을 보살피는 것이다. 따라서 의사소통과 팀워크를 구축한다는 것이 매우 어렵고 일일 목표 목록을 작성하기란 불가능에 가깝다. 아침 6~7시 사이에

10~12개 팀이 언제라도 회진을 돌 수 있다. 간호사들은 많은 과의 환자들을 한꺼번에 보살피기 때문에 각 과의 의사들과 따로 회진을 돈다는 것은 불가능하다. 또한 이 의사들은 자신이 보살피는 환자들이 병원 이곳저곳에 흩어져 있어 한 병동에 오래 머물 수 없기 때문에 올바른 의사소통은 더욱 어렵다.

와인버그-4C 병동에 일일 목표 목록을 적용시키려면 상당한 수정을 가해야 한다는 것은 너무나 명백했다. 의사들의 도움이 필요했다. 다행히도 우리 CUSP 팀에는 종양외과 과장인 리처드 슐릭 Richard Schulick 박사가 있었다. 리치와 나는 의과대학 시절부터 알고 지내는 사이였다. 그는 뛰어난 의사소통과 팀을 이끄는 능력을 지닌 탁월한 외과 의사로 병원 문화를 개선하는 데 앞장서왔다. 나는 그에게 연락하여 간호사를 회진에 참여시키고 일일 목표 목록을 도입해보고 싶다고 말했다. 그는 이미 와인버그 중환자실에서 이러한 프로그램의 효과를 확인한 터였으므로 도와줄 것을 약속했다.

다음 번 CUSP 회의에서 우리는 이 문제를 논의했다. 간호사들은 수많은 과의 환자들이 병동에 입원하므로 회진 시 일일 목표 목록을 작성한다는 것은 불가능하다는 문제를 제기했다. 나는 코호팅, 즉 환자들을 과별로 묶어 병동을 하나의 팀에 가깝게 재편하는 방안을 제시했다. 조안은 이 아이디어를 강력하게 지지했다. 환자들을 코호팅하면 기본적으로 중환자실과 비슷한 팀 구조를 만들 수 있다. 와인버그-4C 병동의 모든 과를 코호팅할 수는 없었으므로 가장 큰 과를 선택해야 했는데, 마침 리치의 과가 여기 해당했다. 그의 팀은 주로 췌장암으로 수술 받은 환자들을 치료했다. 그의 환자들을 한데 묶자 간호사들을 회진에 참여시키는 것뿐만 아니라 특정한 환자군을 관리하는 간호사들의 전문성을 개발하는 데도 도움이 되었다.

병동에서 좀 더 일찍 환자들을 코호팅하지 못했던 이유는 행정 부서에서 병상이 비는 대로 신환을 입원시키는 것이 보다 효율적이라고 믿었기 때문이었다. 즉, 환자가 대기하고 있는데 빈 병상이 생기는 경우 병동에 같은 병을 앓는 환자가 있는지, 주치의가 같은지, 간호사들이 그러한 환자를 돌보는 데 전문적인 기술이 있는지 등을 고려하지 않고 일단 입원시키는 것이다. 이로 인해 의사들은 환자를 진료하기 위해 병원 전체를 돌아다녀야 하므로 비효율적인 것은 물론 환자 안전성 또한 문제가 되었다. 간호사가 진료 팀의 일원이 될 수 없음은 물론이다. 효율성을 과학적으로 연구하지도 않은 채 미국의 병원들은 대개 이러한 병상 배정 방식을 사용한다. 한 가지 문제를 해결함으로써 또 다른 문제가 야기되는 전형적인 예이다. 환자는 빨리 입원할 수 있지만(따라서 응급실이 붐비는 문제에도 어느 정도 도움이 되었다), 진료 계획이 정리되지 않은 탓에 합병증이 생기는 경우가 많았고 재원 일수 또한 늘어났다.

리치 역시 환자들을 코호팅하여 간호사들을 회진에 참여시키는 계획이 좋은 아이디어라고 생각했다. 그는 이러한 방식에 적극적으로 동의했으며 환자 안전성 역시 개선될 것으로 믿었다. 그의 유일한 조건은 자신의 레지던트들이 회진을 도는 시간이 길어지지 않아야 한다는 것이었으며, 이를 레지던트들이 직접 측정하기를 원했다. 나는 동의했지만 사실 외과 의사들이 그 일을 해야 한다고는 생각하지 않았다. 자가 측정은 부정확하며, 주관적이고, 전혀 과학적이지 않다. 레지던트들이 호출 받는 횟수를 살펴보는 것이 더 좋은 측정 방법이라고 제안하자 그도 동의했다.

내가 이러한 측정 방법을 선택한 것은 객관적이고 명확하게 정의될 뿐 아니라, 동시에 진정 중요한 문제인 의사소통이 개선되고 있는지 알아볼 수 있기 때문이었다. 호출 횟수가 줄어든다면 의사소통이 개선되고 있음을 뜻한다. 변화가 없거나 오히려 늘어난다면 의사소통을 개선시키지 못했다는 뜻이 된다. 성공 여부를 가늠해보는 것 외에도 호출 횟수가 줄어들면 의사와 간호사들이 다른 일을 할 수 있는 시간이 늘어날 뿐 아니라 팀워크를 해치는 짜증스런 호출로부터 해방된다는 이점도 있다.

리치를 참여시킨 나는 외과 간호과장 데보라 베이커를 찾아가 리치의 환자를 코호팅할 수 있는지 물어보았다. 이유를 설명하자 안전성 향상을 열렬히 지지하는 그녀는 동의해주었다. 와인버그-4C에는 리치의 환자보다 많은 수의 병상이 있었으므로 모든 환자를 코호팅할 수는 없었지만 리치의 환자만으로도 우리의 방법이 효과가 있을지 시험해보는 데는 충분했다.

그 후 우리는 일일 목표 목록의 초안을 잡기 시작했다. 모든 체크리스트와 마찬가지로 실제로 시행될 환경의 문화와 맥락에 맞게 변형시켜야 했다. 우리가 중환자실에서 사용했던 일일 목표 목록을 그대로 사용할 수는 없었다. 중환자실에는 보다 심각한 환자들이 많고 매일 해야 할 일도 그만큼 많기 때문에 환자마다 별도의 목록을 사용했다. 그러나 일반 병동에서 환자마다 별도의 목록을 사용한다는 것은 비현실적이었다. 또한 코호팅에도 불구하고 아직도 많은 과의 환자들이 섞여 있기 때문에 모든 임상 간호사들이 항상 함께 회진을 돌 수 있으리란 보장도 없었다. 따라서 병동 전체를 총괄하는 간호사를 회진에 참여시키기로 했다. 병동 전체에 걸쳐 한 장의 일일 목표 목록을 사용하되 수간호사가 이를 작성하도록 했다. 목록에는 모든 환자를 나열하고 예상 퇴원일과 제때 퇴원하려면 어떤 준비를 해야 하는지(사회사업실 의뢰, 가정간호사 주선 등), 그날 그 환자에 대한 치료진의 목표는 무엇인지, 안전성을 위협하는 잠재적인 요소에는 무엇이 있는지 등을 적었다.

개정된 일일 목표 목록을 사용한 후로 의사들이 받는 호출 횟수는 하루 64건에서 2건으로 감소했다. 의사와 간호사들 모두 이를 뚜렷한 개선으로 평가했다. 이 소문이 퍼지자 다른 외과 의사들도 데보라에게 자신의 환자를 코호팅해달라고 부탁해왔다.

우리가 처리한 두 번째 문제는 성형외과였다. 성형외과 레지던트들은 과로에 시달린 나머지 환자들에게 필요한 진료를 제공할 수 없었다. 사실 이는 병원 전체, 나아가 국가 전체에 만연한 문제다. 심지어 모든 의사가 수술실에 들어가 있어 환자에게 문제가 생겨도 연락이 안 되는 경우가 비일비재했다. CUSP 회의에서는 많은 간호사들이 응급 상황에서 성형외과 레지던트를 호출했지만 수술 중이기 때문에 올 수 없다는 대답을 듣고 환자 곁에서 발만 동동 굴렸던 사례를 눈물로 호소했다. 의사들이 성의가 없기 때문이 아니라 시스템이 잘못되어 생기는 문제였다. 정말로 수술실을 떠날 수가 없는 것이다. 한 간호사는 혈당이 위험 수준으로 치솟았던 환자 이야기를 들려주었다. 성형외과 레지던트에게 연락이 닿지 않자 간호사는 이전에 고혈당 문제를 의뢰했던 내분비학 전임의에게 연락했다. 그는 즉시 달려와 환자를 보살펴주었다. 전적으로 옳은 행동이었다. 문제는 저녁에 수술을 마치고 나온 레지던트가 화를 내면서 폭언을 퍼붓고 수간호사에게 부적절하게 다른 의사를 호출한 데 대해 시말서를 요구했다는 것이다.

외과 의사들은 이렇게 감정을 폭발시키는 일로 악명이 높다. 병원에서 일해본 사람이라면 누구나 의사들이 종종 생떼를 쓰며 못된 아이들처럼 행동하고, 심지어 간호사들에게 폭언을 퍼붓기도 한다는 사실을 알고 있다. 그러나 외과 의사들이 전반적으로 과로에 시달리며, 잠도 제대로 못 자고 항상 완벽해야만 한다는 엄청난 스트레스에 짓눌려 있는 것은 사실이다. 따라서 전적으로 부적절하다고는 하지만 이러한 행동은 어느 정도 예상할 수 있는 일이다. 병원에서는 의사들에게 이러한 스트레스에 적절히 대처하는 법을 가르쳐주지 않는다. 더욱이 이러한 생활 습관과 장시간의 노동은 건강을 해치고 사람을 지치게 만든다. 과로에 지치고 배가 고프며 피곤한 사람이 엄청난 위험과 스트레스가 동반되는 상황에 처한다면 공격적인 반응을 보일 것은 당연한 일이다. 잠을 제대로 못 자는 것도 중요한 역할을 한다. 24시간 이상 잠을 자지 못한 사람은 법적으로 음주 상태와 비슷한 행동을 보인다는 사실이 입증된 바 있다. 수면 박탈 시간이 36시간에 이르면 감정이 논리를 압도하여 편집형 정신분열병 환자와 비슷한 행동을 보인다. 대부분의 외과 의사들에게 이렇게 오랜 시간 동안 일하는 것은 다반사이므로 신경질적이고 공격적인 반응을 보인다고 해서 놀랄 일이 아니다.

격무에 지친 성형외과 레지던트들의 부담을 덜어주고 환자들에게 양질의 진료를 제공하기 위해 와인버그-4C 병동에서 마련한 해결책은 임상 간호사를 고용하는 것이었다. 이들은 환자의 상태가 나빠지는 것을 알아차릴 수 있는 능력과 도움을 요청할 수 있는 권한을 지닌다. 환자의 진료 계획에 관해 필요한 결정을 내리고 치료를 지시할 수도 있다. 이들을 고용하는 것이 간단한 해결책이었지만(임상 간호사는 의사보다 비용이 적게 든다), 그래도 새로운 직원을 고용하는 데는 비용이 들게 마련이었다. 항상 문제는 예산이다.

그러나 외과 과장의 지원과 사고 보고서 및 과로에 시달리는 레지던트들, 위험에 처한 환자들의 데이터를 제기하는 등 적극적인 노력에 힘입어 마침내 성형외과 임상 간호사를 고용할 수 있었다. 또한 우리는 임상 간호사의 임무를 수술실이 아닌 병동에 상주하며 호출에 응하고 응급 상황에 대처하는 것으로 규정했다. 나아가 이들을 병동 소속으로 발령했다. 중환자실 외부로서는 새로운 개념이었다. 대부분의 임상 간호사와 레지던트들은 각과 소속으로 여러 병동을 돌아다니며 일했다. 우리는 중환자실처럼 한 팀이란 분위기를 만들고 싶었다. 항상 병동에 머물러 있는 임상 간호사가 있다는 것은 이러한 분위기를 만드는 데 도움이 될 터였다.

또한 무선 모니터를 구입하여 환자 상태가 좋지 않을 때 임상 간호사가 바로 알 수 있도록 했다. 이렇게 하면 심각한 안전성 문제를 줄일 수 있다. CUSP 회의에서 몇몇 팀원들이 병동에 호출 신호를 보내거나 받을 수 없는 데드 존dead zone이 있다고 불평했다. 다양한 이유로 병원 전체에서 볼 수 있는 현상이었지만 환자 안전에는 심각한 위협이었다. 더 큰 문제는 호출 신호를 보내고도 받지 못했다는 사실을 알려주는 경고 시스템이 없다는 점이었다. 간호사가 의사를 응급 호출한 후 상대방에서 신호를 받지 못했다는 사실을 모른 채 마냥 기다린다면 생명을 구할 수 있는 귀중한 시간을 낭비하게 될 것이다. 근본적인 해결책은 데드 존을 없애는 것이었지만 당시로서는 가능하지 않았는데, 무선 모니터는 쉽고 실용적이며 효과적인 해결책이 되었다.

CUSP 프로그램이 와인버그-4C 병동에 미친 영향은 엄청났다. 직원 이직률은 20퍼센트에서 거의 0퍼센트가 되었으며, 문화와 팀워크 점수가 놀랄 만큼 개선되었다. 간호사와 의사의 만족도가 모두 향상되었을 뿐 아니라 환자 재원 일수도 줄어들었다. 문화와 시스템은 상호 의존적이라는 사실이 다시 한 번 확인되는 순간이었다. 한쪽을 변화시키면 다른 쪽도 변한다. 변화가 긍정적이라면 활력을 부여한다. 변화가 부정적이라면 팀 전체의 사기가 하강 곡선을 그리며 추락한다.

우리의 다음 목표는 내과 일차 진료 병동인 MPCU-4였다. MPCU-4는 중환자실에 입원할 정도로 심각하지는 않지만 일반 병동에 입원시키기에는 위태로운 상태인 비수술 환자를 위한 병동이다. 이 CUSP 팀을 이끌 선임 행정 요원은 존스 홉킨스 보건 시스템의 재무 담당 최고 책임자CFO인 로널드 월스먼Ronald Werthman이었다. CFO는 보건 의료의 금전적인 측면에 매몰되어 있기 때문에 종종 병원 업무나 환자 진료에 가장 관심이 없는 직책으로 생각된다. '회계원'이라는 비아냥거림을 듣기도 하는 그들은 병원 회계에서 한시도 눈을 떼지 않는다. 병원은 이윤의 폭이 매우 작기 때문에 CFO는 흑자를 유지하기 위해 비용을 엄격하게 관리한다. 감정에 치우치지 않고 일자리를 줄이고 수익이 나지 않는 서비스를 없애야 하는 것이다. 환자 안전성 투자의 이익은 측정하기 어렵고(이러한 이익은 대개 미래 시점에 발생하며 병원이 아닌 보험자가 누리게 될 가능성이 높다), 안전성 프로그램에는 투자가 필요하기 때문에 CFO는 수익을 창출하는 일, 예를 들어 새로운 의사를 고용하는 일에 더 관심을 갖는다.

그러나 수많은 일반화가 흔히 그렇듯, 이런 예상은 보기 좋게 빗나갔다. 론은 CUSP 선임 행정직이란 역할을 훌륭하게 수행하며 환자 안전성을 가장 열렬히 지지하는 사람으로 떠올랐다. 로리의 팀과 함께 일을 시작하기도 전에 그는 벌써 병동의 일상 업무를 파악하기 위해 간호사 한 명을 부지런히 쫓아다녔다. 고위 행정직은 물론, 의사나 간호사가 아닌 사람은 누구도 병동 일에 깊이 관여하려고 하지 않는다.

"사람들은 일상적인 간호 활동 중에 흔히 접하게 되는 피나 체액을 보기만 해도 질겁하죠."

로리의 설명이다. 그러나 론은 다른 관점에서 바라보는 것이 중요하다는 것을 깨닫고 시간을 할애했다. 그가 의사나 간호사가 일하는 모습을 관찰하기 위해 뒤를 따라다닌 것이 처음은 아니었다.

"몰랐던 것을 깨닫게 되요. 간호사와 의사들이 일과 중에 어떤 일을 하는지, 어떤 상황을 겪는지 조금은 알게 되죠."

이 일을 하면서 정말로 짜릿했던 것은 특정 프로그램이나 심지어 CUSP가 아니다. 그것은 사람들이었다. 지금까지도 그래 왔고 앞으로도 끊임없이 똑같은 말을 반복할 테지만 의료인은 누구나 일을 잘하고 싶어 한다. 주목을 받는 뛰어난 존재로서 널리 인정을 받고 싶은 것은 인간의 본성이다. 보건 의료 분야에는 특히 남을 보살피는 데 강한 관심을 지닌 사람들이 자연스럽게 모여든다. 문제는 의료 현장의 나쁜 문화에 젖어 몇 년을 지내다 보면 선한 활력과 욕구가 다 사라져버린다는 것이다. CUSP 프로그램은 이러한 활력을 다시 일깨우고 북돋우어 꽃피고 결실을 맺을 기회를 준다.

MPCU-4 팀에서 처음 부딪친 문제는 중심 정맥관을 유지하는 일이었다. 이 병동에서는 중심 정맥관 삽입 시에 이미 체크리스트를 활용하여 감염률을 크게 감소시켰지만, 감염을 완전히 없애지는 못했다. CUSP 팀에서 함께 머리를 맞대고 이 문제를 연구한 결과 몇 가지 재미있는 점을 관찰할 수 있었다. 보통 환자들은 중환자실보다 MPCU-4에 더 오래 머무른다. 당연히 중환자실에서보다 훨씬 오래 중심 정맥관을 지니고 있게 된다. 중심 정맥관은 또 하나의 긴 튜브를 통해 환자에게 약물을 투여하는 투약 펌프에 연결된다. 감염 위험을 낮추려면 이 두 번째 튜브를 사흘에 한 번씩 교체해야 한다. 각각의 튜브에는 날짜가 적힌 조그만 스티커가 붙어 있다. 이 날짜를 보고 사흘이 지나면 담당 간호사가 튜브를 교체한다. 그러나 CUSP 회의에서 한 간호사는 많은 튜브가 교체 일자가 지난 채 방치되어 감염 위험이 높다고 지적했다. 병동에서 확인한 결과, 제 날짜에 교체되는 튜브가 30퍼센트에 불과했다.

CUSP 팀에서 이 문제를 어떻게 해결할 것인지 브레인스토밍을 하던 중 참신한 아이디어가 떠올랐다. 팀에서는 제 날짜에 튜브가 교체되지 않는 이유를 간호사들이 일단 튜브에 적힌 날짜를 확인한 후 사흘이 지났는지 따져 봐야 하기 때문이라고 추정했다. 복잡할 것도 없는 일 같지만 병원이라는 복잡한 환경 속에서 일하며 온갖 것에 신경을 쓰고 외워야 할 날짜도 한두 개가 아닌 간호사들로서는 실수하기 쉬운 부분이었다.

CUSP 팀에서는 시스템을 개선했다. 스티커에 튜브를 교체한 날짜를 적는 대신 교체해야 할 날짜를 적기로 했다. 이제는 보는 즉시 튜브를 교체해야 할지 판단할 수 있었다. 또한 요일별로 스티커 색깔을 달리했다. 보다 쉽게 눈에 띌 뿐 아니라 교체 시기를 알아보기도 편했다. 특정한 날은 분홍색 튜브를, 또 다른 날에는 파란색 튜브를 모두 교체하면 되는 것이다. 실수를 더욱 줄이기 위해 간호사들이 요일별 색깔을 쉽게 알아볼 수 있도록 표를 만들었다. 이 표를 병동에 붙여두자 실수 발생률이 거의 0퍼센트로 떨어졌다. 문제가 해결된 것이다.

또 하나의 문제는 알람 피로$^{alarm\ fatigue}$였다. 각 환자에게는 심장박동 수, 혈압, 체온, 혈액 산소 포화도, 호흡수 등 활력징후를 특정하는 모니터가 연결되어 있다. 이러한 활력징후 가운데 하나라도 너무 높거나 낮아지면 알람이 울려 잠재적인 위험을 알린다. 누군가 달려가 알람을 끄고 확인하여 아무런 문제가 없다면 이를 허위 경보라고 한다. 병동에 15명의 환자가 있다 보니 이러한 허위 경보도 자주 발생하는데, 이를 가리켜 알람 피로라고 하는 것이다. 알람 피로가 생기면 간호사는 다른 환자를 돌보다가도 계속 달려와 확인해야 한다. 더욱 나쁜 것은 알람에 익숙해진 나머지 아예 듣지 못하거나 듣고도 반응하지 않는 수가 있다는 것이다. 알람 피로는 환자들을 위험에 빠뜨리고 의료인들의 귀중한 시간을 빼앗아간다.

어떤 간호사들은 알람 설정 범위의 최고치나 최저치를 변경시켜 허위 경보를 줄여보려고 한다. 합리적인 해결책인 것 같지만 오히려 위험할 수 있다. 실제로 그런 일이 있었다.

한 간호사가 허위 경보를 줄이기 위해 심장박동 수 모니터 설정치의 상한선을 올려놓았다. 심장 기능이 떨어져 원래 심장박동 수가 높은 환자였다. 따라서 모니터의 상한선을 올린다고 특별히 위험할 것은 없었다. 문제는 하한선을 함께 조정하지 않아 알람 설정 범위가 다소 넓어진 데 있었다. 환자의 심장박동 수가 갑자기 150에서 60으로 떨어졌는데도 알람이 울리지 않았던 것이다. 그 환자에게는 위험할 정도로 낮은 심장박동 수였는데도 불구하고 아무도 그 사실을 몰랐다. 환자는 심부전에 빠져 겨우 목숨을 건졌다.

전 병동이 충격에 빠졌다. 의사와 간호사들 모두 자신들이 돌보던 환자가 거의 죽을 뻔했다는 데 깊은 자책감에 시달렸다. '내가 어떻게 했어야 했을까?', '내가 뭘 잘못했을까?' 하는 죄책감이 오래도록 사라지지 않았다. 다행히도 CUSP 팀이 활동하고 있던 때였다. 안전성과 관련하여 우리가 하는 일 중 점점 커지는 것이 바로 실수를 저지른 의료인을 돕는 것이다. 특히 환자가 해를 입은 경우 이들은 엄청난 충격을 받는다.

CUSP 팀은 거의 모든 사람이 의료인이었으므로 이 문제 역시 의료적인 관점에서 접근했다. 유일하게 의료인이 아닌 론은 조용히 귀를 기울이고 있다가 필요한 경우 숫자와 데이터를 다루는 사람으로서 자신의 관점을 얘기했다. 이렇게 새로운 관점을 제시하는 것 또한 최고 경영진이 CUSP 팀에 제공해줄 수 있는 큰 이점 가운데 하나다.

"처음 이 문제를 조사했을 때 알람에 관한 의학적 참고 문헌을 별로 찾을 수 없었습니다. 저는 임상 엔지니어링을 통해 환자의 기계에서 데이터를 얻어보자고 제안했죠. 우리 분야에서는 항상 데이터를 분석합니다. 일회적인 사건으로는 아무것도 할 수 없죠. 존스 홉킨스처럼 크고 복잡한 조직을 운영하려면 데이터를 알아야 합니다."

나중에 론이 들려준 말이다.

CUSP 팀에서는 어떻게 이런 데이터를 얻을 수 있을지 전혀 몰랐지만 론은 해냈다. 적어도 그는 누가 이러한 분야에 전문적 기술을 가지고 있는지 알고 있었다. 그가 전화하자 바로 다음날 임상 엔지니어링 팀이 병동을 방문했다. 그들은 환자의 알람이 3초에 한 번씩 울렸다는 사실을 밝혀냈다. 알람 피로가 생길 수밖에 없었던 것이다.

옛날에는 이런 문제가 생기면 '더욱 정신을 차리고 노력해야 한다.'고 말하는 것이 고작이었다. 행정 부서에서는 심지어 일선 의료인들이 모든 알람을 놓치지 않고, 설정치를 바꾸지 못하도록 벌칙을 가하기도 했다. 이러한 미봉책은 인간의 본성과 실수를 저지르게 마련인 불완전성을 고려하지 않기 때문에 효과를 거둘 수 없다.

론은 다른 해결책을 제시했다. 그는 의료기기 공급업자에게 연락하여 직원 대부분이 기기와 알람에 대해 제대로 교육받지 못했다는 사실을 알아냈다. 특히 설정 범위를 올바로 맞추는 방법을 아는 사람이 별로 없었다. 무수한 허위 경보가 발생할 수밖에 없었던 것이다. 그는 알람 시스템 제조업자를 불러 간호사들에게 기기의 특성과 한계를 교육했다. 이제 간호사들은 각 환자를 평가한 후, 서로 다른 위험과 생리학적 특성에 맞춰 알람을 설정할 수 있었다. 휴식 시 심장박동 수가 높은 환자라면 알람의 상한치와 하한치를 모두 높였다. 반대로 심장박동 수가 낮은 환자는 두 가지 수치를 모두 낮추었다. 당장 허위 경보가 40퍼센트 감소했다. 이 방법이 큰 성공을 거두자 병원 전체에서 같은 방법을 사용하게 되었다. 간단하게 들릴지 몰라도, 가장 간단한 방법이 가장 좋은 방법인 경우가 있다. 우리가 허위 경보 문제를 해결한 것은 아니다. 이것은 사실 보건 의료 전반에 걸친 커다란 문제로 제조 방법상의 해결책이 필요하다. 그럼에도 불구하고 우리는 어느 정도 개선을 이루어냈다.

MPCU-4 병동에서 CUSP 팀이 다룬 마지막 문제는 환자가 전동할 때, 즉 와인버그 중환자실에서 MPCU-4 병동으로 옮겨올 때 인수인계 문제였다. 인수인계는 새로운 진료 팀이 기존 팀으로부터 환자에 관해 알아야 할 모든 사항을 전달받을 수 있는 좋은 기회다. 그러나 항상 이런 식으로 일이 풀리지는 않는다. 모든 사람들이 정신없이 바쁜 가운데 실수를 방지하는 명확한 시스템이 없기 때문에 정보가 누락되기 마련이다. 정말로 중요한 정보가 종이조각에 아무도 알아볼 수 없는 글씨로 휘갈겨 전달되는 일이 비일비재하다. 그래서 CUSP 팀은 인수인계 서식을 만들었다. 이제 새로운 진료 팀은 환자가 중환자실에서 겪은 문제는 물론 적절한 알람 설정치 등 중요한 정보를 쉽게 알 수 있게 되었다.

이러한 CUSP 프로그램을 통해 MPCU-4 병동뿐 아니라 다른 병동에서도 수많은 문제를 해결했다. CUSP 프로그램은 팀워크와 의사소통, 그리고 병동의 전체적인 분위기를 개선시켰다. 물론 나쁜 문화의 문제가 모든 병동에 만연한 것은 아니다. 실제로 우리가 방문했던 일부 병동은 의사와 간호사들의 끈질긴 노력으로 이미 뛰어난 팀워크를 갖추고 있었다. AIDS 입원 병동인 오슬러-8$^{Osler-8}$은 그런 병동이었다. 로리가 병동의 간호 과장인 손드라 갈릭$^{Sondra\ Garlic}$에게 "오슬러-8은 이미 잘하고 있어요. CUSP 프로그램도 필요 없겠는데요."라고 말하자 그녀는 이렇게 대답했다.

"감사합니다. 하지만 더 잘해야지요."

손드라와 그녀의 팀은 병동을 개선하는 문제를 매우 중요하게 생각하고 많은 노력을 기울였다. CUSP 프로그램을 통해 그들은 더욱 높은 단계로 도약할 수 있는 기회를 발견했다. 또한 실수를 통해 배우고 자신들의 팀에 최고 경영진을 영입하여 문화만으로는 해결할 수 없는 문제들을 극복하고자 했다. 병원 측에서 조금만 도와줘도 큰 효과를 보는 경우가 있다. 이번에는 의과대학과 병원을 포괄하는 조직인 존스 홉킨스 메디신의 CFO 리처드 그로시<sup>Richard Grossi</sup>가 참여했다. 자신의 편으로 끌어들여 손해 볼 것이 없는 사람이다. 특히 약간의 예산이 필요하다면 말이다.

첫 번째 CUSP 회의에서 오슬러-8 직원들은 해결해야 할 많은 문제를 파악했다. 모든 사람이 첫 번째로 꼽은 문제는 2인실이 비좁다는 것이었다. 오슬러-8 병동은 지은 지 오래된 건물에 있었으므로 2인실이 가로 세로 4미터에 불과했다. 이렇게 좁은 공간에 대형 환자용 침상 2개, 보행 보조기 2개, 다리가 여럿 달린 스탠드 위에 세워진 정맥주사 걸대 2개, 쓰레기통 3개(감염성 폐기물용 1개와 일반 쓰레기통 2개), 휴대용 모니터 2개와 1개의 휴대용 흡입 장치가 빼곡히 들어차 있었다.

이렇게 빈 공간이 거의 없는 병실은 가뜩이나 넘어지기 쉬운 AIDS 환자들에게 또 다른 안전성 문제가 된다. AIDS 환자들은 정신과적, 신경과적 문제로 균형감과 판단력에 장애를 겪을 수 있다. 더욱 복잡한 문제는 정신적으로는 여전히 회복되지 않은 상태에서 신체적으로만 좋아지는 경우가 많다는 것이다. 공간과 거리에 대한 감각이 떨어진 상태에서 병실 안을 돌아다니는 것이다. 이들이 비좁고 어수선한 병실 안에서 안전하게 몸을 움직이기란 쉬운 일이 아니다. 오슬러-8 병동에 낙상이 많은 것은 우연이 아니었다.

CUSP 팀은 브레인스토밍을 통해 효과적이고 저렴한 해결책을 찾아냈다. 리치의 도움으로 병원유지보수 팀에서 병실을 재설계하여 벽 속으로 공간을 만든 후 흡입기와 활력징후 모니터를 수납한 것이다. 또한 비감염성 폐기물용 쓰레기통을 한 개로 줄였다. 이런 조치만으로도 병동 전체의 낙상 사고가 한 달에 5건에서 2건으로 감소했다.

손드라는 자신의 병동에서 성공을 거둔 가장 중요한 이유가 모든 사람이 CUSP 회의에 참여한 덕분이라고 말한다.

"배식과에서는 아무런 문제가 없었지만 낙상 사고율을 낮추기 위해 식반을 더 자주 치우겠다고 제의해왔어요. 자기들의 문제가 아니니까 무시할 수도 있었지만 팀워크 정신으로 관심을 갖고 도와준 거죠."

그들이 마주친 두 번째 문제는 지역사회에서 유래한 혈행성 감염이었다. 환자들이 외부에서 생긴 감염을 지닌 채 병동에 입원하는 경우, 다른 환자들에게 전염되는 일이 있었다. 예를 들어 포도상구균(MRSA 등의) 감염은 의료인들의 골칫거리일 뿐만 아니라 AIDS 환자 같은 경우에는 생명을 위협하는 일이다. 입원 환자가 감염증을 지니고 있는지 파악하는 데는 보통 사흘 이상이 걸렸다. 이때쯤이면 벌써 감염이 퍼져나가고도 남을 시간이다. 병동 팀은 환자가 처음 입원할 때 검사를 시행하고, 병동을 떠날 때 다시 한 번 검사를 하기로 했다. 또한 감염 환자를 격리시킬 수 있도록 병실 하나를 항상 비워두기로 했다.

"환자가 처음 입원할 때 검사를 시행하게 되기 전까지는 이 환자들이 감염된 데 대한 책임이 우리에게 돌아왔어요. 병동의 모든 물품을 청결하게 유지하고 감염원을 찾아내기 위해 엄청난 노력을 기울여야 했죠."

손드라의 말이다.

"이러한 감염이 병원이 아니라 외부에서 유래한 것이란 사실을 알게 되자 감염을 치료하고 전염을 막는 데도 훨씬 도움이 되었지요."

오슬러-8 병동의 또 다른 프로젝트는 손 씻기, 좀 더 구체적으로는 의료인이 병실에 드나들 때마다 퓨렐Purell 손 세정제를 사용하도록 하는 것이었다. 이 문제는 병원 전체에 걸쳐 강조되고 있었지만 병동에서는 자체 프로그램을 통해 더욱 잘 지켜질 수 있다고 생각했다. 사실 많은 CUSP 팀에서는 병원 전체적으로 수행되는 프로그램에 독특한 아이디어를 제공했다. 오슬러-8 팀은 비밀 관찰자를 두고 매일 손을 가장 잘 씻은 사람을 선정하여 칭찬 포스터를 붙였다. 그리고 한 달 동안 포스터가 가장 많이 붙은 사람에게 25달러짜리 상품권을 주었다.

"우리는 매일 가장 뛰어난 사람뿐만 아니라 그와 비슷한 사람 또는 성실한 사람을 가려내고자 했어요. 열심히 한 사람은 의사든 사회사업가든 누구나 인정받는 거죠."

손드라의 말이다.

뻔하고 단순해 보일 수도 있다. 그러나 의사와 간호사들이 새로운 아이디어를 논의하고 실행에 옮기는 시스템이 없다면, 이러한 노력을 뒤에서 지원하고 관료주의의 벽을 넘어 소소한 예산이 쉽게 집행되도록 도와주는 행정직이 없다면 결코 실현되지 않는다. 아무리 좋은 아이디어라도 이러한 지원을 얻지 못해 좌초된다면 절망감만 커진다. 이는 결국 사기와 직업 만족도를 저하시키고 나아가 환자 안전성에 위협이 된다.

CUSP 팀은 서로 배우기도 했다. 로리는 매달 CUSP 팀 리더들이 참여하는 점심 모임을 열어 어떤 방법이 효과적이었는지 서로 논의하도록 한다. 그들은 각 팀에서 배운 점을 공유하고 어떻게 하면 안전성을 보다 향상시킬 수 있을지 토론한다.

지금까지 우리는 약 3분의 1 정도의 병동에 CUSP 팀을 파견했으며 이 숫자는 계속 늘고 있다.

끊임없이 향상되어가는 CUSP 모델의 모든 성공과 경험을 바탕으로 우리는 다음 단계를 준비했다. 바로 중심 정맥관 감염 프로그램을 전국에 확산시키는 것이었다. 목표를 이루고 말겠다는 야망과 이로 인한 책임감이 우리를 끊임없이 앞으로 나아가도록 했다. 중심 정맥관 체크리스트와 관련 CUSP 프로그램을 통해 수많은 생명을 구할 수 있다면 이러한 지식을 널리 공유하는 것이야말로 우리의 사명이라고 믿었다.

이러한 목표를 염두에 두고 우리는 볼티모어로 와서 함께 일하자고 크리스 괴셀을 설득했다. 미시간 주의 성공은 문자 그대로 그녀의 비전과 결단력 덕분이었다. 전국을 상대로 하는 프로젝트를 계획하려면 나 말고 그러한 역량을 지닌 사람이 또 있어야 했다. 모든 새로운 기법과 끊임없이 늘어나는 안전성 전문가들에 힘입어 우리는 미시간 프로그램을 전국으로 확대시킬 준비가 되어 있었다.

우리의 다음 목표는 뉴저지New Jersey였다. 우리는 조직을 결집시키고 모든 새로운 기법을 정비한 후, 드높은 희망과 의지를 지니고 가든 스테이트Garden State, 뉴저지 주의 별칭로 향했다. 그러나 2년 후 나는 선의를 지닌 뉴저지 주 보건 의료인들 앞에서 중심 정맥관 감염을 감소시키려는 우리의 노력이 성공을 거두었는지 확신할 수 없다고 말해야 하는 불편한 처지에 놓이게 되었다.

# Chapter 7

뉴저지 프로젝트가 끝났을 때, 프린스턴에 위치한 뉴저지 병원협회 질 관리 연구소에서 열린 기자 회견장에는 주요 언론사의 기자들은 물론 수백 명의 헌신적이고 부지런한 의사, 간호사, 행정가들이 모여들었다. 나는 기조연설을 요청받았고 모든 사람들, 특히 기자들은 내가 나서 우리가 얼마나 성공적이었는지 보고해주기를 고대하고 있었다. 병원협회에서는 감염률이 현저히 감소했음을 보여주는 그래프들을 보내왔다. 그러나 나는 결코 확신할 수 없었다. 나는 가로 행에 병원을, 세로 열에 데이터 제출 시점을 표시한 엑셀 스프레드시트를 작성했다. 데이터가 누락된 셀은 빨간색으로 표시했다. 스프레드시트는 정지 신호처럼 붉게 빛났다. 60퍼센트가 넘는 필수 데이터가 누락 상태였다. 마이크 앞에 서자 마음이 납덩이처럼 무겁게 가라앉았다.

저는 여러분들이 노력했다는 사실을 알고 있습니다. 이 프로젝트가 성공을 거두기를 간절히 바랐다는 것도 알고 있습니다.

하지만 지금까지 제출된 데이터를 가지고는 프로젝트가 성공을 거두었는지 확신할 수 없습니다. 일부 병원에서 이러한 감염이 줄어든 것은 사실입니다. 하지만 참여한 병원에서 60퍼센트가 넘는 데이터가 누락된 상태로는 뉴저지 주 전체에 누락 데이터가 많다는 것 외에 과학적으로 내릴 수 있는 결론은 아무것도 없습니다. 저는 여러분 모두와 더불어 이 자리를 축하하고 모든 환자들이 보다 안전해졌다고 말하고 싶습니다. 하지만 그렇게 할 수 없습니다. 일부 병원은 의심의 여지가 없이 개선되었습니다. 그러나 뉴저지 전체가 개선되었는지는 알 수 없습니다. 그런 것처럼 보일지도 모르지만 우리가 개선 조치를 시작하기 전에 데이터를 제출한 병원들과 그 후에 데이터를 제출한 병원들이 일치하지 않습니다. 따라서 주 전체에 걸쳐 감염증이 감소했는지 결론을 내릴 수 없는 것입니다. 여러분들은 제 해석을 무시하고 계속 뉴저지의 모든 병원이 환자들에게 보다 안전한 곳이 되었다고 생각할 수 있습니다. 또는 우리는 더 잘할 수 있다고, 미시간 주의 103개 중환자실이 했던 것처럼 뉴저지의 모든 병원과 의료인이 합심하여 보다 신뢰할 수 있는 데이터를 수집한다면 이런 감염이 감소했다는 사실을 과학적으로 입증할 수 있다고 다짐하며 돌아가실 수도 있습니다. 저는 우리가 훨씬 더 잘할 수 있다고 확신하며 여러분들 또한 그렇게 되기를 원한다고 믿습니다. 저는 우리가 뉴저지의 모든 병원들을 조시 킹뿐만이 아니라 어떤 환자에게도 보다 안전한 곳으로 만들 수 있다고 확신합니다.

어려운 연설이었다. 나는 수많은 사람들이 정말 열심히 노력했고, 보다 좋은 결과를 얻을 자격이 있다는 것을 알고 있었다. 그러나 달리 무슨 방법이 있단 말인가? 나는 과학자로서 안전성 향상에 대한 모든 결론은 타당한 데이터를 근거로 해야 한다고 믿는다. 불행하게도 데이터가 불완전하기 때문에 진정한 결론에 도달할 수 없었다. 비단 뉴저지만이 아니다. 미국에서 환자 안전성과 의료의 질을 향상시키려는 노력에 있어 이러한 현상은 오히려 보편적이다. 데이터의 질을 관리하려는 노력은 찾아보기 어렵다. 우리는 환자 안전성에 관한 결론을 내리기 전에 보다 높은 기준을 마련해야 한다고 믿는다.

애초에 우리 프로그램을 뉴저지에 도입할 수 있느냐고 물어왔을 때 뉴저지 병원협회에서는 우리가 질 향상 분야의 다른 전문가들과 함께 일하게 될 것이라고 말했었다. 우리 프로그램을 전국에 보급시키려는 희망을 지니고 우리는 뉴저지 프로젝트를 논의하기 위한 모임을 가졌다.

회의는 프린스턴에 있는 뉴저지 병원협회 본부에서 열렸다. 그러나 처음부터 프로젝트의 운영 방법에 대한 생각이 서로 달랐다. 우리는 미시간 주와 같은 방법을 택하고 싶었지만 그들은 우리 모델을 좋아하지 않았다. 중심 정맥관 체크리스트는 마음에 들어 했지만 여기에 우리가 보기에는 별 상관도 없이 어지럽고 뒤죽박죽인 질 향상 프로그램을 추가하여 '계획 실행 연구 법령Plan Do Study Act, PDSA'이라는 자신들의 모델로 통합하려고 했던 것이다. PDSA 모델에서 연구자들은 계획을 세우고 실행한 후, 결과를 관찰하고 이를 바탕으로 정책을 수립한다. PDSA는 25년 전에 개발된 일반 모델로 모든 경우에 적용할 수 있는 것은 아니다. 우리가 생각하기에 이 모델은 뉴저지 주에서 이루고자 하는 목표에 잘 들어맞지 않았다.

　　가장 동의할 수 없었던 것은 뉴저지 팀에서 표준화된 데이터 수집 도구 또는 중앙 집중식 데이터베이스를 사용하거나 데이터 질 관리를 수행하는 일을 모두 거부했다는 점이다. 데이터는 각 병원별로 선호하는 방법에 의해 수집되어 개별적으로 사용하도록 되어 있었다. 뉴저지 주에 있는 특정한 병원 하나만을 대상으로 한다면 이러한 방법이 통할 수 있을지도 모른다(사실 데이터 표준이 없이는 이마저 의심스럽다). 그러나 다수의 병원, 또는 주 전체를 대상으로 어떤 결론을 내려야 한다면 이는 재앙이 될 것이었다.

　　우리는 절망감을 느꼈다. 미시간 주에서 우리가 한 일은 지금까지 수행된 환자 안전성 개선 프로젝트 가운데 가장 성공적인 것이었다. 성공의 열쇠는 타당성 있는 중앙 집중식 결과 측정에 있었다. 그들의 말을 듣고 난 후 나는 정신을 가다듬고 미시간 주에서와 똑같이 진행할 것을 제안했다. 미시간 프로젝트는 실질적이면서도 든든한 과학적 토대를 지니고 있었다. 이미 효과가 검증되었다는 장점도 있었다.

　　그러나 뉴저지 팀의 리더들은 미시간 주에서 거둔 대단한 성공을 인정하면서도 그들 또한 환자 안전성 프로젝트를 오랜 동안 수행해왔기 때문에 자신들의 모델을 사용하고 싶다고 말했다.

　　나는 그들에게 미시간 주에서는 PDSA를 사용하지 않았으며, 신빙성 있는 데이터를 수집하지 않는다면 실제로 환자 안전성이 향상되었는지 알 수 없다는 점을 설명하려고 애썼다. 그러나 타협의 여지가 없었다. 서로 입장 차이만을 확인한 채 볼티모어로 돌아왔다. 실망스러웠지만, 여러 가지를 고려할 때 놀라운 일은 아니었다. 그들도 논리적이며 사용하기 쉽고 효과적인 체크리스트는 쉽게 수긍했다. 체크리스트만으로도 미시간 주와 똑같은 결과를 얻을 수 있다고 생각했을 것이다. 하지만 문화적인 문제를 극복하려는 노력과 타당성 있는 결과 측정 없는 체크리스트는 무용지물이다.

신뢰할 수 있는 데이터를 수집하는 일이야말로 과학으로부터 미신을 배제하고, 현실과 희망을 구별할 수 있는 방법이다. 모든 병원에서 똑같은 데이터 수집 도구, 동일한 데이터베이스, 그리고 동일한 데이터 질 관리 기법을 사용하여 동일한 유형의 데이터를 얻어야 하는 것이다. 병원 사이에 데이터 유형이 다르다면 전혀 다른 두 가지 사물을 비교하는 것과 다름없다. 비교할 수 없는 것을 비교하는 방법으로는 체크리스트를 사용한 결과 뉴저지 주의 전체에서 혈행성 감염이 감소했는지 알기가 불가능하다. 병원마다 다른 데이터 수집 과정을 허용한다면 여러 가지 과일을 한 바구니에 담는 것과 비슷한 결과가 빚어지고 결국 대부분의 과일이 썩어버리고 말 것이었다.

개별적 데이터 수집의 또 다른 문제는 이 방법이 엉성하고 불완전하기로 악명이 높다는 점이다. 우리는 이미 미시간에서 이러한 문제를 겪은 바 있다. 연구 초기 단계에 각 병원이 개별적으로 데이터를 수집하도록 허용했었다. 결과는 어땠을까? 연구에 필요한 데이터의 거의 70퍼센트가 누락되었다. 중앙 집중적인 데이터 수집 방법을 도입하여 모든 병원이 동일한 표준을 따르도록 하자 데이터 누락률은 5퍼센트로 떨어졌다.

각각의 병원에서 별도의 측정법과 데이터 수집 서식 및 데이터베이스를 개발하여 데이터를 분석하는 것은 효율적이지도 않다. 중앙 집중적 데이터 수집 방식이 보다 비용 효과적이며 시간도 절약된다.

우리가 제안한 방법이 저항에 부딪혔다는 것은 놀라운 일이 아니었다. 이렇게 철저한 데이터 수집을 요구한 전례가 없기 때문이다. 환자 안전성과 진료의 질 향상 분야에서 이토록 정확하고 높은 수준의 데이터를 요구하는 경우는 없었다. 사실 질 향상 분야에서 데이터 품질에 관해서는 발표된 논문조차 찾기 힘들었다. 우리가 제안한 것은 그들이 한 번도 겪어보지 못한 것이었다. 더욱이 시간이 많이 소요될 가능성이 있었으므로 거부당하기 쉬웠던 셈이다.

두 번째 회의에서 나는 그들의 관점을 이해하려고 노력했다. 그들은 오랜 기간 환자 안전성과 진료의 질 향상을 위해 노력해왔고, 결과를 평가하는 데는 익숙하지 못했지만 도움이 되는 조치를 시행하는 데는 많은 경험을 쌓아왔다. 나는 우리 프로그램이 존스 홉킨스와 미시간에서 어떻게 그토록 큰 성공을 거두었는지에 대해서는 확실히 알지 못한다고 말했다. 그러나 확실한 것은 체크리스트와 문화적 변화, 철저한 데이터 수집은 하나의 단위로서 수행했을 때 효과를 거둔다는 점이라고 설명했다. 세 가지 요소를 함께 수행했을 때는 좋은 결과를 얻을 수 있지만, 따로 떼어놓으려고 한다면 모두 실패하고 만다.

그러나 뉴저지 팀은 한 치도 물러서지 않았다. 자신들의 모델이 더 편하고 이미 상당 기간 이를 사용해왔다는 이유였다. 철저한 결과 측정이 중요하다고 생각하지 않는 것이 확실했다. 사실 그들의 모델은 결과를 측정하기도 어려웠다. 성공 가능성이 의문스러웠기 때문에 나는 참여하지 않기로 했다.

나는 환자 안전성 문제를 과학으로 접근하는 원칙을 고수하고 싶었다. 그때 의문이 들었다. 우리의 일은 아직까지 실험적인 것이었다. 존스 홉킨스와 미시간에서는 통했지만 어디서나 똑같은 효과가 있으리라는 보장은 없었다. 우리의 모델은 완벽하지 않으며 언제나 새로운 것을 배우고 있었다. 뉴저지 프로젝트는 어쩌면 우리 모델이 보다 강력해질 수 있는 기회일 수도 있었다. 건물 밖으로 걸어나올 때 한 간호사가 다가와 이렇게 말했다.

"저희는 선생님께 뭔가를 배울 수 있게 되어서 정말 기뻐요. 불필요하게 죽어가는 사람들이 너무 많거든요. 선생님의 프로젝트를 실행한다는 생각만으로도 뭔가를 개선시킬 힘이 나는 것 같아요."

이 우연한 만남을 통해 불편한 회의에서 생겨난 경직된 분위기가 누그러졌다. 나의 자존심이 문제는 아닐까. 내가 모든 해답을 알고 있는 것은 아니다. 환자 안전성에 관한 뉴저지 팀의 접근 방법으로부터 뭔가를 배우게 될지도 모르는 일이었다.

나는 회의실로 돌아가 타협의 실마리를 찾을 수 있기를 바라며 자리에 앉았다. 분위기는 아직도 서먹했다. 나는 끊임없이 모두가 안전성 문제에 최선을 다하고 있으며 어느 쪽도 이 기회를 무산시키고 싶어 하지 않는다는 생각을 떠올렸다. 수많은 절충과 뉴저지 팀에서 선의와 노력을 보인 끝에 겨우 합의점에 이르렀다. 그들이 CUSP 프로그램의 문화 요소를 수용하는 대신 측정 문제는 내가 한발 물러섰다. 마음 한구석에서는 정말로 주 전체에서 중심 정맥관 감염을 줄일 수 있을지 확신할 수 없었지만, 어쨌든 한번 시도해봐야 했다.

프로젝트를 마쳤을 때, 뉴저지 팀은 대단한 성공이라고 자평했다. 주 전체에서 약 40개 중환자실이 프로그램에 적극적으로 참여했던 것이다. 마지막 회의는 엄청난 흥분과 축하 분위기였다. 의료인들, 병원 경영진들, 재단 이사진, 언론 등이 주 전체에서 중심 정맥관 감염이 감소한 것을 축하하기 위해 초대되었다. 기자 회견의 진행, 각 팀에 대한 보상, 재단 이사진에 대한 브리핑 절차 등이 논의되었다.

하지만 데이터는 이러한 결론을 뒷받침하지 않았다. 일부 병원에서 감염률이 현저히 줄어든 것은 사실이었지만(본보기로 인용되기도 했지만), 대부분의 병원에서 실제로 감염이 감소했는지 전혀 알 수 없다는 것이 엄연한 현실이었다.

뉴저지 팀에서 누군가를 속이려고 한 것은 아니었다. 우리 모두는 환자 안전성을 개선시키기를 간절히 바랐다. 그들은 진료의 질을 향상시키기 위한 전통적 방법에 따랐고 실제로 감염률이 감소했다고 믿었다. 그러나 환자 안전성 연구 기법을 수련 받은 사람이 거의 없었기 때문에 진료의 질을 향상시키기 위한 노력에 표준적인 연구 기법을 적용하지 못했다.

뉴저지에서 성공을 거두었다는 소식은 초대받은 기자들에게도 전달되었으며, 이들은 기자 회견장에서 이 뉴스를 전송할 예정이었다. 바로 그런 자리에서 나는 주 전체를 놓고 봤을 때 감염률이 감소했는지 확신할 수 없다는 연설을 했던 것이다.

끔찍한 도덕적 딜레마였다. 모든 사람은 두말할 것도 없이 프로젝트가 성공을 거두었다는 연설을 기대하고 있었다. 그들은 프로그램을 위해 노력을 아끼지 않았으며, 신명이 나서 헌신적으로 일했다. 실제로 어느 정도 성공을 거둔 것도 사실이었다. 주 전체에 걸쳐 체크리스트를 시행하고 CUSP 프로그램과 일일 목표 목록을 사용했으며, 문화를 개선하고 실수로부터 배우려는 노력이 진행되었다. 많은 병원에서 이러한 노력을 혁명적인 경험이라고 평가했으며 나 또한 그렇게 생각했다. 의사와 간호사들이 함께 회진을 돌며 원활하게 의견을 교환하고 실수를 통해 배우고 있었다. 사실 몇몇 병원에서는 정확한 데이터를 수집하기도 했으며 감염률은 현저히 감소하고 있었다.

우리 프로젝트에는 이러한 열정과 열광적인 분위기가 필요했다. 미래의 노력에 찬물을 끼얹는 일 만큼은 절대로 피해야 했다. 그러나 진료의 질을 향상시키는 데 의료인이 참여해야 하는 것만큼이나 중요한 사실은 신뢰할 수 있는 결과 없이는 환자들이 안전해졌다고 할 수 없다는 것이다. 잘못된 결론에 동의하면 환자들은 계속 위험에 노출된다. 뿐만 아니라 과학적으로 잘못된 행동을 저지르고 있다는 기분에서 벗어날 수 없었다. 그것은 내가 소중하다고 생각했던 모든 가치에 반하는 행동이었다. 안전성 관련 작업을 과학과 연결시키는 것이야말로 내가 해온 일의 핵심이다. 연단에 올라 그간 신념을 가지고 지켜왔던 모든 것을 부정할 수는 없었다.

수년 전에 참석했던 진료의 질 향상에 관한 전국 학회가 떠올랐다. 한 '연구자'가 20개가 넘는 병원에서 폐렴 발생률을 감소시키기 위한 프로그램의 결과를 발표했다. 놀라운 성공을 거두었다고 했지만 그녀가 제시한 데이터는 그야말로 엉망이었다. 사용된 데이터보다 누락 데이터가 더 많았으며 병원들은 각기 다른 기간에 데이터를 제출했다. 청중 가운데 한 의사가 부실한 데이터와 왜곡된 연구 설계를 문제 삼자 그녀는 이렇게 대답했다.

"이 데이터는 진료의 질을 향상시키기 위한 것이지 연구를 위한 것이 아닙니다."

마치 진료의 질을 향상시키기 위한 것이라는 꼬리표만 붙이면 부정확한 결론을 내려도 괜찮다는 식이었다. 이 말을 듣는 순간 속이 뒤틀렸다. 내 연구에는 저런 변명이나 접근 방법을 절대로 사용하지 않겠다고 다짐했다. 그리고 진료의 질 향상과 환자 안전성 분야에 보다 탄탄한 연구 방법을 도입하기 위해 모든 노력을 아끼지 않겠노라 결심했다. 모든 사람은 보다 정확한 데이터를 볼 자격이 있다.

뉴저지 프로젝트를 시작한 지 얼마 되지 않아 우리도 비슷한 일을 겪었다. 다만 이번에는 내가 프로젝트 초기에 계약을 종료시켜 버렸다. 메릴랜드 병원협회와 유명한 진료의 질 향상 기관이 손잡고 메릴랜드 환자 안전성 센터라는 기관을 설립했다. 미시간의 키스톤 센터와 비슷한 조직이었다. 우리 프로젝트를 도입하고 싶다고 연락해왔다. 뉴저지 팀과 마찬가지로 이들도 미시간 모델을 따르고 싶어하지 않았다. 표준화되지 않은 방법을 통해 병원별로 데이터를 수집하고, 내가 보기에 주의를 분산시킬 수 있는 수많은 조치들을 추가하고 싶어 했다.

나는 환자 안전성을 향상시키고자 하는 그들의 의도를 존중했으며 우리가 동참해주기를 바란다는 사실이 자랑스러웠다. 그러나 그들은 전혀 다른 접근법과 전혀 다른 생각을 가지고 있었다. 가장 마음에 걸린 것은 신빙성 있는 중앙 집중식 데이터 수집에 자원을 배정하지 않는 점이었다. 나는 이렇게 필수적인 요소를 고려하지 않고 뉴저지 프로그램 운영에 동의한 것을 후회하고 있었고 비슷한 실수를 되풀이하고 싶지 않았다. 센터 대표자에게 연락하여 우리는 참여할 수 없다고 정중하게 말했다. 메릴랜드는 나의 고향으로 평소 이곳의 환자 안전성을 개선시키는 일에 깊은 관심을 갖고 있었으므로 더욱 실망스러운 일이었다.

이런 일이 계속되자 실제로 추진력이 떨어졌다. 우리는 진료의 질 향상 분야에서 보다 탄탄한 연구 방법을 개발하기 위해 모든 노력을 다하고 있는데 파트너들은 구태의연한 방식을 고집하며 변화를 거부했던 것이다. 우리는 진료의 질을 향상시키려는 노력이 실제로 환자들의 경과를 개선시켰는지 확신할 수 있도록 그들의 성실한 노력과 학계에서 요구하는 명확한 과학성 사이를 잇는 다리 역할을 하고 싶었다. 양쪽 사이에 균형을 유지하기란 어려운 일이었지만 나는 이 두 집단이 하나가 될 수 있도록 최선을 다하기로 마음먹었다.

이 일이 있은 후로 모두가 고대하던 좋은 소식을 들려준 사람은 로드아일랜드 국회의원 패트릭 케네디Patrick Kennedy였다. 그는 나를 워싱턴 DC의 사무실로 초대하여 보건 개혁에 관해 논의했다. 솔직히 말해서 나는 그의 사무실에 들어가기도 전부터 대단한 기대를 품고 있었다. 케네디 가는 언제나 일반 대중과 인권 운동, 조직범죄, 스페셜올림픽지적발달 장애인들의 스포츠 축제-역주 등 중요한 명분을 위해 투쟁해왔다. 비현실적인 기대인지 모르지만 나는 케네디 의원이 우리 프로젝트를 전적으로 이해하고 수용하며 지원해주리라 믿어 의심치 않았다. 기다리는 동안 나는 나란히 벽에 걸린 그의 아버지 테드와 삼촌들인 바비와 존의 사진들을 살펴보았다. 그가 도착했을 때 나의 기대는 한껏 높아져 있었다. 나는 로드아일랜드를 제2의 미시간으로 만들 준비가 되어 있었다.

유쾌한 만남이었다. 케네디는 존스 홉킨스와 미시간에서 우리가 했던 일에 대해 날카로운 질문을 던졌고 나는 로드아일랜드에서도 똑같은 일을 할 수 있을 것으로 확신한다고 말했다. 그는 우리 아이디어를 좋아했으며 좀 더 자세히 알아보겠노라고 했다.

분위기는 즐거웠다. 우리는 서로 잘 맞았다. 심지어 그는 나를 케이프 코드에 위치한 케네디 가의 여름 별장에서 열리는 테드 케네디와 힐러리 클린턴을 위한 파티에 나를 초대하기까지 했다. 나는 감사의 뜻을 표했지만 중환자실 근무가 예정된 날이라 참석할 수 없었다. 대신 나는 어머니께서 케이프 코드에 살고 계시므로 참석하실 수 있다고 했다. 그는 두 장의 입장권을 보내주었고 어머니는 나중에 결혼하게 될 폴 버클리를 초대했다. 이 자리는 첫 번째 데이트가 되었고 그들은 즐거운 시간을 보냈다. 케네디 가는 다른 곳에서도 마찬가지지만 특히 케이프 코드에서 존경받는 가문으로 어머니는 여름 별장을 구경하고 테드와 힐러리를 만난다는 생각만으로도 흥분을 감추지 못했다.

그러나 따뜻한 환대에도 불구하고 나는 케네디 의원이 진정으로 우리 일에 관심이 있는지, 아니면 그저 가능성 있는 프로젝트 목록 가운데 이름만 올렸을 뿐인지 확신할 수 없었다. 나는 일말의 기대를 품었지만 빠른 시일 내에 연락해오리라고는 기대하지 않았다. 예상은 빗나갔다.

일주일도 지나지 않아 로드아일랜드 보건 의료의 질 향상 책임을 맡고 있는 비영리 기관 로드아일랜드 질 관리 협회의 CEO인 로라 애덤스Laura Adams가 전화를 했다. 나는 로라를 오래 전부터 알고 있었다. 그녀는 지칠 줄 모르는 에너지를 지니고 보건 의료의 질 향상을 위해 많은 일을 해왔다. 그녀는 과학을 이해했으며 정확한 데이터의 중요성을 믿었다. 그녀는 로드아일랜드 주 보건 의료의 질 향상을 위한 지원금을 받아놓고 있었는데, 이 중 일부를 우리 프로그램에 쓰고자 했다. 가장 중요한 것은 체크리스트, 문화적 변화, 중앙 집중적 데이터 수집 등 모든 요소를 수용했다는 점이다. 참으로 반가운 소식이었다. 그녀는 우리의 방법을 신뢰했고 현명하게도 대중을 확신시키려면 신뢰할 수 있는 데이터가 필요하다는 사실을 알고 있었다.

그러나 케네디 식 은유를 쓰자면 모든 일이 순조로웠던 것은 아니다. 로드아일랜드만의 독특한 어려움이 있었다. 환자 안전성 프로젝트가 약간의 저항을 겪지 않았던 일이 있었던가? 그러나 이번에는 지나친 열광이 문제였다.

과거에 우리는 감염 전문가를 어떻게든 프로그램에 참여시키려고 애썼다. 그러나 로드아일랜드에서는 감염 팀에서 너무나 열성적으로 참여한 나머지 아예 모든 프로그램을 운영하려 했다. 존스 홉킨스와 미시간의 경험을 통해 배웠듯이, 이 문제는 중환자실 의사와 간호사들의 것이지 감염 전문가들의 것이 아니다. 로드아일랜드의 감염 팀에서 이 프로그램을 수행한다면 아무것도 변하지 않을 것이었다. 이러한 감염의 해결책은 감염 전문가들이 아닌 환자 곁에서 진료를 제공하는 사람들의 손에 달려 있기 때문이다. 존스 홉킨스와 미시간에서 우리는 감염 전문가들과 파트너로서 일하며 그들의 전문성을 이용하여 인력을 교육시키고 감염을 모니터했다. 그러나 최종적인 책임은 중환자실의 임상의와 간호사들에게 있었다.

초기에는 감염 전문가들이 전화 회의를 거의 독점하다시피 했다. 이로 인한 어려움이 한동안 지속되었다. 그러나 우리는 일단 CUSP 프로그램을 통해 문화적 변화가 시작되면 환자가 전쟁터가 아니라 프로그램의 목적이라는 사실을 모든 사람들이 이해하게 될 것으로 확신하고 묵묵히 나아갔다. 우리는 실제로 벌어졌던 실수와 이로 인해 환자들이 비싼 대가를 치르고 때로는 목숨을 내놓아야 했던 이야기들을 들려주었다. 프로젝트는 차츰 궤도에 올랐다. 로드아일랜드의 몇몇 선구적인 리더들, 특히 사람들과 잘 어울리며 열정적인 중환자실 담당 내과 의사 베라 디팔로$^{Vera\ DePalo}$와 감염 분야에서 세계적인 권위자인 레너드 머멜$^{Leonard\ Mermel}$의 역할이 컸다. 두 명의 뛰어난 의사들은 긴장을 해소하고 공동체를 결속시켜 목표를 성취하는 능력을 지니고 있었다. 그들은 감염 팀과 중환자실 의료인들이 모두 프로젝트에 참여해야 하지만 중환자실 의료인들이 최종적인 책임을 져야 한다는 사실을 알고 있었다.

이들의 노력으로 감염 관리 전문가들이 중환자실 CUSP 팀에 합류했고 마침내 모든 사람이 공동의 목표를 향해 나아가기 시작했다. 전반적인 우리 모델, 특히 CUSP 프로그램의 힘을 뚜렷이 입증하는 사건이었다. 체크리스트, 문화적 변화, 결과 측정 등 모든 요소가 맞물려 돌아간 덕분에 로드아일랜드에서는 예상했던 대로 미시간과 비슷한 결과를 얻을 수 있었다.

로드아일랜드의 성공에도 불구하고 우리는 여전히 중심 정맥관 감염 프로그램을 미국 전체에 확대시키는 데 어려움을 겪고 있었다. 이런 와중에 우리는 대서양 건너편에서 예기치 않았던 관심을 받았다. 바르셀로나에서 열린 한 국제 학회에서 메르세데스 팔로마$^{Mercedes\ Paloma}$라는 탁월하고 명망 있는 중환자실 담당의가 크리스를 만났던 것이다. 그녀는 그날로 크리스와 나를 스페인으로 초청하여 우리 프로그램을 시행할 수 있을지 봐달라고 요청했다.

한 달 후, 우리는 스페인 보건 관리들과 전국에 걸쳐 우리 프로그램을 시행하는 문제에 관해 논의하고 있었다. 우리는 문화적 문제가 가장 큰 장애물이라고 했다. 중환자실에서 수술실로, 또는 미국의 한 주에서 다른 주로 옮겨가는 것과 대서양을 건너는 것은 전혀 다른 문제다. 체크리스트와 기술적 요소들은 쉽게 번역할 수 있었다. 그러나 문화에 관련된 프로그램은 스페인의 독특한 문화, 특히 의료인들이 협력하는 방식에 맞게 고쳐야 했다. 그럼에도 불구하고 우리는 스페인 장관에게 장애를 극복할 수 있으리라 확신한다고 말했다. 메르세데스는 중환자실의 감염률을 수년간 모니터해왔기 때문에 가장 적합한 파트너였다. 그녀는 감염률을 측정하는 탁월한 프로그램을 개발했는데, 스페인의 감염률은 매우 높은 수준이었다.

9개의 중환자실에서 프로젝트를 시험해보기로 했다. 예상대로 각 중환자실의 의료인들은 문화적인 요소보다 체크리스트를 더 중요하게 생각했다. 시험 프로젝트가 중단되었고 메르세데스는 도움을 요청했다. 이 문제를 상의하기 위해 모였을 때, 그녀는 매우 복잡하고 어려울 것 같은 문화적 문제를 뒤로 미루고 체크리스트와 결과 측정에만 집중했다고 말했다.

스페인에서 의료 팀들 간의 관계는 미국과 매우 달랐다. 의사와 간호사 간의 역학 관계는 훨씬 위계적이었다. 간호사들이 생각하는 바를 분명히 말하는 일은 드물었고 회진에도 참여하지 않았다. 이들이 참여할 필요가 있다는 생각 자체가 없었다. 의사들이 간호사들을 컨퍼런스에 초대하는 일은 결코 없었고, 환자들에 관해서 질문하는 일도 드물었다. 말하자면 2등 시민 취급을 받는 셈이었다.

메르세데스는 이런 관행에 변화가 필요하다고 생각했다. 나는 의사와 간호사들이 동등한 입장에 서기 위한 방편으로 다음번 전국 중환자진료학회에 간호사들을 초대할 수 있는지 물어보았다. 그녀는 좋은 생각이라며 반색을 했다. 학회는 대성공을 거두어 해묵은 장벽을 허물기 시작하는 데 도움이 되었다. 나는 기조연설을 통해 의료인들에게 이러한 감염을 감소시킬 것을 촉구하며 이를 위해 과거보다 한층 강화된 팀워크가 필요하다고 설명했다. 사기는 드높았다. 의사, 간호사, 보건 의료 행정가들이 감염을 근절시킨다는 공통의 목표를 향해 대오를 정렬하기 시작했다. 정치적 구도는 배제의 분위기로부터 통합의 분위기로 변했다. 규모는 작았지만 참여한 중환자실의 문화는 차츰 변하기 시작했다.

이렇게 향상된 문화와 CUSP 프로그램에의 집중을 통해 감염률을 감소시키는 데 엄청난 성공을 거두었다. 현재 스페인에서는 이 프로그램을 전국적으로 시행하고 있다.

우리가 스페인과 다른 곳에서 했던 일들이 인터넷을 통해 알려지기 시작했다. 세계보건기구WHO 환자 안전성 프로그램은 이미 스페인에서 우리를 지원하고 있었기 때문에 우리는 이 프로그램을 유럽 전체와 전 세계에 걸쳐 시행할 수 있도록 지원을 요청했다. 우리는 스페인에서와 똑같은 전략을 사용했다. 우선 각국 보건부장관들의 주의를 끌었다. 이들은 미시간 주로 말하자면 미시간 병원협회와 비슷한 역할을 한다. 그 후 소수의 병원을 대상으로 시험 프로그램을 시행하여 어떤 부분이 효과가 있고 어떤 부분을 수정해야 할지 파악한다. 이러한 시험(및 프로그램 자체)을 이끄는 것은 각국의 중환자실 리더들이다.

스페인에서 프로그램을 시작한 지 얼마 안 되어 우리는 영국의 초대로 영국 내에서 프로그램을 시행하는 문제를 논의했다. 놀랍게도 영국에서는 수백 가지의 분야를 모니터하고 있음에도 불구하고 중심 정맥관 감염률을 일상적으로 측정하지 않았다. 이러한 지표를 측정하지 않고서는 영국에 중심 정맥관 감염이라는 문제가 존재하는

지조차 알 수 없다. 문제를 발견해야 그 문제를 감소시키기 위한 조치에 대해 얘기할 수 있을 것이었다. 국립 환자 안전청<sup>National Patient Safety Agency, NPSA</sup>에서는 감염률을 측정하기 위한 시험적 연구의 가능성을 논의하기 위해 중환자 진료 및 미생물학 분야의 리더들이 참석하는 기획 회의를 열었다. 회의 초반에 많은 의사들은 방어적인 태도를 취했다. 몇몇 의사들은 중심 정맥관 감염은 영국에서 아무런 문제가 되지 않는다고 주장했다. 또한 이들은 중심 정맥관 감염을 감소시키기 위한 조치는 이미 시행되고 있으며, 이미 시행하고 있는 일을 반복하는 데에 아무런 흥미도 느낄 수 없다고 했다. 영국 내 많은 병원에서 우리가 개발한 체크리스트를 사용하고 있는 것은 사실이었지만, 문화적 변화나 결과 측정을 시행하고 있는 병원은 하나도 없었다. 불행하게도 많은 의사들은 이로써 문제가 해결되었다고 믿고 있었다.

우리는 우리가 그들의 권위에 도전하는 것이 아니며 단순히 감염률을 측정한 후 데이터에 따라 움직일 것이라고 설득했다. 감염률이 높게 나온다면 그때 가서 이를 낮추기 위한 방법을 얘기하자고 했다. 영국 의사들은 이 논리를 받아들여 감염률을 측정하기 위해 잉글랜드 북동부의 18개 중환자실이 참여하는 시험적 연구를 시행하는 데 동의했다.

우리는 영국의 중환자 진료 및 미생물학 분야의 리더들과 협력하여 감염의 정의와 데이터 수집 방법을 명확히 했다. 크리스와 나는 정기적인 자문에 응하고 도구와 전략을 공유하며, 병원들을 방문하여 일선 의료인 및 고위직 리더들과 의견을 교환했다. 우리는 미시간 프로젝트와 그 이후 배운 모든 것을 공유한 후, 그들 스스로 프로그램을 진행하는 모습을 지켜보았다. 결과는 놀라웠다. 일부 병원의 감염률이 프로그램을 시행하기 전 미시간의 감염률과 비슷하거나 오히려 높았던 것이다.

이제 모두가 생각과 실제가 종종 일치하지 않는다는 사실을 받아들였다. 그 결과 우리 프로그램은 상당한 추진력을 얻게 되었다. 영국의 몇몇 고참 마취과 의사들은 진정한 CUSP 챔피언이 되어주었다. 또한 우리는 당시 영국 보건성장관 아라 다지<sup>Ara Darzi</sup> 경과 영국 최고 의료 책임자 및 WHO 영국 최고 의료 고문직을 겸임하고 있던 리암 도널드슨<sup>Liam Donaldson</sup> 경의 지원을 얻어냈다. 유명한 중환자 전문의인 줄리안 비온<sup>Julian Bion</sup> 박사 또한 우리를 지지해주었다.

이러한 성공에 힘입어 우리는 현재 시험 연구에 참여했던 18개 중환자실을 대상으로 프로그램을 시행하고 있다. 성공을 거둔다면 (그렇게 되리라 확신한다) 영국 전체에 우리 프로그램을 보급시킬 수 있을 것이다.

영국과 스페인 프로젝트는 계속 추진력이 커지고 있다. 이러한 에너지와 성공에 힘입어 우리는 프로그램을 계속 확장시켜나갈 활력을 얻는다. 최근 우리는 보건성장관과 지도급 인사들을 참여시키고, 표본 병원들을 선정하여 시험 연구를 진행하며, 전국에 걸친 프로그램 보급 계획을 수립하는 등 똑같은 모델로 페루에서 프로젝트를 시작했다. WHO의 지원 덕분에 우리는 전 세계에 걸쳐 계속 프로젝트를 확장하고 있다.

바깥에서 거둔 성공에 비해 정작 미국 내에서는 별로 관심이 없었다. 알려지지 않았기 때문은 아니다. 〈뉴 잉글랜드 의학 저널<sup>New England Journal of Medicine</sup>〉에 연구 결과를 발표한 이후, 과학계에서는 우리를 주목하기 시작했다. 우리는 신뢰성 있는 과학적 데이터와 함께 병원에서의 실수와 진료의 질에 대한 대규모 해결책을 제시한 최초의 연구 팀 가운데 하나다. 이 분야를 선도하는 연구자들은 우리 프로젝트를 지난 수년간 가장 중요한 연구 가운데 하나로 선정한 바 있다. 이러한 조치가 실제로 지난 사반세기 동안 개발된 어떤 의학적 치료보다 더 많은 생명을 구했다고 말하는 사람들도 있다.

우리의 성공은 〈월스트리트 저널〉, 〈뉴욕 타임스〉, 〈뉴요커〉 등을 비롯한 수많은 잡지와 신문에 실렸다. 2008년도에 나는 〈타임〉 지에서 가장 영향력 있는 100인 가운데 하나로 선정되었으며, 누구나 선망해 마지않는 '맥아더 펠로우십맥아더 재단에서 매년 각 분야에서 비범하고 창의적인 활동을 펼쳐 전 세계적인 공헌을 한 20명 내외의 인물에게 시상하는 상-역주' 수상자 25명 중에도 포함되었다. 우리에게 필요한 인증을 얻은 셈이다. 우리는 스스로와 세계를 상대로 존스 홉킨스뿐만 아니라 미시간과 로드 아일랜드, 그리고 유럽에 이르기까지 병원과 환자들을 보다 안전하게 만들 수 있다는 것을 입증했다. 환자 안전성과 진료의 질 향상에 있어 과학적인 접근 방법, 즉 근거 중심의 진료, 실질적인 문화 변화, 신뢰할 수 있는 결과 측정 등을 통해 병원을 보다 안전한 곳으로 만들 수 있다는 사실을 증명했다. 새로운 패러다임을 도입한 것이다. 환자 안전성과 진료의 질 향상이라는 분야는 공식적으로 과학의 한 영역을 차지하게 되었다. 이제 병원과 의료인들은 진료의 질과 환자 안전성에 대한 결론을 내리기에 앞서 확고한 데이터를 요구하고 있다. 새로운 과학이 대두되고 있는 것이다.

그러나 이 모든 성공에도 불구하고 미국은 깨어나지 않고 있었다. 중요한 이유 중 하나는 돈이다. 우리는 물론 각 주 정부도 프로그램을 시행할 자금이 없다. 우리는 연방 정부로부터 약간의 지원을 받은 것을 빼고는 자체적으로 연구비용을 조달해왔다. 우리 프로그램이 약물이나 의료 장비에 관한 것이었다면 정부나 산업계로부터 막대한 자금 지원을 얻었을 것이다. 에이즈나 암 치료법을 개발했다면 수표 다발을 손에 쥔 사람들이 줄을 섰을 것이다. 그러나 환자 안전성과 진료의 질 향상이라는 문제는 정량화하기 어렵다. 눈에 보이지 않는다. 지난 25년간 미국에서만 250만 명의 환자가 병원에서 발생한 혈행성 감염으로 목숨을 잃었지만 같은 기간 동안 보건 의료 연구 및 질 관리국에 배정된 예산 총액은 3억 달러에 불과하다.

지원금이 부족한 가장 큰 이유는 환자 안전성이라는 가치가 눈에 보이지 않기 때문이다. 대부분의 의학적 실수는 발견되거나 규명되지 않은 채 그냥 묻혀버린다. 중환자실 환자가 중심 정맥관으로 인해 생긴 혈행성 감염으로 사망한다고 해도 가족에게 환자가 예방 가능한 감염증으로 목숨을 잃었다고 말해주는 사람은 없다. 가족들은 '원래 지니고 있었던 질병과 수술에 관련된 합병증'으로 사망했다고 듣는다. 혈행성 감염에 걸리지 않았더라도 사망했을 환자도 있겠지만, 이러한 감염이 사망 원인인 경우가 훨씬 많다. 이러한 사실을 널리 알리지 않는다고 병원을 비난할 수 있을까? 그랬다가는 병원을 계속할 수 없을 뿐더러 엄청난 소송에 휘말리게 될 것이다. 그러나 누군가 이런 문제를 제기하지 않는다면 영원히 고쳐지지 않을 것이다. 우리의 목표는 이러한 문제를 공개된 장으로 끌어내는 것이다. 모든 사람이 보건 의료계 전반에 만연한 이러한 문제를 알고, 그 해결책이 병원과 의사들을 비난하는 데 있는 것이 아니라 감염을 근절하는 데 있다는 것을 깨닫도록 하려는 것이다. 이러한 감염의 위험은 단지 환자들에게 국한되는 것이 아니다. 그럼에도 불구하고 의료계는 환자 안전성 문제를 해결하고자 발 벗고 나선 일이 거의 없다. 나는 우리가 이 문제를 진정으로 해결하기 위해 서로 협력하는 법을 배우고, 그러한 과정 속에서 보건 의료 분야에 도사린 수많은 다른 문제들을 해결할 수 있는 능력을 키워야 한다고 믿는다. 이러한 감염들은 21세기판 소아마비 박멸 운동이 될 수 있으며 이를 위해서는 정부 차원의 지원이 필요하다.

물론 전반적으로 안전성 연구의 설득력은 일반적인 약물 연구에 비해 떨어지는 것이 사실이다. 치료 결과를 개선하고 환자의 생명을 구하는 약이나 의료 장비는 그 가치를 이해하기 쉽다. 환자가 많이 아팠는데 새로 개발된 약을 먹었더니 나았다. 이런 이야기는 별다른 설명이 필요 없다. 누구나 쉽게 이해할 수 있는 것이다. 제약 회사에서는 이러한 약물들을 생산하고 판매한다. 가격은 떨어지고 품질은 향상된다. 모든 병원이 이 약을 사용한다. 약이나 의료 장비가 효과만 있다면 사업 모델과 장려책은 저절로 따라가게 되어 있다.

그러나 안전성 연구는 중심 정맥관 감염이나 잘못된 부위를 수술하는 일을 방지하는 등 피해를 예방하는 방법을 찾는 것이다. 안전성 프로그램이 성공을 거둔다고 특별한 일이 생기지는 않는다. 특별한 사건이 없다는 것은 실체를 지닌 약에 비해 개념화하기가 훨씬 어렵고 눈에 띄지 않는다. 정책 입안자들 역시 구체적인 성과가 눈에 띄지 않는 일에 예산을 배정하기 꺼린다. 우리는 프로그램을 계속 진행하기 위한 자금이 절실히 필요했다. 우리 팀은 연구비와 연구 용역 계약에 의해 유지되었다. 재정적 지원이 없다면 팀을 해체해야 할 형편이었다. 가까운 시일 내에 가시적인 지원을 얻지 못한다면 미국 전역에 걸쳐 중심 정맥관 감염을 근절시키겠다는 꿈은 좌초하고 말 것이었다.

　바로 그때 기적처럼 버락 오바마와 보건 의료 개혁이라는 변화가 시작되었다. 우리가 그토록 필요로 했던 자금 지원을 얻을 수 있는 가능성이 생긴 것이다. 민주당이 다시 정권을 잡게 될 것이 분명해지자 환자 안전성 프로그램 연구비를 둘러싸고 있던 얼음이 녹기 시작했다. 국회에서 영향력 있는 사람들은 보건 의료 개혁이 중요한 의제라는 사실을 알고 있었다. 모든 사람이 새로운 대통령이 취임하기 훨씬 전부터 이 문제에 관해 유리한 고지를 점령하고 싶어 했다. 미시간 프로젝트와 맥아더 재단의 지원금을 받은 일로 언론의 조명을 받았던 우리는 당연히 1순위 연락 대상이었다. 갑자기 상원과 하원에서 전화가 빗발쳤다. 이리하여 나는 환자 안전성 문제의 다음 단계로 도약하게 되었다. 중앙 정계로 뛰어들게 된 것이다.

# Chapter 8

정치인들은 체크리스트를 매우 좋아했다. 설명하기 복잡하지 않은데다 실행하기도 쉽고 효과가 입증되었으며, 무엇보다 많은 비용이 들지 않는다. 신선하면서도 뭔가 내용이 있어 보이는 보건 의료 개혁 아이템을 찾고 있던 그들에게 체크리스트는 그야말로 구미에 맞는 상품이었다.

체크리스트를 둘러싼 환상 따위는 아무래도 좋았다. 우리가 목표로 하는 문 앞에 데려다줄 수만 있다면 무슨 상관이란 말인가. 일단 '문 안'에 들어가고 나면 문화적 변화와 결과 측정을 강력하게 밀어붙일 생각이었지만, 우선은 체크리스트가 열쇠 역할을 해줘야 했다.

우리 사무실에 가장 먼저 연락해온 정치인 중 한 명이 오하이오 주 민주당 상원의원 쉐로드 브라운Sherrod Brown이었다. 그의 보좌관 중 한 명이 내게 전화하여 워싱턴으로 와서 혈행성 감염을 감소시키는 문제에 관해 15분 정도 이야기를 나눌 수 있는지 물었다. 15분이면 미국 최고위 정치인을 만나는 자리로서는 더 이상 바랄 수 없는 시간이다.

　나의 목표는 이렇게 강력한 리더들과 관계를 구축하고 연구에 필요한 지원을 얻는 것이었다. 우리 프로그램을 전국적으로 확장시키려면 폭넓은 영향력을 지닌 사람이 필요했다. 상원의원들은 그러한 영향력을 지니고 있었다. 러셀 연방 상원 회관Russell Senate Office Building에 있는 브라운 상원의원 사무실에 도착하자 목재 패널로 장식된 회의실로 안내해주었다. 그의 스태프들이 에드워드 케네디와 바바라 미컬스키Barbara Mikulski 상원의원의 스태프들과 함께 그를 기다리고 있었다. 브라운 의원의 비서가 예상 도착 시간을 알려주는 사이에 우리는 대화를 나누었다.

　마침내 브라운 의원이 도착했다. 나는 즉시 그가 마음에 들었다. 지나치게 가꾸지도, 그렇다고 아무렇게나 내버려두지도 않은 갈색 곱슬머리는 나의 아버지를 연상시켰다. 나는 저절로 그를 믿게 되었다. 걸걸한 목소리와 실질적인 질문들은 그가 정직한 국민의 대변자라는 인상을 주었다. 사실 브라운 의원은 보통 사람의 이익을 대변하는 것으로 명망이 높다. 틀림없이 그는 우리의 체크리스트를 사용하여 오하이오 주에서 거둘 수 있는 이익에 관심이 있을 것 같았다.

　나는 존스 홉킨스와 미시간 주에서 혈행성 감염을 감소시키기 위해 우리가 했던 일을 간략하게 설명했다. 그는 국가 보건 의료 정책과 혈행성 감염이 오하이오 주의 환자들에게 미칠 수 있는 영향에 대해 매우 관심이 있는 것 같았다. 예상대로 이러한 감염의 위험과 이를 근절시키는 데 우리가 거둔 성공에 대해 알게 되자 그는 우리 프로그램을 오하이오 주에서 시행할 수 있는 방법을 찾고 싶어 했다. 강력한 영향력을 지닌 정치 지도자가 우리 작업에 적극적인 관심을 보이는 모습은 큰 감명을 주었다. 모임을 마친 후 그는 실제로 오하이오 주 병원협회에 전화를 걸어 단도직입적으로 이렇게 물었다.

"우리도 피터의 체크리스트를 한번 해보는 게 어떻겠소?"

놀랍게도 15분으로 예정되어 있던 만남은 30분을 넘겨 한 시간까지 이어졌다. 옆에서 비서가 다른 약속이 있다고 계속 일깨워주었지만 그는 손을 내저으며 이렇게 중요한 얘기는 꼭 들어야 한다고 말했다. 나는 그가 새로운 대통령이 될 가능성이 높은 민주당 후보에게 의료 개혁이 매우 중요한 문제라는 사실을 알고 있다는 느낌을 받았다. 의료 개혁에 중추적 역할을 맡고 있는 보건, 교육, 노동 및 연금 상원위원회Health, Education, Labor and Pension, HELP 위원으로서 이 문제를 잘 알아둘 필요가 있었던 것이다. 그는 민주당과 공화당을 막론하고 보건 의료의 질을 개선하는 데 관심이 있는 상원의원들이 늘어나고 있다고 말했다. 그는 그들에게 우리 프로그램을 소개하고 싶어 했다.

결국 우리는 한 시간 반 동안 이야기를 나누었다. 상원의원에게는 영접에 가까운 시간이다. 나에게는 상원의원의 영향력이 어느 정도인지 피부로 느낄 수 있는 기회였다. 우리의 만남이 끝나자마자 브라운 의원의 전화를 받은 오하이오 병원협회장이 몹시 당황하여 허둥지둥 나에게 전화를 걸어왔던 것이다.

"피터, 우리는 정말로 프로그램을 도입하고 싶지만 재정적인 문제를 해결할 방법을 찾아야 해요. 노력하고 있지만 재원이 확보되지 않는다면 어떻게 할 수 없어요."

병원협회들은 이런 일을 하기 위한 지원을 얻을 때 우리와 똑같은 문제를 겪는다. 이러한 노력의 결과 얻어진 재정적 이익의 대부분이 병원이 아니라 보험회사의 몫이 되기 때문이다. 또한 수많은 보험 회사가 경쟁을 하기 때문에 개별적인 회사로서는 이익을 경쟁자와 공유해야 하는 분야에 투자하기를 꺼리게 마련이다. 자금을 조달할 수 있는 곳은 하나밖에 없다. 바로 연방 정부다. 이러한 프로젝트는 사람의 생명을 구하고 예산을 절감하는 등 공공선을 지향하므로 공적 자금을 지원하는 것도 당연하다(미시간 주에서는 우리에게 투자한 연구비 1달러당 약 200달러를 절감하는 효과를 얻었다). 하지만 정부 관리들은 안전성 연구보다 생물의학적 연구(약과 의료 장비)를 지원할 가능성이 높다. 바로 이것이 내가 영향력 있는 국회의원들에게 안전성 연구 또한 지원할 가치가 있다는 인상을 심어줘야 할 이유였다.

테드 케네디 상원의원 또한 나를 초대하여 프로젝트에 대한 이야기를 나누었다. 최근 HELP 위원장으로 지명된 그 역시 보건 의료 개혁에 관해 잘 알아둘 필요가 있었던 것이다. 당시 케네디 의원은 건강이 안 좋아서 나는 대신 그의 스태프인 카비타 파텔[Kavita Patel] 박사를 만났다. 그녀에 따르면 케네디 의원은 우리의 미시간 프로젝트 이야기를 듣고 이 계획을 전국적으로 시행해야 한다고 말했다고 한다.

카비타는 수많은 보건 의료 개혁가들이 항공 산업의 비유를 사용하지만 실행에 옮긴 경우는 매우 드물기 때문에 그들이 나의 프로젝트를 좋아하는 것이라고 했다. 설령 실행에 옮기는 경우라도 주장하는 바를 입증해줄 데이터가 없다는 것이다.

"나는 이 이야기가 좋아요. 훌륭한 과학인 동시에 효과가 있기 때문이죠. 생명을 구하고 예산을 절감했잖아요. 선생님께서는 정책적인 차원의 변화를 얘기하시지만 사실상 현장에서 몸소 실천하고 계시는 거예요. 또한 신뢰할 수 있는 데이터를 제시하셨는데 지금까지 아무도 그렇게 한 사람은 없었어요. 우리는 이 프로젝트가 효과가 있을 것이라고 믿기 때문에 편안한 마음으로 지원해드릴 수 있습니다."

참으로 반가운 말이었다. 우리는 과학자 대 과학자로 얘기를 나누었고 같은 생각을 하고 있었다. 이러한 협력은 프로젝트의 신뢰성을 명백하게 입증해주는 것이었다. 또한 내 스스로도 우리 모델이 올바르다는 사실에 더욱 확신을 갖게 되었다. 당연한 말이지만 데이터 없이 국회에 자문을 해줄 수는 없는 노릇이었다.

그러나 이런 모든 만남에도 불구하고 한 가지 불안감이 엄습해왔다. 존스 홉킨스나 한 주에서 실패하는 것은 그럴 수도 있는 일이었다. 그러나 전국적으로 병원 경영자들과 임상 팀들을 이끌게 되었을 때 실패한다는 것은 차원이 다른 일로 상상만 해도 겁이 났다. 의원들이 나의 말을 신뢰하고 권고를 받아들였을 때 느껴지는 책임감 역시 막중하기 짝이 없었다. 실패하기는 쉽다. 과학은 어수선한 일이다. 실험이 잘못될 가능성은 언제나 존재한다.

메릴랜드의 상원의원인 바바라 미컬스키 또한 나를 만나고 싶어 했다. 역시 HELP 위원인 그녀는 케네디의 지명으로 보건 의료의 질 향상에 대한 상원 청문회를 주관했다. 동료 의원들과 마찬가지로 그녀 역시 분명한 사실을 원했다. 그러나 그녀가 관심을 갖는 데는 또 한 가지 이유가 있었다. 존스 홉킨스는 메릴랜드 주에서 가장 규모가 큰 고용주 가운데 하나였으며 미컬스키는 열렬한 지원자였다. 존스 홉킨스 출신 의사가 보건 의료 개혁에 있어 중요한 역할을 맡게 된다는 사실을 알게 되자 그녀는 백퍼센트 우리를 지원했다.

미컬스키 의원은 브라운 의원과 마찬가지로 대중의 대변자였다. 볼티모어 동부 하일랜드타운 토박이인 그녀는 전형적인 노동자 계급 출신으로 관료 집단의 문제를 척결하고 그들이 원래 있어야 할 자리인 시민들의 곁에서 봉사하도록 함으로써 경력을 쌓아왔다. 150센티미터도 안 되는 단신에 활력과 정열로 똘똘 뭉친 그녀는 달콤한 미소와 선한 마음씨, 그리고 날카로운 결단력을 지니고 있었다. 일단 그녀가 우리를 믿어준다면 든든한 우군이 될 것이었다.

오랫동안 외로운 싸움을 벌이고 있다는 감정에 시달리다 마침내 진정한 변화를 일으킬 수 있는 사람들로부터 관심과 지원을 얻게 되자 힘이 솟았다. 우리의 메시지는 명백했다. 환자 안전성은 과학이며 다른 모든 연구와 마찬가지로 연방의 넉넉한 지원을 받아야 한다. 그러나 환자 안전성 연구는 전반적으로 연구비 부족에 시달렸다. 예산을 획기적으로 늘려만 준다면 우리는 거의 즉시 생명을 구하고 예산을 절감할 수 있었다.

영향력 있는 상원의원들의 신뢰를 얻은 것만큼이나 기쁘고 흥분되었던 일은 캘리포니아 주 하원의원 헨리 왁스만Henry Waxman의 보건 의료 자문역을 맡고 있는 스티븐 차Stephen Cha 박사의 전화를 받은 것이었다. 당시 왁스만 의원은 정부 개혁 위원회Committee on Oversight and Government Reform 위원장을 맡고 있었다. 병원 감염으로 죽어가는 사람들의 숫자를 들은 그는 회계감사원Government Accountability Office에 병원 감염을 감소시키기 위한 연방 차원의 노력을 점검한 보고서를 의뢰했다. 보고서는 직설적이고 사실적이었다. 결론은 병원 감염을 감소시키기 위한 연방 차원의 노력은 파편적이며 대부분 부적절하다는 것이었다. 이러한 감염과 맞서 싸우기 위한 연방 부서 사이의 업무 조정은 거의 또는 전혀 없었으며 전반적으로 책임감이 결여되어 있었다. 반드시 개혁이 필요한 부분이었다.

왁스만은 미시간 주에서 중심 정맥관 감염을 감소시킨 우리의 성공담을 듣고 내가 직접 워싱턴으로 와서 미시간에서 했던 일들과 그러한 일들을 어떻게 전국적인 모델에 적용시킬 수 있는지 증언해 주기를 원했다. 그가 참여를 요청한 것은 영광이었지만 한편으로 불편하기도 했다. 하원에서 증언한다는 것은 상원의원이나 그들의 스태프들과 격의 없는 대화를 나누는 것과는 전혀 다른 일이었기 때문이다. 나는 이 중요한 문제를 해결하기 위해 정부에서 훨씬 많은 일들을 할 수 있다고 믿었다. 그러나 이러한 메시지를 우리의 투쟁에서 든든한 우군이 될 수도 있는 정부 관리들을 모욕하지 않고 어떻게 '공식적으로' 명확하게 전달할 수 있단 말인가? 모든 일에 경험이 전혀 없는 나로서는 참으로 미묘한 균형을 유지해야 했다.

크리스와 존스 홉킨스 정부 홍보 팀 직원들이 나와 함께 열차에 올랐다. 우리는 추위를 뚫고 유니온 역에서 청문회 장소인 레이번 연방 하원 회관Rayburn House Office Building까지 걸어갔다. 건물 밖에 많은 사람들이 줄지어 입장을 기다리고 있었다. 금속 탐지기를 통과하고 나자 연자 대기실로 안내해주었다. 항상 그렇듯 나는 증언의 초점을 환자에게 맞추기로 했다. 환자 안전성 향상 전략을 요약한 후, 이러한 목표를 이루려면 많은 사람들의 노력이 필요하다는 점을 강조할 생각이었다. 일부 메시지는 현재 정부에서 하고 있는 일에 의문을 던지는 것이었기 때문에 관련된 사람들을 불편하게 만들 수도 있었다. 그러나 현재 상태에 도전하지 않고 변화를 이룰 수는 없으며 우리는 절박하게 변화해야만 했다.

많은 사람들이 나와 함께 증언을 했는데 가장 인상적이었던 인물은 소위 슈퍼 박테리아라고 불리는 메티실린 저항성 포도상 구균 methicillin-resistant Staphylococcus aureus, MRSA에 감염되어 휠체어 신세를 지게 된 공군 퇴역 장교 에드워드 로튼Edward Lawton이었다. 로튼은 무릎관절 치환술을 받았는데 인공관절이 MRSA에 감염되어 있었던 것이다. 이 감염증은 대부분 예방이 가능하지만 일단 걸리면 치료가 어려운 것으로 악명이 높다. MRSA가 뼈에 감염된 대부분의 환자들처럼 로튼도 수차례의 대규모 수술과 오랜 입원을 거쳐 결국 휠체어 신세를 지게 되었다. 수년간의 고통과 괴로움은 물론 비용만도 100만 달러 이상이 들었을 것이다. 로튼은 청문회의 조시 킹이었다. 그는 이러한 토론회의 이유와 실체성을 제공해주었다. 조시와 마찬가지로 로튼 덕분에 환자에게 초점을 맞추고, 메시지가 정치적인 이야기에 휘말리거나 희석되지 않을 수 있었다. 실수는 실제로 사람들에게 해를 입히고 목숨을 빼앗는다.

사실 로튼의 이야기를 듣고 감동한 나머지 나는 그에 관한 이야기로 증언을 시작했다.

"로튼 씨에게 일어난 일이 되풀이 되어서는 안 됩니다. 우리는 대부분의 병원 감염을 예방할 수 있으며 그렇게 해야만 합니다. 쉬운 일은 아닙니다. 환자 안전성 문제를 과학으로 바라보아야 하며, 협력을 한층 강화해야 합니다. 또한 리더십이 필요합니다. 그러나 우리는 할 수 있습니다."

이렇게 즉석에서 준비한 도입부에 이어 나는 우리가 해온 일을 자세히 설명했다. 의학 연구의 경이로움을 이야기한 후, 국립 보건원에서 사람들의 생명을 구하기 위해 국민의 혈세를 지원하여 개발한 새로운 치료법들이 확실히 환자들에게 전달될 수 있도록 해주는 국가적 프로그램이 없다는 것이 얼마나 많은 비극을 초래하고 있는지 덧붙였다. 또한 감염을 감소시키기 위한 정부의 지원과 뚜렷한 목표, 정부 부처와 외부 사이에 측정 가능한 명확한 전략이 없다는 점을 지적했다. 미시간에서 거둔 결과를 설명하고 이를 전국으로 확대시키는 데 연방 정부가 앞장서줄 것을 촉구했다. 그리고 우리에게 기회와 함께 필요한 지원을 해준다면 전국에 걸쳐 혈행성 감염을 근절시키고 병원을 보다 안전한 곳으로 만들어 로튼 씨에게 일어난 것과 같은 일이 다시는 되풀이되지 않도록 할 수 있다고 모든 사람에게 약속했다.

나는 불과 3분 동안의 연설 속에 이 모든 내용을 담았다. 이렇게 짧게 말하는 데 익숙하지 않았기 때문에 메시지를 가다듬고 이야기와 사실 사이에 미묘한 균형을 유지하며 구체적인 권고안을 제시할 수밖에 없었다. 시간을 내줘서 고맙다고 인사하고 자리에 앉았다. 잘 전달된 것 같았다. 나는 실질적인 조치로 연결되었으면 하는 희망을 품었다.

청문회 직후, 스티븐 차가 전화를 걸어 왁스만 의원이 나의 체크리스트가 전국적으로 사용되지 않은 이유와 그런데도 아무런 조치가 취해지지 않은 이유를 이해할 수 없다고 했다는 소식을 전했다. 정치는 잘 몰랐지만 나는 적절한 시점에 적절한 사람에게 메시지를 전달하면 실로 큰 차이가 나타난다는 점을 이해하기 시작했다.

얼마 안 있어 스티븐은 다시 전화를 걸어 모든 주에서 혈행성 감염에 어떻게 대처하고 있는지 설문 조사를 시행할 계획이라고 말했다. 나는 마침내 누군가가 내 말에 귀를 기울이고 실질적인 조치를 취하기 시작한 것이 너무나 기뻐 어찌할 바를 몰랐다. 그러나 스티븐

이 보내온 설문지는 내 생각과 정확히 일치하지는 않았다. 설문지는 각 주의 병원협회에 혈행성 감염을 예방하기 위해 '프로노보스트 체크리스트'를 사용하고 있는지 단도직입적으로 묻고 있었다. 각 주에서 어떻게 하고 있는지 평가한다는 아이디어는 좋았지만 환자 안전성 분야는 너무나 오랫동안 결과보다는 노력에 초점을 맞추어왔다.

"스티븐, 저는 그들이 체크리스트를 쓰든 쓰지 않든 관심이 없어요. 소렐이나 로튼 같은 사람들도 마찬가지예요. 제가 알고 싶은 건 이들 병원의 감염률이 얼마냐는 거예요. 감염률이 높으면 거기에 어떻게 대처하고 있는지를 알아야 해요."

스티븐은 나의 고민을 명확하게 이해했다. 체크리스트가 아니라 환자가 문제인 것이다. 존스 홉킨스에서의 경험상 의료인들에게 체크리스트를 준다고 해도 올바로 사용하지 않거나, 간호사들이 의사들에게 질문을 하지 않거나, 병원 문화가 개선되지 않는다면 감염률은 절대로 줄어들지 않는다. 체크리스트가 올바로 사용되고 있는지 확인하는 유일한 방법은 결과를 측정하는 것이다.

나의 요청을 받아들인 왁스만은 설문지를 개정하여 각 주에서 혈행성 감염 발생률을 측정하고 있는지, 그렇다면 감염률은 얼마나 되는지 묻기로 했다. 놀라운 일이었다. 그토록 오랫동안 외로운 투쟁을 해온 끝에 드디어 우리의 비전을 이해하는 막강한 동맹군을 얻은 것이다. 그 강력함은 상상하기 어려울 정도였다. 병원협회에 정부 개혁 위원회 위원장이 설문지를 보냈다면 무시할 수 없는 것이다.

50개 주 모두 즉시 설문에 답해왔으며, 모두 감염을 감소시키기 위하여 '프로노보스트 체크리스트'는 물론 다양한 다른 프로그램을 사용하고 있다고 보고했다. 놀라운 일은 아니었다. 미시간 연구는 많은 찬사와 주목을 받았다. 보건 의료 개선 협회<sup>Institute for Healthcare</sup>
Improvement에서는 중심 정맥관 감염을 감소시키기 위한 체크리스트의
사용을 포함하는 전국적인 캠페인을 전개했다. 대부분의 주에서 수
천 개 병원이 참여했다. 그러나 이 프로그램에는 감염률 측정이 포함
되지 않았기 때문에 감염률 모니터링 결과를 보고한 병원협회는 11
개 주에 불과했으며 미시간 주만큼 낮은 감염률을 기록한 경우는
하나도 없었다(공정을 기해 감염률을 측정할 책임은, 많은 경우 병원협회가
아니라 주 보건국에 있다. 감염률을 측정하고 싶어도 대다수 병원협회에는 감염
을 모니터할 수 있는 자원이 없다).

　　절망과 분노에 찬 반응도 있었다. 미시간 병원협회에 근무하는
동료가 내게 전화를 걸어 다른 주 병원협회에서 우리가 국회를 끌어
들여 자신들의 감염률을 조사하고 다니는 방식이 마음에 들지 않는
다는 불만 전화를 받았노라고 알려주었다. 내 사무실로도 비슷한
전화가 빗발쳤다. 그들은 혈행성 감염을 거의 근절시킨 미시간 주의
예는 비현실적인 기준이라고 불평하면서 전국에 걸쳐 이런 목표를
달성하는 것은 불가능하다고 주장했다. 병원협회들은 구체적인 결과
가 없을 뿐 자신들은 이 문제에 관해 최선을 다하고 있다고 믿었다.
나의 대답은 간단했다. 입장은 이해하지만 문제가 어느 정도 심각한
지도 모르면서 감염과 싸울 수는 없으며, 결과를 측정하지 않고는
노력이 성공을 거두었는지 판단할 수 없다고 말해주었다. 또한 미시
간과 같은 결과를 거둘 수 있다고 믿지 않는다면 결코 우리 프로그램
을 고집하지 않을 것이라고도 했다. 마지막으로 각 병원에서 감염률
모니터링을 시작하여 주민들이 불필요하게 피해를 입고 있지는 않은
지 알아보는 것이 우선이라고 제안했다. 보건 의료에는 책임이 무엇

보다도 중요하다.

이러한 저항에도 불구하고 적어도 우리는 관심을 끌어 모았다. 거의 모든 사람들이 감염을 모니터하고 감소시켜야 한다는 데 동의했다. 필요한 자원을 찾아내는 일만 남은 것이다. 워싱턴에서 압력을 가하고 있었기 때문에 각 주에서는 원하든 원하지 않든 행동에 옮길 수밖에 없었다. 돈이 문제였는데 또다시 행운이 찾아왔다.

왁스만 설문으로 우리 프로그램에 새로운 관심이 대두되면서 전화가 쇄도했다. 많은 전화가 프로그램으로 이익을 보게 해주겠다는 변호사나 사업가들의 제안이었다. 우리 프로그램이 상당한 가치를 지니고 있으므로 영리법인으로 전환해야 한다고 했다. 나는 망설였다. 절박하게 자금이 필요했지만 영리법인을 설립한다는 생각은 불편했다. 시장 원칙을 받아들이면 보다 효과적이고 효율적인 프로그램을 개발할 수 있겠지만 안전성이란 취약한 것이다. 내가 영향력을 가질 수 있었던 것은 부분적으로 뚜렷한 결과를 얻어냈기 때문이지만, 한편으로는 우리가 감추어진 목적이나 이해 상충 없이 순수하게 환자 중심적이었기 때문이다. 영리법인을 설립할 경우 각 주를 참여시키는 것이 훨씬 어려워질 것이었다. 나는 이러한 작업은 궁극적으로 공공의 영역에서 이루어져야 한다는 결론을 내렸다. 이 문제를 아내와 크리스, 에드 밀러, 그리고 당시 존스 홉킨스 대학 총장이었던 빌 브로디Bill Brody와 상의했는데, 모두 내 뜻에 동의했다.

여전히 자금이 필요했다. 의료 개혁의 일부든 연구비 형태로든 연방 정부의 지원을 받을 수 있을 것 같았지만, 빠른 시일 내에 이루어질 리는 없었다. 우리는 당장 자금이 필요했다.

하루는 걸려온 전화 목록을 검토하는데 허버트 샌들러Herbert

Sandler라는 이름이 눈에 띄었다. 그는 아내인 마리온과 함께 골든 웨스트 파이낸셜Golden West Financial을 소유하고 있다가 부동산 붐이 정점에 달했을 때 와초비아Wachovia에 매각했다. 그 후 미국에서 가장 부유한 재단인 샌들러 재단을 설립하여 의학 연구 분야에 거액을 기부하고 있었다. 퇴근길에 그에게 전화를 걸었다. 프로그램에 대한 설명을 들은 그는 매우 흥분한 것 같았다. 전화를 끊자마자 그는 빌 브로디에게 전화를 걸어 내가 이러한 일을 맡길 만한 사람인지 알아보았다. 빌은 샌들러에게 나와 나의 프로그램을 강력히 추천했다.

다음날 아침 7시, 동료와 함께 연구 논문 작업을 하고 있는데 빌이 휴대폰으로 전화를 걸어왔다. 존스 홉킨스에서 오랫동안 샌들러 재단의 지원을 받기 위해 노력해왔지만 아무런 소득이 없었다고 했다. 나에게 이것이 얼마나 큰 기회인지 알려주고 싶었던 것이다.

허브허버트의 애칭-역주와 나는 몇 번 더 전화를 주고받았다. 그는 의과대학 캠퍼스 내에 혈행성 감염과 다른 안전성 프로그램을 지원할 환자 안전성 연구소를 설립하는 문제에 관하여 정식 제안서를 제출해달라고 했다. 샌들러 재단의 규모를 알게 된 나는 머뭇거리지 않았다. 나는 10년간 매년 1000만 달러를 지원받는 제안서의 초안을 마련했다. 실제로 연구소를 설립하고 의미 있는 변화를 일으키려면 이 정도의 자금이 필요했다.

허브와 마리온은 나를 샌프란시스코로 초대했다. 공항에 내리자마자 변호사가 동석한 가운데 그들과 저녁식사를 했다. 그들은 질문 공세를 퍼부었다. 질문은 다음 날 아침 8시에 다시 시작되었다. 그들은 나의 목표와 전략, 비전, 그리고 나 자신에 대해 알고 싶어했다. 나는 지치고 기가 꺾인 채 돌아왔다. 그들의 우리 프로젝트를 지원하는 데 정말로 관심이 있는지조차 알기 어려웠다. 안전성 연구소 설립 건에 관해 몇 번 더 전화를 주고받은 후, 또 한 차례의 직접 면담을 위해 캘리포니아로 오라는 연락을 받았다. 면담은 공항에 도착하자마자 시작되었다. 우리는 연구를 관리하고 자금을 조달할 안전성 연구소 설립 계획을 논의했다. 모든 항목과 예산을 하나하나 검토했다. 두 시간 후, 허브는 미소를 지었다.

"이제 됐어요. 자금을 지원하겠소. 이제 우리는 비전을 실현하기 위해 함께 일하는 팀입니다. 우리가 도울 수 있습니다."

뛸 듯이 기뻤다. 몇 주 뒤, 허브는 다시 한 번 우리를 방문하여 자신의 제안에 조건을 달았다. 샌들러 재단에서 벌이는 대부분의 기부 활동은 전통적으로 캘리포니아 대학 샌프란시스코 캠퍼스<sup>UCSF</sup>에 집중되어 있었는데, 허브는 우리가 그곳에 연구소를 설립해주기를 원했다

아내와 나는 샌프란시스코로 옮겨갈 수 있을지 검토해보았다. 언젠가 나를 방문했을 때 허브는 샌프란시스코 지역의 자선사업과 보건 의료를 담당하는 리더들과의 만남을 주선해준 일이 있었다. 인상적이었다. 구글 재단, 고든 앤 베티 무어<sup>Gorden and Betty Moore</sup> 재단, 캘리포니아 헬스케어<sup>California HealthCare</sup> 재단, 헨리 제이 카이저 가족<sup>Henry J. Kaiser Family</sup> 재단의 이사장들은 모두 관심이 있어 보였고, 우리를 UCSF로 끌어들이려고 애를 썼다. 그들은 돈을 가지고 비전을 지닌 리더를 찾고 있었다. 허브는 내가 그 자리를 메워 주리라 기대했다. 엄청난 재정적 지원과 베이 에리어<sup>Bay Area, 샌프란시스코만 주변 지역-역주</sup>의 풍부한 IT 자원을 등에 업고 보건 의료의 변혁을 일으킬 가능성이 손에 잡힐 듯했다.

물론 샌프란시스코로 옮겨가는 데는 수많은 문제가 있었다. 우선 볼티모어에 비해 생활비가 훨씬 많이 들었다. UCSF도 훌륭했지만, 이미 나는 존스 홉킨스에 어디에도 비길 수 없는 안전성 연구팀을 구축하고 있었다. 존스 홉킨스 공중보건 및 의과대학 동료들도 없어서는 안 될 존재들이었다. 다시 이런 팀을 조직하려면 오랜 시간이 필요할 것이었다. 아내 또한 최근에 존스 홉킨스로 다시 돌아와 바야흐로 경력을 꽃피우는 참이었다. 한 독지가의 기부 때문에 선택하기에는 아내와 나 모두에게 위험성이 너무 컸다. 그럼에도 불구하고 샌들러 재단의 지원을 무시할 수는 없었다. 우리 프로그램과 환자들은 그러한 지원이 절실히 필요했다. 환자들을 보다 안전하게 만들수 있는 입증된 시스템을 지니고 있지만 실행에 옮길 수 있는 돈이 없다는 것은 엄연한 현실이었다. 이때 또 다른 기적이 일어났다.

익명의 독지가가 환자 안전성에 관한 나의 연설을 들었던 것이다. 〈뉴요커〉에 실린 기사를 본 그는 한번 만나자고 제안해왔다. 얘기를 나눠보니 우리 프로그램을 좋아한다는 것은 명백했다. 샌들러 재단에 관한 이야기를 해야 할지 확신할 수 없었다. 아직 샌들러 측에서 명확한 이야기를 들은 것은 아니지만 정직한 태도를 취해야 한다는 생각이 들었다. 그래서 나는 샌들러 재단에 관해 이야기하면서 나중에 샌들러 측에도 그의 관심에 대해 이야기하겠노라고 말했다. 그는 샌들러 부부와 마찬가지로 진정으로 우리의 작업을 지원하고 싶어 할 뿐, 프로그램에 자신의 이름을 붙이는 것 따위는 관심이 없었다. 그는 생명을 구하고 싶어 했다. 그는 샌들러 측에서 같은 액수를 기부한다면 120만 달러를 익명으로 기부하겠노라고 제안했다.

240만 달러는 전국에 걸쳐 감염을 감소시키는 일에는 많이 부족했다. UCSF 연구소 설립 건으로 허브와 논의했던 1억 달러에는 턱도 없었지만, 그 생각을 일단 보류해둘 수는 있었다. 목표는 혈행성 감염을 감소시키는 것이었고, 이 제안은 소중한 타협점이 될 수 있었다.

　　아내와 나는 우리 집 근처 오레곤 그릴$^{Oregon\ Grille}$이란 음식점에서 허브와 마리온을 만나 점심을 같이 하기로 했다. 나는 익명의 독지가에게 그의 제안을 서면으로 써달라고 부탁하여 사본을 가지고 갔다. 샌들러 부부와 협상을 시작한 지도 6개월이 지났지만 늘어난 휴대폰 요금 고지서와 항공사 마일리지 말고는 뚜렷한 소득이 없었다. 아내 말린이 샌들러 부부를 만난 것은 이때가 처음이었다. 그들은 금방 친해져서 연구소에 관해 자세한 이야기를 나누었다. 나는 상대적으로 침묵을 지켰다. 생각할 것이 너무 많았다. 아내와 나는 아직도 샌프란시스코로 이주하는 문제에 대해 확실한 결론을 내리지 못하고 있었다. 확실한 것은 빨리 현금을 구하지 못하면 팀을 해체하고 내 꿈을 접어야 한다는 것이었다. 주머니 속에는 샌들러 부부가 같은 액수를 기부하겠다고 동의할 경우 두 가지 문제를 모두 해결해줄 한 장의 편지가 들어 있었다. 그들이 동의해주기만을 바랄 뿐이었다. 식사가 끝나자 웨이터가 접시를 치우고 커피를 내왔다. 나는 편지를 꺼내 탁자 위에 놓았다.

　　"저는 두 분께서 같은 액수를 기부하실 경우 이 프로젝트에 120만 달러를 기부하겠다는 제안을 받았습니다. 두 분께서는 두 배를 투자하는 효과를 얻는 것입니다. 이런 기회를 놓친다면 정말 애석한 일이 될 것입니다. 저희가 샌프란시스코로 옮겨가는 문제는 나중에 생각할 수 있습니다. 이 돈으로 우선 사람들을 고용하고 각 주를 프로그램에 참여시킬 수 있습니다. 많은 사람들이 전화로 관심을 표명해왔습니다."

허브는 돈 문제에 관해 실용적인 것으로 유명했으므로 나는 그가 기부 액수를 두 배로 늘릴 수 있는 기회를 저버리지 않을 것이라 확신했다. 그는 편지를 집어 들고 천천히 읽더니, 다음날 필요한 서류를 작성하겠다고 말했다.

그때 우리 팀과 전국에서 혈행성 감염을 일소하겠다는 꿈 사이에는 오직 한 가지 장애물이 있을 뿐이었다. 그 장애물은 작은 것이 아니었다. 우리가 미시간 연구에 관한 획기적인 논문을 〈뉴 잉글랜드 의학 저널〉에 발표한 지 약 1년 후, 인간 피험자 연구를 감독하는 정부 부처인 인간 피험자 보호국Office for Human Research Protection, OHRP에 익명의 항의서가 접수되었다. 이에 따라 OHRP에서는 존스 홉킨스 임상시험심사위원회Institutional Review Board, IRB에 이 연구는 인간 피험자 연구가 아닌 진료의 질 향상에 관계된 연구이므로 IRB의 승인이 필요 없다는 홉킨스 측의 해석에 동의하지 않는다는 충격적인 서한을 보내왔다. OHRP는 우리 연구가 인간 피험자 연구라고 생각했던 것이다. 그들은 우리가 환자들로부터 설명 후 동의서를 받지 않았기 때문에 윤리 규정을 위반했다고 주장했다. 또한 우리 프로그램을 시행한 미시간의 모든 병원에서 IRB의 승인을 받았어야 했다고 지적했다. 이 혐의는 우리 연구에 종지부를 찍게 된다는 점에서뿐만 아니라 존스 홉킨스 병원이 연방 정부 연구비 지원을 한 푼도 받지 못하게 될 가능성이 있다는 점에서 매우 심각한 것이었다.

나는 충격과 혼란에 빠졌다. 사전에 연구 제안서를 존스 홉킨스 IRB에 제출했지만 위원들은 우리 연구가 인간 피험자 연구가 아닌 진료의 질 향상 연구라고 결론지었다. 나는 해야 할 바를 정확히 했다. IRB에서는 미시간 병원들의 IRB와 환자들로부터 승인이나 동의서를 받을 필요가 없다고 말했다. 나도 그들의 해석에 전적으로 동의했다. 우리 작업이 연구라는 것은 틀림없지만 인간 피험자를 대상으로 하는 연구는 아니었다. 수집된 데이터의 어디에도 참여자의 이름은 찾아볼 수 없었다. 우리 프로그램에도 환자의 기밀이 누설될 만한 요소는 전혀 없었다. 존스 홉킨스 IRB는 매우 수준 높은 기관으로 연간 2000건이 넘는 임상 시험 계획서를 검토한다. 실제로 우리 연구가 어떻게 진행되는지 거의 알지 못하는 OHRP에서 그토록 단정적인 결론을 내린 것은 어처구니없는 일이었다. 우리 연구로 인해 환자에게 미치는 위험은 거의 없었다. 우리는 그저 의사들에게 손을 잘 씻고, 국가 가이드라인을 지키고, 팀워크를 향상시키며 감염률을 모니터해달라고 부탁했을 뿐이었다. 환자들에게 해가 되기는커녕 도움이 되는 조치들이었다. 사실 이런 조치의 시행을 미룰수록 환자들은 훨씬 큰 위험에 처하게 될 터였다.

그러나 워싱턴에서 왁스만이 엄청난 권력을 지니고 있는 것처럼 OHRP도 마찬가지였다. 그들의 편지는 엄청난 논란을 일으켰다. 진료의 질 연구 학계 전체에 공포와 긴장감이 퍼져갔다. 우리 연구에 관심을 보였던 병원들도 겁에 질려 몸을 사렸다. 어떤 병원도 OHRP의 조사를 받거나, 제제로 인해 나쁜 평판에 시달리고 싶어 하지 않는다. 자기 병원이 윤리 규정을 위반했다고 신문지상에 오르내리는 꼴을 보고 싶은 사람이 어디 있겠는가. 병원들이 더욱 놀란 것은 OHRP의 변덕이었다. OHRP에서 연구가 다 끝난 마당에 존스 홉킨스처럼 체계적이고 경험이 풍부한 IRB의 규정 해석조차 문제 삼는다면 어떤 병원의 IRB가 무사할 수 있겠는가?

모든 것이 멈춰버렸다. 프로그램을 위한 자금도 있었지만 어떤 주도 OHRP와의 문제가 명확히 해결될 때까지는 참여하려고 하지 않았다. 프로젝트는 절대로 시작될 수 없을 것 같았다. 설상가상으로 OHRP에서는 미시간 주에서의 데이터 수집을 중지하라고 요구했다.

나는 절망한 나머지 대담한 일을 벌였다. 전국적으로 프로젝트를 시작하기 앞서 규정에 관한 OHRP의 정확한 입장을 서면으로 받아둘 필요가 있었다. 나는 개인적으로 OHRP에 전화하여 국장 대행인 아이버 프리처드Ivor Pritchard와 통화했다. 그와는 이전에 국립 의학원Institute of Medicine 회의에서 한번 이야기를 나눈 적이 있었다. 그는 내 입장을 잘 이해했고, 진정으로 이 문제가 해결되기를 원하는 것 같았다. 우리는 보다 많은 주에서 프로젝트를 시행할 준비가 되어 있으며 IRB가 없는 병원도 많다고 말했다. 또 우리의 전국적인 프로젝트가 인간 피험자 연구인지 여부와 IRB 승인이 필요한지 여부를 서면으로 확인해달라고 요청했다. 또다시 연구를 마친 후에 OHRP가 우리에게 규정을 위반했다고 하는 황당한 일을 겪고 싶지 않았다. 사전에 서면으로 승인을 받아두면 각 병원에 안전하다는 확신을 줄 수 있었다.

예상대로 아이버는 난색을 표했다. 규정이 복잡하며 OHRP에서는 통상 서면 안내서를 발급하지 않는다고 했다. 대화는 얼마든지 좋지만 서면으로는 곤란하다는 것이다. 답답한 노릇이었다. OHRP에서 이 문제를 명확하게 해주지 않는다면 어떤 병원도 참여하지 않을 것이었다. 그러나 OHRP가 그럴 의향이 없다는 것은 명백했다.

나는 정치에는 초보일지 몰라도 무엇이든 빨리 배우는 편이다. 나는 왁스만 의원 사무실의 스티븐 차에게 전화하여 상황을 설명했다. 스티븐은 불같이 화를 냈다. OHRP 관계자를 상대로 청문회를 여는 한이 있더라도 이 상황을 해결해주겠다고 약속했다. 개인적으로 아이버에게 전화하여 이러한 뜻을 전달할 테니 염려 말라고 했다. 영향력 있는 벨트웨이워싱턴 정가의 별칭-역주 정치인의 힘을 직접 눈으로 보기는 처음이었다. 짜릿한 동시에 두려웠다.

결국 아이버는 매우 협조적으로 나왔다. 우리는 이 문제를 논의한 후 현명하고 공정한 계획을 수립했고 그는 내가 검토할 수 있도록 서면 가이드라인을 보내주겠다고 약속했다. 그의 편지는 열흘 후에 도착했다. 참여하는 병원은 연구를 하는 것이 아니라 진료의 질 향상 작업을 하는 것이며, 연구는 존스 홉킨스 병원에서 수행하지만 인간 피험자 연구는 아니라는 내용이었다.

나와 동료들은 진료의 질 향상 프로그램과 인간 피험자 연구를 구별하는 보다 폭넓은 문제에 관한 전반적인 내용을 원했다. 진료의 질 향상 프로그램을 수행하거나 계획하는 모든 사람을 보호하고 보다 뚜렷한 기준이 되어줄 것이기 때문이었다. 다시 아이버에게 전화했지만 OHRP에서 그토록 광범위한 내용을 담은 편지를 그렇게 짧은 시간에 써줄 수는 없다고 했다. 상당한 법적 검토가 필요하다는 것이었다. 프로그램을 더 이상 지연시키고 싶지 않았기 때문에 나와 아이버는 중심 정맥관 감염을 감소시키는 작업에만 초점을 맞추기로 합의했다.

이 장애물을 넘어서고 나자 보건 의료 연구 및 질 관리국AHRQ에서 좋은 소식이 기다리고 있었다. 예산을 찾았다는 것이었다. 유일한 문제는 예산 편성 주기가 거의 끝난 시점이란 것이었다. 예산 주기가 끝나기 전에 그 예산을 사용하지 않으면 다시 국고로 귀속된다. 그냥 현금으로 주면 좋겠지만 정부 일이란 것이 그렇게 진행되지 않는다. AHRQ에서는 우선 충분한 시간을 주고 신청서를 접수하도록 한다. 그 후 역시 충분한 시간을 두고 이를 검토한 후(물론 어떠한 보장도 해 주지 않는다), 프로젝트가 예산에 합당한지 결정한다. 이러한 과정을 통해 정부의 정직성, 또는 기대할 수 있는 만큼의 정직성을 유지할 수 있기 때문에 합리적이긴 하지만 우리에게는 너무나 시간이 부족했다. 운이 닿지 않는 일이었다.

그러나 이때, AHRQ 측에서 한 가지 아이디어를 내놓았다. 보건 의료 전달 체계 개선 작업을 주로 하는 미국 병원협회 산하 비영리 기관인 보건 연구 교육 재단Health Research and Education Trust, HRET에서 따놓은 연구비가 있었다. 따라서 AHRQ에서 HRET에 연구비를 주고, HRET이 우리 팀 및 미시간 병원협회MHA와 연합하여 10개 주에 걸쳐 프로그램을 시행하자는 것이었다. 미시간 병원협회는 미시간에서 성공을 거두었을 때 결정적인 역할을 했기 때문에 우리는 이들과 함께 일하고 싶었다. 또한 이들은 새로운 프로젝트에 꼭 필요한 탁월한 데이터베이스를 이미 개발해두고 있었다.

HRET는 훌륭한 전략적 파트너였다. 우리 프로그램은 각 주 병원협회와 긴밀한 협조 관계가 필요했는데, 미국 병원협회 산하 단체로서 이미 이러한 관계를 맺고 있었던 것이다. 따라서 각 주 병원협회와 병원들을 모집하는 데 필수적인 역할을 해주었다. 더욱이 HRET 스태프들은 우리 모델을 좋아하고 지원해주었으며 신뢰성 있는 결과 측정의 가치를 믿고 있었다.

돈 문제가 해결되자 우리는 구체적인 전략을 짜기 시작했다. 프로그램에 참여하는 각 주마다 강력한 중앙 팀을 구성하고 주 단위

프로젝트를 관리할 팀장을 두기로 했다. 경험을 통해 이러한 지원 없이는 프로그램을 유지하기 어려우며 각 주별로 소속 병원들의 작업을 관리해야 한다는 사실을 알고 있었다.

또한 의료의 질 및 안전성 연구 그룹<sup>QSRG</sup>을 강화할 필요가 있었다. 인력을 보강하고 기존 인력도 보다 많은 시간을 할애해야 했다. 학문적 의학 분야에서 이러한 팀의 작업은 우리 같은 연구 기관에서 연구자들의 시간 중 일정한 부분을 퍼센트 단위로 구입하는 방식으로 진행된다. 우리 교수들의 경우 대개 연구비와 펠로우십을 통해 그들 시간의 약 10~20퍼센트에 해당하는 비용을 지불했다. 연구 자금이 늘어났으므로 이러한 부분을 대폭 늘릴 수 있었다. 상근직 프로젝트 관리자, 데이터 분석가, 연구 코디네이터도 보강했다.

AHRQ 연구비에 샌들러 부부와 익명의 독지가가 기부한 자금을 합치자 28개 주에서 프로젝트를 수행할 수 있는 비용이 되었다. 관리 측면에서 우리는 자금 조달 라인을 따라 두 그룹으로 나뉘었다. HRET와 MHA는 10개 주를 지원했고, 내가 이끄는 팀은 기부금을 이용하여 나머지 18개 주를 담당했다. QSRG는 전화 회의와 직접 회의를 관리하고 각 주에 필요한 물품과 정보를 제공하는 등 프로그램의 내용을 담당했다. HRET는 참여할 병원을 모집하고 프로그램을 관리를 도와주었다. 또한 MHA는 감염과 배양 데이터를 관리했다.

모든 일이 순조로운 것 같았지만, 항상 그렇듯이 신뢰할 수 있는 데이터를 완벽하게 얻어낼 수 있을지 걱정스러웠다. 거의 모든 프로젝트에서는 이 부분이 문제였다. 따라서 일종의 예방 조치로 우리는 민간 부문의 영향력을 모색했다.

〈컨슈머 리포트<sup>Consumer Report</sup>〉를 발간하는 소비자 연맹<sup>Consumers</sup>

Union은 이러한 감염률을 대중에게 공개하고 싶어 했다. 그러나 많은 병원에서는 감염률을 산정하지도 않았고, 산정하더라도 평판을 우려하여 공개하기를 꺼렸다. 나는 소비자 연맹에 프로그램에 참여한 병원들의 명단을 제공한다면 다른 병원들 또한 참여하여 감염률을 산정하도록 압력을 가할 수 있으리라 생각했다. 이 전략은 감염률을 공개하는 것이 필수적인 절차가 될 경우 어떠한 주도 참여하지 않을 것이기 때문에 실행에 옮기기 까다로웠다. 게다가 그 데이터는 각 주의 것이지 우리 것이 아니기 때문에 우리에게 공개할 권한이 없었다. 그러나 단순히 참여한 병원의 명단을 소비자 연맹과 공유하기만 한다면 연맹 측에서 음으로 양으로 압력을 가할 것이므로 우리는 적당한 거리를 유지하면서 작업에 방해를 받지 않을 수 있었다.

또한 같은 목적으로 나를 처음 미시간으로 초청하여 중환자실에 중환자 전문의를 배치하는 문제에 관한 연구를 논의했던 리프로그 그룹과 파트너십을 맺었다. 〈포춘〉 500대 기업 가운데 100개 이상의 기업이 참여한 컨소시엄인 리프로그 그룹은 수천만 명에 이르는 직원들의 보건 의료비용을 지불하기 때문에 보험회사와 병원에 엄청난 영향력을 지니고 있다. 이들은 병원들을 대상으로 전국 규모의 정기 조사를 시행하여 자신들이 정한 표준을 충족시키는 병원을 선정한다. 회계 감사원의 보고서를 읽고, 우리가 이러한 감염을 근절시키는 데 성공했다는 소문을 들은 리프로그 그룹의 리어 바인더<sup>Leah</sup> <sup>Binder</sup>는 조사에 참여하는 병원들을 대상으로 중환자실의 중심 정맥관 감염률을 보고하도록 요청했다. 또한 그녀는 우리 프로젝트에 참여하는 병원을 인증하는 제도를 시행했다.

뿐만 아니라, 조인트 커미션에서도 부분적으로 우리의 미시간 프로젝트를 근거로 혈행성 감염 감소를 국가적 환자 안전성 목표의 하나로 선정했다. 리더로서의 책임, 감염 관리, 중환자실 진료 등의 분야에서 문제를 해결하기 위해 이들이 각 병원에 요구한 조치는 강력하면서도 실질적이며 근거 중심적이었다. 여기에는 감염을 효과적으로 감소시키기 위해 필요한 모든 요소가 망라되어 있다. 이러한 조치들이 국가적 환자 안전성 목표에 포함되었다는 것은 여기 따르지 않는 병원은 메디케어<sup>Medicare, 미국 국가 의료 보험 시스템의 일부를 구성하는</sup> 제도-역주에 혈행성 감염 관련 진료비용을 청구할 수 없다는 뜻이다. 이렇게 되면 병원을 운영할 수 없다. 조인트 커미션은 비영리 민간 기관이지만 이러한 조치를 강제할 수 있는 권한을 위임받고 있다. 메디케어에 진료비를 청구하려면 반드시 조인트 커미션의 승인을 받아야 하기 때문이다.

우리는 전통적으로 국가적 차원에서 이러한 감염증들을 감시하고 통제해왔던 미국 질병 관리 본부<sup>Centers for Disease Control and Prevention,</sup> CDC와도 파트너십을 맺었다. CDC에서는 우리 팀과 각 주에 기술적 전문가들을 지원하고, 자원이 부족한 병원들이 보다 실질적이고 쉽게 데이터를 수집할 수 있도록 협력하기로 했다. 뿐만 아니라 대부분의 주에서 감염 데이터를 수집할 책임을 지고 있는 주 보건부와 우리를 연결해주겠다고 했다.

마지막으로 그들은 메디케어 및 메디케이드 서비스 센터<sup>Centers</sup> <sup>for Medicare and Medicaid Services, CMS</sup>를 위해 진료의 질을 모니터 하는 각 주별 진료의 질 향상 기관들과 우리를 연결시켜주었다. 이로써 공공 보건 기관들이 최초로 진료의 질 향상 분야에 연결되었다.

기부금과 AHRQ 지원금, 상/하원의원들의 도움과 강력한 민간 기관들의 지원에 힘입어 마침내 우리는 일을 시작할 준비가 되었다. 그때만 해도 우리의 활동 범위가 곧 두 배가 될 것이라는 사실은 까맣게 몰랐다.

우리가 미시간과 워싱턴에서 했던 일은 신임 보건사회복지부 장관 케슬린 시벨리우스Kathleen Sebelius의 주의를 끌었다. 우리 연구를 언급하면서 그녀는 향후 3년 이내에 미국의 모든 병원에서 중환자실 혈행성 감염을 75퍼센트 감소시키겠다고 선언했다. 보건 의료의 질을 향상시키기 위해 경험적이고 측정 가능한 국가적 목표가 정해진 것은 이것이 처음이었다. 또한 오바마 행정부에서 새로 조직된 의료개혁청Office of Health Reform에서는 미시간 프로젝트에 대한 보고서를 발간하면서 이를 성공이라고 규정했다.

이와 때를 같이하여 AHRQ에서는 HRET에 연락하여 새로운 지원금을 확보했다며 프로젝트를 보다 많은 주로 확대시켜줄 것을 요청했다. 알래스카와 하와이는 물론 푸에르토리코까지 전국을 포함시킬 수 있는 액수였다. 28개 주도 괜찮지만 충분하지는 않다. 예방 가능한 중심 정맥관 감염으로 환자가 죽어가는 병원이 하나라도 있어서는 안 된다. 우리는 작은 지역 병원이든 대형 교육 병원이든 미국의 모든 병원에서 모든 환자가 중심 정맥관 감염으로부터 안전하다고 말할 수 있어야 한다. 그리고 이러한 감염을 근절시키는 일은 시작일 뿐이다. 환자에게 해가 되는 작은 결함은 수없이 많다. 우리는 체크리스트와 문화적 변화, 결과 측정으로 구성된 우리 시스템이 이러한 문제들을 해결하는 데도 똑같이 효과적이라고 확신한다.

기다려왔던 도미노 효과가 막 시작되려고 하는 참이었지만 나는 거의 보조를 맞출 수 없었다. 존스 홉킨스 병원의 보건 의료 로비스트 가운데 한 명에 따르면, 우리 프로젝트는 의회에서도 화제가 되고 있었다. 우리는 최대한 단순하고 과학적 근거를 유지하며 정책이 아닌 환자에 초점을 맞춘 메시지를 마련했다. 워싱턴 정가에서는 이러한 메시지를 좋아했다. 더욱이 감염을 감소시키려는 노력은 문화의 개선과 함께 이루어져야 한다는 원칙과 책임 있는 연구를 위하여 신뢰성 있는 데이터를 수집하려는 노력에 모든 사람이 동의했다.

몇 년 전만 해도 우리는 존스 홉킨스의 중환자실에서 혈행성 감염을 감소시키고자 애쓰던 작은 팀에 불과했다. 그러나 이제는 뜻을 같이 하는 환자들과 안전성 관련 연구자들이 공통의 목표를 향해 함께 나아가는 거대한 세력이 되었다. 이러한 팀이 확장될수록 우리가 하는 일의 범위도 점점 커질 것이다. 혈행성 감염을 감소시키기 위한 우리 프로그램이 전국으로 퍼져나가는 모습을 보는 것은 짜릿한 일이었지만 우리에게는 연방 정부의 자금 지원이 절실하게 필요한 또 다른 프로젝트들이 있었다. 이러한 지원과 환자 안전성 운동이 더욱 확장되기를 희망하며 우리는 또다시 워싱턴의 새로운 동료들에게 지원을 요청했다.

# Chapter 9

왁스만 청문회에서 증언한 후 나는 다시 에드워드 케네디 상원의원이 의장으로 있는 보건, 교육, 노동 및 연금 상원위원회<sup>HELP</sup>에서 증언해달라는 요청을 받았다. HELP 산하에는 미컬스키 상원의원이 의장으로 있는 진료의 질에 관한 특별조사위원회가 있었다. 나는 다른 환자 안전성 계획을 실행에 옮길 절호의 기회라고 생각했다.

계획 가운데 한 가지는 의료인들이 실수를 통해 배울 수 있도록 하는 연방 프로그램을 마련하는 것이었다. 현재는 비용이 많이 들고 치명적이며 흔히 일어나면서도 의료 기관의 힘만으로는 바로잡을 수 없는 실수로부터 보건 의료계 전체가 교훈을 얻을 수 있도록 하는 국가적 시스템이 없다. 최근에 무릎치환술을 받은 한 환자에게 일어났던 일을 생각해보자. 의사는 통증을 줄여주려고 정맥주사로 마약성 진통제를 투여하는 대신 경막외 카테터를 사용했다. 경막외 카테터는 흔히 분만 시 통증을 가라앉히기 위해 사용하며 일부 외과적 시술 시에도 쓰인다. 환자의 혈류에 직접 약물을 전달하는 중심 정맥관과 달리 경막외 카테터로 투여된 약물은 경막외 공간으로 전달되는데, 이 공간은 셀로판처럼 얇은 막으로 척수액과 분리되어 있다. 약물은 이 막을 통해 천천히 척수액으로 스며든다. 문제는 경막외 카테터에 달린 커넥터가 정맥주사 카테터에 달린 커넥터와 똑같다는 것이다. 심지어 연결된 튜브의 모양조차 같다. 충분히 예상할 수 있는 일이지만 간호사는 경막외 카테터로 투여해야 할 약물을 정맥주사 카테터를 통해 직접 환자의 혈관으로 주입하고 말았다. 다행히도 환자에게 큰 문제는 없었지만 얼마든지 심각한 문제가 생길 수 있는 상황이었다. 경막외 공간으로 투여하는 진통제 중 어떤 것들은 혈관으로 투여하는 경우 환자가 사망에 이를 수도 있다. 병원 실수 보고 시스템의 데이터에 따르면 이러한 실수는 미국 전역의 6000여 개 병원에서 수없이 일어난다. 시스템에 보고되는 실수가 평균 20회 가운데 1회에 불과하다는 것을 고려한다면 이런 일이 얼마나 자주 생기는지 짐작할 수 있다.

존스 홉킨스에서는 이러한 실수의 위험성을 조사하고 최소화시키기 위한 팀을 구성했다. 팀에서는 두 가지 카테터에 각각 서로 다른 커넥터가 연결되도록 디자인을 바꾸는 것이 최선이라는 결론을 내렸다. 그러나 단일 병원, 심지어 훨씬 큰 시스템이라도 제조 회사가 카테터를 다시 디자인하도록 만들 수 있는 재정적 또는 정치적 영향력은 없다. 결국 가능한 최선을 다하는 수밖에 없었다. 병원 전체적으로 이러한 실수의 위험을 대대적으로 교육하는 캠페인을 벌였던 것이다.

병원에서는 교육 캠페인을 벌이는 경우가 많다. 그러나 경험을 통해 알고 있듯이, 또한 다양한 산업 부문의 안전성 전문가들이 지적하듯이 교육만으로 안전성이 향상되는 경우는 거의 없다. 인간이란 실수를 저지르게 마련이고 특히 별 관련 없는 것들을 뒤죽박죽 섞어 놓는 데 특별한 재능을 지니고 있다. 카테터를 잘못 연결할 가능성이 남아 있는 한, 의사와 간호사들은 끊임없이 같은 실수를 되풀이할 것이다.

교육 캠페인을 벌이는 것은 비용 효과적인 방법도 아니다. 이런 실수는 미국 내 모든 병원에서 일어난다. 모든 병원에서 연간 한 시간씩 매년 직원들을 재교육시키는 프로그램을 시작한다고 가정해 보자. 미국에서 현업에 종사하는 간호사는 약 200만 명이다. 계산하기 쉽게 간호사들이 시간당 평균 50달러와 기타 수당을 받는다고 가정한다. 이는 미국 보건 시스템이 의사들의 재교육 비용을 제외하고도 거의 효과가 없을 것이 확실한 프로그램에 연간 1억 달러를 지출한다는 뜻이다.

이것은 환자의 위험성에 대한 '대책'이 그저 의료인 재교육에 그치고 있는 수많은 예 가운데 하나일 뿐이다. 각 병원에서 환자들을 보다 안전하게 만들기 위해 할 수 있는 일들은 많다. 그러나 직원들에게 '보다 주의하라'고 말하는 것은 대책이 될 수 없다.

가장 합리적이고 비용 효과적인 해결책은 카테터를 다시 디자인하여 아예 잘못 연결할 수 없게 만드는 것이다. 마취과 의사들은 이미 수십 년 전에 산소 호스를 산화질소 공급관에 잘못 연결하는 실수를 방지하기 위해 똑같은 해결책을 사용했다. 수많은 환자를 죽음으로 몰아넣었던 이러한 실수는 호스를 다시 디자인한 후로 자취를 감추었다. 비용은 1억 달러에 훨씬 못 미쳤다. 불행하게도 이러한 성공담은 매우 드물다. 이제 바뀌어야 한다. 합리적이고 실용적인 해결책을 찾아내어 모든 보건 시스템에 보급시키는 제도적 장치가 필요한 것이다. 이런 일이 가능하려면 의료 장비 제조업체에 영향력을 행사할 수 있어야 한다. 병원의 힘만으로는 불가능하다. 공립 및 사립 병원들이 협력하고 정부의 권한과 재정적 지원을 이용할 수 있는 구조를 마련해야 한다.

항공업계는 오래 전에 똑같은 문제를 겪었다. 그들의 결론은 개별적인 항공사 단위로 실수를 조사하고 이로부터 교훈을 얻고자 하는 시도는 어리석은 일이란 것이었다. 그들은 공공 부문과 민간 업계가 파트너십을 맺어 민간 항공 안전 팀Commercial Aviation Safety Team, CAST이란 기구를 조직했다. CAST는 주요 항공기 제작사로부터 항공사, 노조, 연방 항공국Federal Aviation Administration 등 정부 기관, 비행 안전 재단Flight Safety Foundation 등의 국제기구에 이르기까지 항공 산업 전체를 한데 모았다. 이들은 서로 협력하여 최우선적으로 업계에서 가장 큰 위험들을 철저히 조사한 후, 실효성 있는 조치들을 마련하여 실행에 옮겼다. 1997년 조직된 이래 CAST는 이미 놀랄 만한 수준이었던 항공업계의 안전성을 더욱 향상시켰다. 1994년부터 2004년 사이에 치명적 사고 발생률이 10만 운항 건당 0.05에서 0.02로 감소한 것은 이러한 노력의 결과이다. CUSP 프로그램을 통해 우리는 감염 위험을 병동 수준에서 감소시켰을 뿐, 전국적인 수준에서 감소시키지는 못했다. 하나의 병원뿐만이 아니라 전국 모든 병원에서 결함을 철저히 조사한 후 조치를 마련하고 실행할 보건 의료계의 CAST가 필요하다.

연방 차원의 지원이 필요한 두 번째 전국적인 영역은 진료의 질과 안전성을 정확히 측정하여 보고하는 문제이다. 미국에 치명적인 질병이 발생하여 지난 25년간 약 100만 명의 환자가 사망했다고 상상해보자. 이는 AIDS로 인한 사망의 약 두 배에 이르는 숫자다. 그런데 어떤 연구 팀에서 치료법을 개발하여 이 질병을 몰아내고 실질적으로 지난 25년간 이루어진 어떠한 의학적 발견보다도 많은 생명을 구했다.

이 질병이 바로 중심 정맥관 감염이며 그 치료는 우리의 체크리스트이다. 하지만 이 치료법은 사용되지 않고 여전히 많은 사람들이 죽어가고 있다. 왜냐고? 보건 의료 분야의 수많은 실수와 마찬가지로 병원 안에서 일어나며 발생률이 보고되지 않으므로 알려지지 않기 때문이다.

환자가 입원하면 주위로 커튼이 드리워진다. 그 커튼 안에서 벌어지는 일들은 종종 비밀스럽고 불분명하다. 누군가 손을 제대로 씻지 않아 환자가 감염되어도 아무도 그 사실을 모르거나 보고하지 않는다. 환자가 합병증을 겪어도 치료비에 계상된다.

"죄송합니다. 제가 중심 정맥관을 시술하면서 마스크와 가운을 착용하지 않았습니다. 환자가 감염으로 사망한 것은 저 때문입니다. 제가 적절한 예방 조치를 취했다면 환자는 아직도 살아 있을 겁니다."

환자가 중심 정맥관 감염으로 죽어도 가족에게 이렇게 말하는 의사는 없다. 의사는 실수를 저지르지 않기 때문에 이렇게 말하지 않는 것이다. 의사들은 최선을 다하지만, 환자가 죽는 경우 어떤 사람은 견디고 어떤 사람은 견디지 못하는 것이라고 생각한다. 죽음과 합병증은 종종 운명으로 치부된다. 모든 의사들은 이러한 사고방식을 사실로 받아들이는 문화에 동화되어 있다. 어쩌면 이것은 방어기제일지도 모른다. 의사들이 실수를 객체화시키지 못한다면 하루 종일 환자를 치료하면서 느끼는 정신적 긴장을 견디지 못할 것이다.

그러나 우리는 중심 정맥관 감염이 불가항력적인 일이 아니라는 사실을 입증했다. 이 감염은 예방할 수 있다. 대부분의 경우 이 병은 시스템 오류와 잘못된 문화로 인해 생긴다. 그럼에도 불구하고 이러한 사실은 대중과 환자들의 병상에 전달되지 않는다. 우리는 아직도 어둠 속에서 일하며 환자들은 고통을 겪는다. 왁스만의 조사를 통해 모든 주에서 체크리스트를 사용하고 있음에도 불구하고 감염률을 모니터하는 주는 11개에 불과하며, 미시간만큼 낮은 감염률을 기록한 주는 거의 없는 것으로 나타났다. 만일 감염률을 정확하게 보고하고 소비자와 입법기관에 공개한다면 대중의 인식이 향상되면서 모든 병원이 이러한 감염을 감소시킬 수 있는 조치를 취할 것이다. 나는 모든 병원의 입구에 중심 정맥관 감염률을 정확하게 보고하는 표지판을 세운다면 앞다퉈 우리 프로그램을 시행하여 감염률이 감소할 것이라고 믿어 의심치 않는다.

각 병원에 혈행성 감염률 등 안전성 관련 기록을 측정하고 추적하도록 강제할 뿐 아니라 측정 방법을 통일하고 정확성을 유지할 수 있도록 규제하는 정부 부처가 필요하다. 1934년, 미국 정부는 회계 보고의 투명성과 정확성을 끌어올리기 위해 증권 거래 위원회 Securities and Exchange Commission, SEC를 설립했다. 1934년 전에는 소비자들이 잘못된 정보와 비현실적인 투자 수익을 약속하는 사이비 금융업자들에게 피해를 보는 일이 많았다. 가장 유명한 것이 찰스 폰지Charles Ponzi 사건이다. 그는 이러한 규제 장치가 있었다면 즉시 사기라는 것이 드러났을 시스템을 이용하여 많은 사람들로부터 수백만 달러의 돈을 사취했다.

폰지는 90일 만에 100퍼센트의 투자 수익을 약속했다. 수많은 새로운 투자자를 끌어들여 초기에 투자한 사람들에게 약속한 액수를 지급했다. 많은 투자자들이 투자액이 계속 '성장'할 수 있도록 '이익'을 '재투자'했기 때문에 식은 죽 먹기였다. 그러나 폰지에게 투자한 돈은 사실 한 푼도 이익이 나지 않았다. 당시에는 정부 기관은 고사하고 금융업자를 조사하거나 금융 상품 설명이 정확한지 점검하는 기관이 아예 없었다.

폰지의 사기 행각이 드러나고 수많은 유명 은행이 파산하는 등 파문이 커지자 프랭클린 델라노 루스벨트 대통령은 SEC를 설립하기로 결정했다. SEC는 회계 데이터의 정확성을 감시하여 시장의 효율성을 획기적으로 향상시켰다. 이 기구는 회계 보고 시 반드시 지켜야 할 원칙으로 널리 인정되는 규칙들을 만들었다. 이러한 규칙들을 알고 적용하는 법을 훈련받은 공인회계사라는 새로운 직업을 탄생시켰으며, 이들의 작업을 감사하여 회계 책임을 부여하고 규칙을 어기면 무거운 벌금을 부과했다.

물론 SEC가 완벽한 것은 아니다. 최선의 노력에도 불구하고 엔론Enron이나 월드콤WorldCom 등의 기업은 물론 마이클 밀컨Michael Milken, 버니 매도프Bernie Madoff 등 교활한 금융업자들이 수많은 사람들을 속인 바 있다. 그러나 SEC가 오랜 세월에 걸쳐 수많은 금융 사기로부터 대중을 보호해온 것은 의심의 여지가 없다. 더욱이 이 기구는 매우 효율적으로 회계 보고의 투명성을 유지해왔다. 이러한 규제의 결과 금융시장 또한 훨씬 효율적으로 작동하고 있는 것이다.

보건 의료와 회계 분야의 공통점은 놀랄 만하다. 두 분야 모두 가장 새롭고 완벽한 정보를 필요로 한다. 정보가 올바르지 않거나 오래된 것이라면 사람들은 그릇된 결정을 내리게 되고 고통을 겪는다. 모기지 위기는 주택 소유주들에게 소득을 초과하는 모기지를 허용한 결과 발생했다. 보다 많은 사람들이 주택을 소유하도록 하겠다는 선의에서 출발한 연방 정책 또한 사태를 더욱 복잡하게 만들었다. 투자자들은 아무런 가치도 없다는 사실을 모른 채 이러한 모기지를 사들였다. 소비자와 투자자들이 투자 대상과 잠재적 위험에 대해 정확한 정보를 제공받았다면 모든 사람이 보다 나은 결정을 내려 파국을 피할 수 있었을 것이다. 보건 의료와 회계 분야 모두 정확하고 시기적절한 정보가 없다면 나쁜 결정을 내리게 되는 것이다.

때로는 정보가 없는 것이 문제가 아니라 과장되거나 그릇된 복잡한 정보가 너무 많아 문제가 되기도 한다. 이런 경우 대부분의 보통 사람들, 심지어 일부 전문가들조차 혼란스러운 통계 숫자 속에서 올바른 판단과 선택의 도움이 될 신뢰성 있는 정보를 가려내는 데 애를 먹는다.

보건 의료 분야에는 '진료의 질'에 관한 온갖 주장이 넘쳐나지만 정확한 데이터는 거의 없다. 정보 수집 기준이 드물고 정보의 의미를 일반인도 이해할 수 있도록 도와주는 가이드라인은 더욱 드물다. 결과 보고를 위한 표준화된 규칙을 만들고, 결과가 정확한지 감시하며, 이를 위반하는 사람들에게 벌칙을 부과할 전문가들이 절박하게 필요하다.

안전성 보고에 대한 감독이 없기 때문에 병원들은 웹사이트, 번쩍거리는 브로슈어, 광고판, TV를 통해 사람들을 호도하는 그릇된 정보를 담아 광고를 해댄다. 그러나 진료의 질을 측정하는 방법이 표준화되어 있지 않고 일관성 있게 신뢰할 수도 없으니 그들의 주장이 정확한지 확인할 길이 없다. 실제로 진료의 질에 관한 병원들의 보고서는 치약이나 세탁기 광고와 다를 바 없다.

어떤 병원의 웹사이트를 보면 18개월 동안 242명의 생명을 구했다고 주장한다. 이러한 추정치가 어떻게 나온 것인지 알 길이 없다. 어떤 환자들을 포함시켰고 얼마나 많은 환자들을 대상으로 연구했다는 것일까? 다른 병원의 웹사이트에는 환자들을 선별한 후 접종 대상 환자의 94퍼센트에게 폐렴구균 백신을 접종했다고 주장하는 반면, 같은 날 정부의 웹사이트www.hospitalcompare.hhs.gov에는 그 병원 환자의 64퍼센트만 접종을 받은 것으로 되어 있다. 또 다른 병원은 애매한 어조로 0퍼센트의 감염률을 보고하면서 자기 병원에서 치료받는 환자들은 감염을 앓지 않는다는 암시를 준다. 그러나 어떤 과정을 거쳐 이러한 결론에 이르렀는지, 어떤 감염을 말하는 것인지, 얼마나 오랫동안 감염률을 측정했는지 알 길이 없다. 일주일, 한 달, 1년 아니면 5년?

이윤을 추구하는 사기업들의 진료의 질에 대한 보고 또한 규제를 받지 않기는 마찬가지다. 이들의 평가 방법은 독점적 소유권을 주장하는데다 불투명하고 과학적이라기보다는 광고에 가까워 잘못된 정보를 제공하거나 사람들을 혼란에 빠뜨리기 쉽다. 예를 들어, 〈유에스 뉴스 앤 월드 리포트U.S. News and World Report〉와 〈헬스그레이즈HealthGrades〉, 〈J.D. 파워 앤 어소시에이츠J.D. Power and Associates〉의 대형 병원 순위에 공통적으로 포함된 병원은 하나도 없다. 병원의 질을 정확히 평가했다면 어떻게 이런 결과가 나올 수 있을까? 걸핏하면 '최고의 병원'이니 '최고의 명의'를 선정한 후, 자신들이 최고로 꼽은 바로 그 병원에 가서 서비스를 판매하는 회사들도 있다. 자신들의 서비스를 구입해야만 순위에 올리기도 한다. 훨씬 노골적이라는 점만 빼면 자신들이 평가하는 상품을 판매하는 회사로부터 돈을 받아 챙기는 채권 평가 업체들과 소름이 끼칠 정도로 비슷하다.

진료의 질 측정에 관한 불완전하거나 그릇된 보고서들은 환자와 의료인, 보험회사에 심각한 위험을 초래한다. 환자들은 잘못된 정보를 근거로 치료를 선택하거나 그릇된 판단을 내릴 수 있다. 의료기관 역시 자신들이 제공하는 진료의 질을 과신한 나머지 노력을 게을리하여 예방 가능한 위험을 초래할 가능성이 높아진다. 보험회사들은 환자들을 지나치게 높게 평가된 질 낮은 의료인들에게 보내거나 특정한 시술에 대한 급여를 고평가 또는 저평가할 수 있다.

우리 모두는 보다 나은 대접을 받을 자격이 있다. 진료의 질을 측정한 결과를 공개적으로 보고할 때는 수집된 데이터의 종류, 데이터 수집 과정을 감독하는 훈련받은 전문가들, 데이터 완전성 기준에 대한 정기적 감사 및 집행에 관한 명확한 규칙을 명시하여 적어도 회계 보고와 같은 보고 기준을 충족시켜야 한다. 특정한 데이터를 수집하고 보고하며 공개하는 병원 및 기타 기관은 그 정확성에 대해 반드시 책임을 져야 한다.

연방 정부는 보건 의료 분야에서 최소한 1934년 회계 분야에 취했던 것과 같은 조치를 취해야 한다. 정확성과 투명성을 보장하여 보건 의료 서비스가 진정 진료의 질을 두고 경쟁할 수 있도록 해야 하는 것이다. 미국 국민은 병원의 질과 안전성에 관해 정확하고 시기 적절한 정보를 제공받을 자격이 있다.

나의 증언 속에 포함된 세 번째 문제는 작업을 시작한 이래 우리의 가장 중요한 책무였다. 바로 환자 안전성과 진료의 질에 관한 연구를 지원하는 전담 정부 기구를 창설하는 것이다. 현재 우리 정부는 새로운 치료가 환자의 침상에 전달되도록 하는 시스템을 개선하는 일에 거의 투자하지 않고 있다. 이런 문제를 해결하기 위해 진료의 질과 환자 안전성 연구를 교육 병원급 의료 기관에서 타당한 접근법으로 받아들이도록 하는 일은 매우 어렵다. 신뢰할 수 있는 안전성 연구를 수행하도록 훈련받은 의사들이 거의 없는데다, 교육 병원급 의료 기관의 인사위원회에서 이러한 작업을 인정하는 일이 드물다. 맥아더 펠로우십을 수상한 일이 도움이 되었지만, 우리 작업이 제대로 인정받으려면 안전성 연구자가 노벨상이라도 받아야 할 것 같다. 유감스럽게도 아직까지 노벨 의학상은 환자 진료나 안전성 분야의 혁신보다는 실험실에서의 새로운 발견을 인정하는 추세이므로 역시 요원한 일이다. 우리의 목표는 이러한 패러다임을 바꿔 환자 안전성이나 환자 진료에 관한 연구도 실험실이나 시험관 속에서 이루어지는 연구와 동일한 과학적 경쟁의 장에서 수행되고 평가받도록 하는 것이다. 중심 정맥관 감염에 대한 우리의 연구는 약물 시험이나 기타 임상 연구와 똑같은 과학적 엄정함을 지니고 수행된 최초의 환자 안전성 연구였다.

제1단계 연구를 통해 우리는 기존 데이터를 검토하고 이러한 감염을 예방할 수 있을 가능성이 가장 높은 5가지 핵심적인 조치를 선정했다. 이러한 조치들을 한데 모아 쉽게 따라할 수 있는 체크리스트를 만들었다. 그 후 체크리스트를 사용하는 데 잠재적인 장애물을 파악하고 극복할 전략을 개발하여 순응도를 최적화시켰다. 마지막으로 이러한 조치들을 존스 홉킨스 병원에서 예비 시험한 후 성과를 측정했다. 그 결과 이러한 감염을 거의 근절했다는 사실을 입증했다.

제2단계에서는 미시간 주에서 이 프로그램을 시험해볼 수 있도록 AHRQ에서 대응 교부금을 마련해주었다. 3개월 내에 우리는 연구에 참여한 103개 중환자실 모두에서 이 감염을 거의 근절시켰으며, 그 효과는 4년간 지속되고 있다. 쉽지는 않았다. 병원 경영진, 의사, 간호사들이 모두 정해진 조치들을 실천하고, 팀워크를 향상시키며, 진행 상황을 모니터했다. 그러나 그만한 가치가 있었다. 감염이 감소하며 불과 1년 만에 전 병원 시스템을 통해 투자액 1달러에 대해 200달러에 해당하는 엄청난 액수를 절감했을 뿐 아니라 수많은 생명을 구할 수 있었던 것이다.

제3단계에서 우리는 이 프로그램을 미국 내 모든 주, 모든 병원에서 시행하려고 노력했다. AHRQ의 자금 지원에 힘입어 우리는 환자들의 생명을 구하기 위한 이 프로그램을 전국에 걸쳐 시행하고 있다. 대부분의 주에서 이러한 감염을 줄이기 위해 노력하고 있지만 보다 효율적인 시행과 엄정한 결과 측정, 성과 향상을 위해서는 보다 많은 지원이 필요하다.

우리의 연구가 〈뉴 잉글랜드 의학 저널〉에 실린 것은 환자 안전성 연구가 생물의학적 연구만큼 과학적인 토대를 지니고 있다는 사실을 알리는 데 도움이 되었다. 생물의학적 연구가 국립 보건원의 지원으로 이루어지듯 환자 안전성 연구를 지원해줄 비슷한 정부 기구가 필요하다. 국립 보건원의 예산을 빌리거나 나눠달라는 말이 아니다. 그 예산은 보다 발전된 치료법을 개발하기 위해 반드시 필요하다. 그러나 새로운 치료법을 개발해도 이를 직접 환자의 침상으로 전달해줄 방법에 투자하지 않는다면 건강으로 향하는 길을 반만 걷고 주저앉는 것과 같다. 새로 설립될 기관은 연구 자금의 직접적인 지원뿐만 아니라 전 세계적인 환자 안전성 노력을 한데 모으는 데도 도움이 될 수 있다. 해야 할 일은 엄청나게 많다. 혈행성 감염은 환자에게 해를 입히고 자원을 소진시키는 수많은 실수들 가운데 하나일 뿐이다. 새로 설립될 기관에서 이렇게 심각한 환자 안전성 문제들을 해결한다면 전 국민의 건강을 향상시키고자 하는 공통 목표를 달성하는 데 도움이 될 것이다.

마음속에서 이렇게 수많은 생각이 교차하는 가운데 더크슨 연방 상원회관Dirksen Senate Office Building의 대리석 계단을 걸어 올랐다. 그간 정치인들과 나누었던 수많은 대화 덕분에 메시지는 완벽하게 정리되어 있었다. 그들 덕분에 정치가 어떻게 움직이는지 통찰력을 지닐 수 있었다. 여기 모인 청중의 주의를 끌려면 사실을 근거로 한 풍부한 이야기가 필요했다. 나는 말하고자 하는 내용이 위원들의 마음을 울릴 것이라고 확신했다.

강력한 영향력을 지닌 몇몇 상원의원들 앞에서 우리 프로젝트를 설명하는 동안 나는 도대체 그들이 내 말을 듣기나 하는지 알 수가 없었다. 그들은 꼭 만성 주의력 결핍 장애 환자 같았다. 쉴 새 없이 전화와 문자 메시지를 주고받는가 하면 스태프들이 쪽지를 전하거나 귓속말을 하고, 앞에서 누가 말을 하든 말든 끊임없이 자리에서 일어나 밖으로 나갔다. 일부 의원들은 아예 돌아오지도 않았다. 정신없고 뭔가에 자극받은 듯 주의가 산만한 청중을 상대로 말하는 것은 몹시 불편했다. 그러나 말을 마쳤을 때 나는 방 안에 활기가 도는 것을 느꼈다. 의장은 내 말을 다 알아들었으며 자신도 뭔가 말할 것이 있다는 듯 고개를 끄덕였다.

노스캐롤라이나 주 상원의원 케이 헤이건Kay Hagen이 처음으로 말을 시작했다. 우선 나의 설명에 감사를 표했다. 그러더니 매우 놀랍고 재미있다는 표정을 지으며 가솔린 자동차에 맞지 않는 디젤 연료 노즐은 만들면서 왜 환자들에게 해가 되지 않도록 서로 다른 카테터 커넥터 하나를 못 만들겠냐고 했다. 완벽한 비유였다(사실 내가 지금까지 써먹는 말이기도 하다). 마음이 놓였다. 메시지가 전달된 것이다.

쉐로드 브라운 의원이 자세를 고쳐 앉더니 의자 앞쪽으로 몸을 기울였다. 그는 지난번 만남의 연장이 아닌가 생각될 정도로 미국 전역에서 혈행성 감염을 근절시키는 일의 중요성을 강조했다. 우리의 시스템이 이러한 목표를 이루기 위한 뚜렷한 길을 제공해주고 있다는 말도 덧붙였다. 또한 그는 헤이건 의원의 의견에 감사를 표하며 보건 의료에 CAST가 필요하다는 그녀의 말에 동의했다.

위원장인 미컬스키 의원 역시 보건 의료 CAST와 나의 체크리스트를 모두 지지하고 나섰다. 그녀는 나에게 이런 작업이 당뇨병을 앓고 있으면서도 맥주와 게를 너무 많이 먹어대는 자신의 이웃집 사람에게 어떻게 도움이 될지 묻기도 했다. 나는 웃으며 그녀에게 중심 정맥관 감염 체크리스트를 만든 것처럼 당뇨병은 물론 어떠한 질병이나 시술에 대해서도 쉽게 체크리스트를 만들 수 있다고 설명했다. 원리는 모두 같으며 같은 결과를 얻게 될 가능성이 높았다. 정부의 지원만 얻을 수 있다면 이루지 못할 것이 없었다.

청문회를 마치면서 그녀는 이렇게 말했다.

"감사합니다. 이렇게 간단한 일을 하지 않을 수는 없겠지요. 생명을 구하고 비용을 절감하는 일이니 말입니다."

회의가 끝난 후 미컬스키 의원은 내게 다가와 악수를 하면서 나의 연구에 관한 많은 보고서를 읽어봤으며 우리 팀이 이루어낸 것과 특히 자신의 고향 출신이란 것이 매우 자랑스럽다고 말했다.

그녀는 우리 아이디어를 지원하기 위해 최선을 다할 것이며 곧 존스 홉킨스를 방문하여 자신의 계획을 설명할 것이라고도 했다.

청문회의 흥분에도 불구하고, 나는 현실적인 태도를 유지하려고 애썼다. 어떤 문제든 빨리 진행되리라고 기대하지 않았으며 모든 이야기를 조금씩 축소시켜 받아들이려고 노력했다. 어쨌든 이들은 정치인들이고, 정치인들은 워낙 신경 쓸 일이 많은 법이니까. 내 생각은 틀렸다.

몇 주 후 미컬스키 상원의원의 보건 의료 담당 수석 보좌관이 흥분된 어조로 전화를 걸어왔다. 미컬스키 의원이 상원의 국가 보건 의료 개혁 법안에 '생명을 구하고 예산을 절감하기 위한 최선의 아이디어와 최선의 방안을 파악하고 보급하며 임상 교육과 진료에 확실히 적용시키기 위한' 환자 안전성 연구국Office of Patient Safety Research을 설립한다는 단서 조항을 달기로 했다는 것이었다.

그녀는 법안의 초안을 나에게 보냈고, 나는 말린과 크리스를 불러 함께 검토한 후 의견을 적어 보냈다. 한 달 후 그녀는 존스 홉킨스 병원에서 법안 발표 기자회견을 열었다. 에드 밀러가 미컬스키 상원의원을 소개하자, 그녀는 다시 나를 소개했다. 그녀의 친절한 제스처에 나는 깜짝 놀랐다. 나를 환자 안전성 문제에 관해 신뢰할 수 있는 자문역으로 확실히 인정한 것이다. 영광스럽고도 겸손한 마음이 들었다. 모든 논의가 마무리된 후, 그녀는 법안을 발표했다. 언론은 다음과 같이 보도했다.

워싱턴 D.C.-미합중국 상원의원 바바라 A. 미컬스키(델라웨어-메릴랜드 주)는 오늘 상원 국가 보건 의료 개혁 법안에 전국적으로 삶을 개선하고, 생명을 구하며, 비용을 절감하기 위해 존스 홉킨스 메디신에서 개발한 프로노보스트 체크리스트 등의 혁신적인 조치들을 시행하기 위한 단서 조항을 포함시킨다고 발표했다.

"보건 의료는 누구나 누릴 수 있으며 저렴해야 합니다."

보건, 교육, 노동 및 연금 상원위원회<sup>HELP</sup> 고위직 위원이자 진료의 질에 관한 특별조사위원회 의장인 미컬스키 상원의원의 말이다.

"보건 의료를 저렴하게 만드는 한 가지 방법은 보다 높은 질과 안전성을 확보하는 것입니다. 안전성에 관한 조치들은 환자의 생명을 구하고 비용을 절감시킵니다."

HELP의 의료 개혁 법안에 전 국민 의료 보험법<sup>Affordable Health Choices Act</sup>이라는 명칭을 붙인 장본인으로서 미컬스키 상원의원은 생명을 구하고 예산을 절감하기 위한 최선의 아이디어와 최선의 방안을 파악하고 보급하며 임상 교육과 진료에 확실히 적용시키기 위해 환자 안전성 연구국을 설립했다. 환자 안전성의 개선은 보건 의료를 향상시키고 비용을 절감하는 데 폭넓은 기회를 제공한다. 의학적 실수로 연간 수많은 환자가 사망하며 미국 보건 시스템에 수십억 달러의 부담이 생기기 때문이다.

존스 홉킨스 메디신의 의사인 피터 프로노보스트 박사가 개발한 프로노보스트 체크리스트는 첨단 기술을 사용하지 않고도 저비용으로 환자 안전성을 획기적으로 개선시킨 대표적인 예이다. 보건 의료 팀이 중심 정맥관을 적절히 시술할 수 있도록 도와주는 5단계의 이 체크리스트는 카테터 관련 혈행성 감염을 감소시킨다는 사실이 입증되었다.

미시간 주의 여러 병원에서 18개월간 사용한 결과 이 체크리스트는 1500명의 생명을 구하고 1억 7500만 달러의 비용을 절감한 바 있다. 프로노보스트 체크리스트를 전국의 병원에서 사용할 경우 예방 가능한 합병증을 치료하느라 지출되는 연간 5~10억 달러의 비용을 절감할 수 있을 것으로 보인다.

"우리는 여러 학술 잡지와 TV 쇼 〈ER〉을 통해 프로노보스트 체크리스트에 관한 이야기를 들어왔습니다. 첨단 기술을 사용하지 않고 저비용으로 놀라운 효과를 나타낸다는 내용이었죠. 피터 프로노보스트 박사는 이러한 체크리스트가 환자들의 생명을 구하고 비용을 절감시킨다는 데 최초로 착안한 분입니다."

환자 안전성 연구국은 보건 사회 복지부의 보건 의료 연구 및 질 관리국 내에 설치될 예정이다. 소속 전문가들은 최선의 조치들을 안전하고 효율적으로 전달하는 방법을 연구하고, 진료의 질을 향상시키기 위해 국가적 우선순위를 설정하는 시스템을 개발하며, 의료 전달 체계를 개선하는 방법과 의학적 실수를 방지하는 조치들을 연구하고, 의학적 근거를 진료에 반영하는 프로그램을 개발하게 된다. 또한 이 기구는 전국의 의료 제공자와 환자들에게 프로노보스트 체크리스트와 같은 최선의 조치들을 파악하고 보급시킬 연구비를 지원하게 된다.

법안을 발표한 후, 미컬스키 의원은 나를 단상으로 불러 몇 마디 말을 부탁했다. 나는 환자 안전성 연구에 대한 그녀의 지원에 감사의 뜻을 표하며 이러한 지원이 절실히 필요하다는 사실을 다시 강조했다. 우리 연구와 존스 홉킨스에 매우 중요한 순간이었다. 이 자리는 나와 나의 동료들, 존스 홉킨스 병원의 경영진, 그리고 국가 전체에 환자 안전성에 대한 인식이 뚜렷이 태동하고 있음을 보여주었다. 새롭게 대두된 이 과학은 이제 신뢰와 재정적 지원을 확보하게 된 것이다.

우리 팀에게는 영광의 순간이었다. 존스 홉킨스의 몇몇 동료들 사이에서 시작된 대화가 이제 상/하원의원들은 물론 세계적 리더들의 관심을 끌고 있었다. 우리는 의학계에서 가장 명석한 의사와 간호사들, 인적 요소 엔지니어, 사회과학자, 역학자, 인류학자, 생물 통계학자, 정보 과학자들이 국제 환자 안전성 학습 공동체를 발족하는 데 동기를 부여했다. 이제 안전성 연구는 어엿한 과학의 한 분야가 되었으며 보건 의료계에서 환자 안전성에 대한 요구는 우리가 상상했던 것보다 훨씬 크다. 그러나 이 모든 것들이 처음으로 연구가 시작되었던 존스 홉킨스 병원의 문을 열고 들어오는 평범한 환자에게 무슨 의미를 갖는 것일까? 그는 정말로 더 안전해졌을까?

# Chapter 10

직접 또는 가족을 통해서 누구나 한번쯤 겪게 되는 암, 정신 질환, 심장 질환, 뇌졸중 등 비교적 흔한 네 가지 질병을 생각해보자. 나는 각각의 질병을 예로 들어 환자 안전성 향상 노력이 입원할 때부터 퇴원 후 외래 진료를 받게 될 때까지 환자들의 경험을 어떻게 직접 또는 간접적으로 향상시키는지 설명하고자 한다.

　제임스라는 가상의 환자를 생각해보자. 50대 남성인 그는 언제 부터인가 피곤하고 우울감을 느꼈다. 가끔은 배도 아프고 최근에는 체중도 줄기 시작하여 주치의를 찾았다. 주치의는 존스 홉킨스 병원 의 전문의를 소개해주었다. 우선 진단을 내려야 한다. 사실 제임스는 췌장암이었지만 흔히 그렇듯 잘못된 진단을 받아 간과 폐, 담도(간에 서 소장으로 쓸개즙이 이동하는 통로)까지 암이 퍼져 있었다. 일단 암이 전이되고 나면 생명을 구하기란 거의 불가능하다. 대부분의 암이 그렇듯, 췌장암 역시 조기 진단에 생명이 걸려 있는 것이다. (나의 아버지도 조기에 정확한 진단을 받았다면 생명을 건질 수 있었을 것이기 때문에 이러한 문제는 내게도 마음에 와 닿는다.)

우리의 추정 결과, 오진으로 사망하는 환자는 매년 4~8만 명 이상이다(상당히 과소평가되었을 가능성이 높다). 진단이 늦어지거나 아예 잘못 진단하거나 질병이 없는데 치료를 하는 경우, 모두 환자에게 해가 된다. 오진은 환자에게 해를 끼치는 요소 가운데 상대적으로 덜 알려진 분야로 비용이나 사망률, 신체 손상이란 면에서 가장 심각하다. 진단적 오류는 투약 실수에 비해 심각한 장애를 일으킬 가능성이 세 배나 높다. 그러나 대부분의 진단적 오류는 알려지거나 보고되지 않는다. 이러한 오류를 측정하고 감소시키기 위한 과학은 아직 미개척 분야다.

　우리는 현재 의사소통과 문화를 개선하여 오진을 줄일 수 있다는 우리의 이론을 적용하고 있다. 내가 공동 저자로 참여하여 의사들이 특정 질병에 관하여 자신이 지닌 제한된 지식에 종종 지나치게 의존한다는 사실을 입증한 논문이 최근 〈미국의학협회 저널〉에 실렸다. 의학 문헌에 실린 풍부한 지식이나 해당 분야에 몸담고 있는 동료들의 전문성을 깨닫지 못하거나 아예 등을 돌리는 셈이다. 이런 태도는 부분적으로 자만심과 독단 때문이지만, 또 다른 측면에서는 지식을 공유하고 보급하는 효과적인 시스템이 없기 때문이기도 하다. 우리는 이러한 모델을 변화시켜 전 세계 모든 의사들에게 최신 진단 및 치료 기법을 전달하는 방법을 모색하고 있다.

　다행히도 제임스는 존스 홉킨스의 암 전문 외과 의사인 리치 슐릭 박사를 만났다. 와인버그-4C 병동에서 나와 함께 일했던 CUSP 챔피언이다. 다양하고 독립적인 조언의 중요성을 아는 그는 팀원들의 의견에 귀를 기울이고 모든 정보와 자원을 끌어 모아 정확한 진단을 내린다. 그는 제임스를 수술하기로 한다. 췌장암에 가장 효과적이며 가장 흔히 시행되는 치료다.

수술 받는 날 제임스는 맨 먼저 마취 후 치료 병동$^{post-anesthesia}$ $^{care\ unit}$으로 간다. 환자와 관련된 약물을 정확히 파악한다는 CUSP의 원칙에 따라 의사와 간호사들은 제임스가 지금까지 어떤 약을 투여해왔고, 지금은 어떤 약을 투여하고 있으며, 수술 중에는 어떤 약을 투여할지 정확히 알고 있다. 이들은 또한 가족과 함께 제임스의 병력을 검토한다. 종전에는 이렇게 환자의 약물을 뚜렷이 파악하는 시스템이 없었기 때문에 가족들이 제공한 귀중한 정보가 누락되거나 부정확하게 알려지는 경우가 많았다. 또한 치료진 가운데 일부는 환자의 병력을 제대로 모르는 경우도 있었다. 처음 안전성 관련 작업을 시작했을 때 우리는 75퍼센트의 증례에서 환자와 외과 의사, 그리고 마취과 의사가 환자의 약물을 서로 다르게 알고 있다는 사실을 밝혀냈다. 이렇게 정보가 일치하지 않으면 실수하기 쉽고 결국 환자가 해를 입는다. 안전성 향상에 노력을 기울인 덕분에 이러한 문제는 실질적으로 완전히 사라졌다.

마취 후 치료 병동을 거친 후, 외과 의사는 맨 먼저 절제할 부위를 표시한다. 엉뚱한 쪽을 수술하는 일을 막기 위한 절차다. 제임스가 수술실에 들어가면 대개 중심 정맥관을 삽입한다. 우리는 중심 정맥관 감염을 감소시키기 위한 조치를 이러한 시술이 빈번하게 행해지는 수술실과 응급실로 확대시켰기 때문에 마취과 의사는 손을 씻고 가운과 마스크와 수술 장갑을 착용한 후, 클로르헥시딘으로 피부를 소독한다. 또한 사타구니에는 중심 정맥관을 삽입하지 않는다. 물론 시술에 앞서 중심 정맥관이 과연 필요한지 외과 의사와 신중히 논의한다.

수술 시작 전 의료진은 제임스에게 배뇨 카테터가 필요한지도 상의한다. 배뇨 카테터란 환자의 요도에 삽입하여 소변을 배출시키는 관이다. CUSP의 원칙상 이러한 카테터는 위험할 수 있으므로 절대적으로 필요한 경우에만 사용해야 한다. 배뇨 카테터를 사용하면 소변량을 정확히 알 수 있고, 이를 정맥주사나 중심 정맥관을 통해 투여된 수액량과 비교하여 환자의 체액량을 평가할 수 있다. 체액량은 콩팥이나 심장 등 다양한 장기의 기능과 직접적인 관련이 있으므로 상해를 입거나 수술을 받아 이미 많은 혈액을 잃어버린 환자에게 특히 중요한 지표다.

배뇨 카테터가 위험한 것은 다른 모든 카테터와 마찬가지로 심각한 감염을 일으킬 수 있기 때문이다. 이러한 감염은 카테터를 삽입할 때 적절한 멸균 절차에 따르지 않았거나 너무 오랫동안 환자의 몸속에 삽입해두었을 때 발생한다. 요로 감염은 특히 젊은 환자에게 콩팥 반흔을 남길 수 있는데 일단 반흔이 생기면 나이가 들어 신부전이 생길 수 있다. 이로 인해 사망하는 경우는 드물지만 카테터 감염은 가장 흔한 병원 감염으로 환자에게 불편을 초래하며 입원 기간이 길어지고 치료비용 또한 많이 든다.

이러한 위험에도 불구하고 그간 배뇨 카테터를 삽입하거나 제거하는 방법에 관한 명확한 원칙이 없었다. 그러나 이제는 완전히 달라졌다. 카테터는 반드시 필요한 경우에만 사용된다. 우리는 카테터 감염을 감소시키기 위한 체크리스트를 개발했다. 또한 더 이상 필요 없어지면(대개 환자가 안정되어 중환자실을 떠날 준비가 되는 수술 다음 날) 즉시 카테터를 제거할 수 있도록 별도의 체크리스트도 사용한다. 제임스는 상당히 시간이 걸리는 큰 수술을 받을 예정이었으므로 외과 레지던트는 모든 주의 사항을 준수하여 카테터를 삽입한다.

제임스의 집도의가 첫 번째 절개를 가하기 전, 수술 팀에서는 수술 브리핑을 시행한다. 이러한 브리핑은 수술 절차를 명확하게 상기시켜주는 것은 물론 긍정적인 문화를 만드는 데 큰 도움이 된다. 브리핑은 간단하지만 조인트 커미션에서 요구하는 안전성 검토 휴식 시간(문화적 문제보다는 기술적 문제에 중점을 둔)을 효과적으로 확장시킨 형태이다. 종전에는 문화적인 문제가 해결되지 않았기 때문에 외과 의사들은 검토 휴식 시간을 그냥 무시해버렸다. 수술실 한구석에서 간호사가 큰 목소리로 증례에 대한 내용을 읽어주었지만 듣는 사람은 아무도 없었고, 심지어 모두 수술실 밖으로 나가버리는 경우도 있었다.

그러나 현재 수술 브리핑은 리치가 직접 시행하며 모든 사람이 반드시 수술실에 있어야 한다. 제임스의 수술 브리핑은 오전 7시에 수술실에서 열린다. 제임스는 마취 상태이고 수술 팀 모두가 참석한 상태에서 리치는 수술을 시작할 준비가 되어 있다. 절개를 시작하기 전에 리치는 자신의 이름과 역할을 소개하고 다른 사람들도 모두 자신을 소개하도록 한다. 수술실 벽에 걸린 하얀 칠판에 모든 사람의 이름과 역할이 적힌다. 어떤 방에서는 LCD 모니터를 쓰기도 한다.

리치는 수술실의 문화 개선에 관한 수 편의 논문을 쓴 바 있는 이 분야의 진정한 리더이다. 리치와 같이 존경받는 외과 의사의 참여와 지원은 우리 작업이 발전해가는 데 핵심적인 요소이다. 그는 젊은 레지던트와 의과 대학생들에게 복잡한 수술 방법을 가르치면서 팀워크와 문화에 대해서도 가르친다. 이런 지원이 없다면 우리 프로그램은 주저앉고 말 것이다.

환자의 신원을 확인하고 수술 부위도 올바로 표시되었는지 확인한다. 칠판에 적힌 시술명은 거듭 확인한다. 시술자는 환자에게 페니실린 알레르기가 없는지 주의하면서 항생제가 투여되었는지 확인한다. 이어 수술의 각 단계를 설명하면서 어디서 문제가 생길 가능성이 있는지 상기시킨다. 그리고 수술 팀에게 환자의 안전성과 관련해서 상의하고 싶은 것이 있는지 묻는다. 또한 수술에서 뭔가 잘못된다면 자신은 어떻게 대처해야 할 것인지도 묻는다.

"누구든 조금이라도 이상하다는 생각이 들면 알려줘요."

이번에는 마취과 의사가 제임스의 혈색소 수치를 알려주며 혹시 수혈이 필요해지더라도 혈액은행에 충분한 혈액이 확보되어 있다고 확인해준다. 또한 수술 중에 자신이 무슨 일을 하는지 설명하면서 마취과 입장에서 주의해야 할 점들을 열거하여 모든 사람이 같은 정보를 지닐 수 있도록 한다. 이어 환자에게 특별히 위험한 내과적 문제가 없으므로 수술 후에는 와인버그 중환자실로 옮길 것이며 병상이 확보되어 있다고 말한다.

간호사 한 명이 수술에 필요한 모든 수술 기구와 장비의 목록을 알려준다. 또한 그녀는 두 시간 후에 교대할 것이라고 설명한다. 시술의는 다시 한 번 조그만 문제라도 눈에 띈다면 즉시 얘기하라고 주지시킨 후 모두 시작할 준비가 되었는지 확인한다. 이러한 과정이 끝나야 절개를 시작하는 것이다.

종전에는 이러한 과정의 대부분이 무시되었다. 시술자는 불쑥 수술실에 들어와 몇 마디 건넨 후(대개 아무 말도 하지 않은 채) 수술을 시작했다. 수술실에 있는 사람 중 절반 이상은 서로 이름도 몰랐다. 마취과 의사와 간호사들은 걱정되는 점이 있어도 눈짓을 교환하거나 넌지시 암시할 뿐 감히 직접적으로 말하지는 못했다. 반대쪽을 수술하는 일을 비롯한 수많은 실수는 이런 분위기에서 일어난 것이다.

수술 팀의 구성원들이 서로를 소개하고 공개적으로 자유롭게 말하도록 허용하면 훨씬 건강한 분위기가 만들어진다. 사업상의 회의에서도 어떤 사람에게 말할 기회를 주면 그 사람은 회의 중에 다시 한 번 말할 가능성이 높다는 사실이 입증되어 있다. 이와 비슷하게 모든 사람을 서로 소개하고 자유롭게 말을 꺼낼 분위기를 만들어주면 간호사와 마취과 의사가 뭔가 잘못됐다는 것을 알아차렸을 때 시술의에게 알려줄 가능성이 높아지는 것이다.

이렇게 작은 영역에서 문화를 개선시키면 전체적으로 강력한 효과를 발휘한다. 의사와 간호사들이 서로 간에 의사소통과 팀워크가 개선되었다는 사실을 알게 되면 삽시간에 병원 곳곳에 파급효과가 생긴다. 더욱이 이러한 변화를 최고 경영진에서 지원해주는 경우, 효과는 훨씬 강력해진다. 현재 우리는 안전성의 과학을 모든 신규 레지던트들에게 교육시키고 이렇게 과학을 근거로 하는 작업이 환자들의 생명을 구하는 데 있어 교실이나 병동에서 배운 어떤 것 못지않은 효과가 있다는 확신을 심어준다. 이들이 병원 구석구석에서 리치와 같은 안전성 챔피언을 통해 이러한 작업을 몸소 겪게 되면 환자 안전성 교육은 더욱 공고해질 것이다. 나중에 교수가 되어 영향력을 발휘하고 의료를 이끌어가게 되었을 때, 이들은 지금 보고 듣고 배운 것을 통해 간호사와 의사와 환자들을 다른 시각에서 보게 될 것이다. 위계질서의 어느 위치에 있는 동료든 그의 말에 귀를 기울인다고 자신의 영향력이 줄어들지 않는다는 사실을 이해하게 될 것이다. 일하는 방식과 문화를 변화시키는 데는 시간과 인내가 필요하다.

그러나 우리는 하나의 병동, 한 명의 의사, 한 명의 간호사를 차근차근 변화시키고 있다.

제임스의 수술이 끝나면 모든 수술 팀원들은 수술 보고회를 연다. 간호사들은 스펀지와 바늘, 기구의 숫자를 헤아려 환자의 몸속에 아무것도 남아 있지 않은지 확인한다(종전에는 매우 흔한 실수였다). 시술의 역시 수술 중 채취한 검체가 올바로 라벨링되었는지 확인한다. 이 역시 매우 흔한 실수로 엄청난 결과를 초래할 수 있다. 조직 검체가 검사실에서 뒤섞이면 환자에게 전혀 엉뚱한 치료를 할 수 있기 때문이다.

마지막으로 시술의가 모든 팀원을 대상으로 수술 중 어떤 일은 잘 되었고 어떤 일은 미진했는지 정리한다. 그 후 팀원 중 한 명을 지정하여 파악된 문제를 해결하는 일을 맡긴다.

늦은 감은 있지만 이제는 많은 병원에서 실수가 발생하기 전에 미리 파악하는 프로그램을 도입하고 있다. 솔직히 말해서 왜 진작 도입하지 못했는지 알 수 없다. 안전성을 위해 너무나도 명백한 사전 조치인데도 말이다. 내 아들 에단<sup>Ethan</sup>이 막 걸음마를 시작했을 때 아내와 나는 집 안을 돌아다니며 혹시라도 위험한 곳이 없는지 살폈다. 깨지기 쉬운 물건은 미리 치우고 계단으로 내려가지 못하도록 안전 문을 설치했으며 뾰족한 모서리는 쿠션으로 덮었다. 상식적인 일이다. 무슨 영문인지 우리는 지금까지 병원에서(집보다 훨씬 위험한 데도 불구하고) 이런 일이 중요하다고 생각하지 않았다. 뭔가 잘못되면 부산하게 움직였지만 이미 늦은 경우가 많았다. 환자가 다치거나 사망한 후에 아무리 바삐 움직여본들 무슨 소용이 있는가. 일이 잘못되기 전에 미리 대비해야 한다는 사실을 잊고 있었다는 것이 더 놀라울 뿐이다.

수술 보고회는 성가신 일로 생각될 수 있다. 일부 의사들은 시간 낭비라고 생각할 것이다. 하지만 수술실에서 수술용 장갑과 가운과 마스크를 착용하는 일조차 시간 낭비라고 생각했던 때도 있었다. 가운과 장갑과 마스크처럼 수술 보고회를 비롯하여 우리가 시행하고 있는 모든 안전성 관련 조치는 과학적 근거를 지니고 있다. 시험과 결과 측정을 통해 환자의 안전성을 향상시킨다는 사실이 입증되어 있는 것이다.

수술 보고회가 끝나면 제임스는 와인버그 중환자실로 옮겨진다. 안전성 관련 조치 중 가장 중요한 부분이 바로 병동을 옮길 때 인수인계다. 새로 환자를 맡게 된 팀이 이전 팀으로부터 인계받아야 하는 중요한 정보는 너무나 많다. 그럼에도 불구하고 종전에는 명확한 인수인계 시스템이 없었기 때문에 많은 정보가 누락되었다. 인수인계가 허술하면 엄청난 위험을 초래할 수 있다. 중요한 정보를 잊어버리거나 부정확하게 전달하는 경우 환자가 다치거나 심지어 사망할 수도 있다.

현재 우리는 인수인계 서식을 인수 팀과 인계 팀에서 함께 검토하도록 한다. 여기에는 향후 치료 계획은 물론 환자가 특별히 필요로 하는 것들에 대한 구체적인 내용에 이르기까지 의학적으로 중요한 정보가 모두 실려 있다. 제임스가 와인버그 중환자실로 옮겨지면 의료진은 수술 중 있었던 중요한 일들을 서로 논의한다. 이 자리에서 병력을 함께 검토하고 연간 40만 명 이상의 환자가 사망하는 합병증인 혈전을 방지하기 위한 약물과 위궤양을 예방하기 위한 약물이 투여되고 있는지 확인한다. 모두 CUSP 프로그램과 체크리스트에 따른 조치다.

의료진은 요도 카테터 체크리스트를 사용하여 더 이상 카테터가 필요 없다고 판단하고 감염을 방지하기 위해 중환자실로 옮겨진 다음날 카테터를 제거한다. 인공호흡기 치료가 필요하다면 역시 인공호흡기 관련 폐렴 체크리스트에 따라 모든 사전 예방 조치를 받게 된다. 의사와 간호사들은 치명적인 감염을 옮기지 않도록 제임스의 병실에 들어가기 전후로 항상 손을 씻는다. 또한 세균성 감염을 지닌 환자가 병동에 입원할 경우 의료진은 이 사실을 미리 연락받아 적절한 조치를 취하게 된다. 감염된 병실에 들어가는 모든 사람은 미리 적절한 보호 복장을 착용하여 환자를 보호하는 것이다. 모두 종전에는 볼 수 없었던 조치들이다.

모두가 제임스의 치료 계획을 정확히 알 수 있도록 회진을 돌때는 병동의 모든 사람이 참여하고 일일 목표 목록을 사용하여 애매한 구석이 없도록 한다. 회진에는 제임스의 가족도 참여하여 치료 계획을 함께 검토하고 상의하도록 권장한다. 가족은 하루 중 언제라도 제임스를 방문하여 환자 곁에서 의료진의 역할을 수행할 수 있다. 중환자실에 오래 머물러야 한다면 매주 정식 가족 모임을 마련하여 제임스의 현재 상태와 예후, 치료 목표 등을 상의할 것이다.

회진에 가족을 참여시키는 '가족 중심 진료'는 우리가 매우 자랑스럽게 생각하는 새로운 조치다. 이 새로운 치료 프로그램의 챔피언인 외과 간호과장 데브 베이커는 모든 외과 병동에 이 제도를 도입하기 위해 노력 중이다. 최근 그녀는 내게 자동차 사고로 심한 뇌 손상을 입은 16세 환자의 가족 이야기를 들려주었다. 이 환자는 가족 면회 시간을 늘리기 전에 입원했다. 당시 환자의 부모는 하루에 불과

몇 시간만 아들 곁에 머무를 수 있었다. 게다가 보호자 대기실에는 '대기실은 자정에 닫습니다.'라는 표지판이 붙어 있었다. 간호사들이 사정을 봐주어 죽어가는 자식을 볼 수 있다고 해도 이러한 분위기는 환자 중심의 진료와는 거리가 멀다.

환자만 돌보는 것으로는 부족하다. 가족을 함께 돌봐야 한다. 소렐 킹이 가르쳐준 것처럼 가족들의 말에 귀를 기울인다면 환자에 관해 많은 것을 알 수 있다. 의사와 간호사들은 더 이상 가족들을 성가신 존재가 아닌 진료를 향상시킬 수 있는 기회로 바라봐야 한다. 환자와 가족이 치료 과정에 활발하게 참여했을 때 경과가 향상된다는 것은 입증된 사실이다. 도덕적인 관점에서도 옳다. 그러나 대부분의 병원에서 가족은 환영받지 못한다. 치료자로서 우리는 종종 우리가 그들의 세계를 방문하는 존재에 불과하다는 사실을 잊어버리는 것 같다.

환자는 이제 와인버그 중환자실에서 와인버그-4C 병동으로 옮겨간다. 다시 한 번 인수인계 서식과 처방 약물 파악 과정이 수행된다. 와인버그-4C 병동에서 제임스는 또 하나의 CUSP 조치인 환자 코호팅, 즉 비슷한 의학적 요구를 지닌 환자들을 한 팀에서 진료하는 제도의 혜택을 받는다. 와인버그-4C 병동의 CUSP 선임 행정직으로서 나는 중환자실과 비슷한 팀 구조를 만들었다. 덕분에 제임스는 같은 병동에서 리치가 돌보는 8명의 환자 가운데 포함되었다. 이러한 방식으로 간호사들은 비슷한 환자들을 돌보는 경험이 쌓여 합병증이 생기기 전에 미리 위험을 파악하고 최소화시킬 수 있다. 또한 가족들을 포함하여 팀 전체가 함께 회진을 돌 수도 있다. 일일 목표 목록뿐 아니라 병실에 걸어둔 칠판에도 치료 계획을 적어 모든 사람이 쉽게 볼 수 있도록 한다. 환자가 퇴원하기 48시간 전에 이 칠판에 퇴원 일자를 적는다. 이렇게 하면 모든 사람들에게 치료 계획을 명확히 알릴 수 있을 뿐 아니라 환자를 퇴원시키려면 어떤 조치가 더 필요한지 쉽게 알 수 있다. 제임스는 안전 투약 펌프의 덕도 보았다. 내과계 중환자실에서 개발하여 다른 병동으로 보급시킨 CUSP 조치이다. 어떤 이유로든 제임스가 불안정하여 몸부림치는 바람에 진정제 용량을 올려야 하는 경우, 새로운 투약 펌프는 자동적으로 용량을 원래대로 낮추어 우발적인 과량 투여가 일어나지 않도록 환자를 보호한다. 위험성을 증가시키지 않고도 통증을 보다 잘 관리할 수 있는 것이다.

제임스는 알람 피로 현상으로부터도 안전하다. 수술과 마취의 스트레스로 혈압과 혈중 산소 포화도가 떨어지는 경우, 환자의 심장은 이를 보상하기 위해 보다 빨리 뛰게 된다. 종전에 간호사들은 심장박동 수 모니터의 상한치를 올려 허위 경보와 알람 피로를 줄여 보려고 했다. 이때 하한치를 함께 높이지 않으면 환자가 큰 위험에 빠질 수 있다. 그러나 새로 도입된 CUSP 조치 덕분에(MPCU-4 병동에서 처음 개발되었다) 이제는 평균 심장박동 수가 얼마든 위아래로 분당 20회 범위로 알람이 설정된다.

역시 MPCU-4 병동에서 개발된 CUSP 조치인 중심 정맥관 유지 원칙도 제임스에게 도움이 된다. 이 기발한 방법으로 간호사들은 제임스의 중심 정맥관에 연결된 튜브를 언제 교체해야 하는지 쉽게 알 수 있기 때문에 심각한 감염을 막을 수 있다.

CUSP 프로그램을 시작하기 전에는 존스 홉킨스를 비롯한 미국의 병원에서 이런 식으로 다양한 조치들이 서로 상승효과를 일으키는 일이 상대적으로 드물었다. 이제는 흔히 볼 수 있는 풍경이다.

MPCU-4 병동의 간호 관리자로 있으면서 중심 정맥관 유지 시스템을 개발하는 데 공헌했던 멜린다 소여<sup>Melinda Sawyer</sup> 같은 열렬한 CUSP 챔피언들 덕분에 한 병동에서 어떤 조치가 성공적이었다면 빠른 속도로 다른 병동으로 퍼져나간다. 멜린다는 말 그대로 병원의 다른 병동들을 돌아다니며 자신의 아이디어를 설명하고 얼마나 효과가 좋았는지 알려준다.

"이런 일을 한다고 누가 돈을 주는 것도 아니고, 누가 시켜서 하는 것도 아니에요. 새로운 조치들을 시험해보는 것이 너무 기뻐서 다른 병동에도 알려주는 거죠."

실제로 CUSP의 목표 가운데 하나는 의료 기관 전체에 걸쳐 학습 공동체를 만드는 것이다. CUSP 프로그램이 개발되기 전에는 좋은 아이디어가 있어도 병동 사이에 공유한다는 것이 매우 어려웠다. 그러나 이제는 각 병동마다 안전성의 과학을 이해하는 안전성 팀이 있으며 다양한 방법으로 이들을 연결하여 안전성과 학습 효과를 향상시킬 수 있다. 예를 들어 심장 수술을 받은 환자의 진료를 향상시키고 싶다면 수술 전 진료 팀, 수술실, 중환자실, 일반 병동의 CUSP 팀을 연결하여 인수인계 방법을 개발할 수 있다. 모든 중환자실을 연결하여 중환자실에서 흔히 발생하는 문제를 해결하는 것도 가능하다. CUSP 프로그램을 통해 전 병원에 걸쳐 지식을 공유하는 시스템이 작동하는 것이다.

임상 간호사와 무선 모니터 덕분에 와인버그-4C 병동에서 제임스는 한층 더 안전하다. 위험한 일이 발생하면 병동에 상주하는 임상 간호사가 즉시 달려온다. 과거에는 알람이 울리면 간호사가 외과 의사를 호출했는데 수술 중이거나 이런저런 이유로 즉시 병동에 올 수 없는 경우가 많았다. 의사가 오기를 기다리는 동안 환자의 상태가 점점 나빠지는 일도 드물지 않았다. 때로는 너무 늦는 경우도 있었다. 이제는 이런 일이 거의 생기지 않는다.

제임스는 수술을 견뎌내고 무사히 회복되어 퇴원을 앞두고 있다. 다시 한 번 처방 약물 파악을 수행하여 환자에게 필요한 모든 약이 병원 약국 데이터베이스에 등록돼 있는지 확인하여 퇴원 처방에 만전을 기한다. 가족에게는 48시간 전에 미리 퇴원 여부를 알려 각자 일정을 조정할 여유를 주고 환자가 즐겁고 편안하게 집으로 돌아갈 수 있도록 한다. 또한 진료 팀에서는 가정 간호사와 환자의 가정의에게 연락하여 제임스가 병원에서 받은 치료와 퇴원 후 치료 계획을 알려준다. 이들 역시 조그만 문제라도 생기면 리치와 전체 진료 팀에게 연락을 취한다. 이런 시스템을 통해 환자가 퇴원한 후에도 끊임없이 실수로부터 배울 수 있다.

방사선종양학과에서도 CUSP 프로그램이 도입되어 퇴원 후 제임스의 외래 진료 역시 개선되었다. 이 팀은 사고를 통해 탄생했다. 환자에게 엉뚱한 방사선 치료를 했던 것이다. 그러나 문제를 덮어두고 유야무야하는 대신 이를 통해 배우기로 했다. 즉, CUSP 팀을 구성하여 자신들의 안전성 관련 조치들을 면밀히 분석하고 위험을 파악하고 감소시켰으며 심지어 그 결과를 발표하기까지 했다.

오늘날 방사선종양학과는 존스 홉킨스에서 가장 우수한 안전성 기록을 보유하고 있다. 방사선 치료사는 제임스가 퇴원하기 전에 이미 수차례에 걸쳐 치료를 담당하는 종양 전문의 조셉 허먼[Joseph Herman] 박사와 매주 회의를 갖는다. 조셉과 그의 팀은 항암 화학요법 일정에 맞춰 방사선 치료 일정을 조정한다. 보통 일주일에 두 번 병원을 방문하지만 이러한 노력으로 존스 홉킨스에서 한 시간 거리에 사는 제임스는 일주일에 한 번만 방문하면 된다. 또한 방사선치료 팀에서는 그가 입원 중일 때 방사선 치료 시뮬레이션을 마친다. 보다 정확하고 효과적으로 방사선을 조사하기 위해 치료 중 환자가 움직이지 않도록 몸에 딱 맞는 발포 고무 틀을 제작하는 과정이다. 이런 식으로 팀 사이에 의사소통이 원활히 이루어지면 방사선 치료를 정확히 예정된 시간에 시작할 수 있다.

과거에는 주치의가 방사선 치료를 지시해도 방사선종양학과에 제대로 전달되지 않아 환자의 치료 일정이 잡히지 않거나 시뮬레이션이 진행되지 않는 일이 많았다. 먼 길을 달려 병원을 찾은 환자들이 아무런 소득 없이 집에 돌아가게 되니 시간과 노력의 낭비는 물론 치료 일정 자체가 늦어지는 결과를 빚었다. 의사소통상의 문제로 환자와 병원이 시간과 비용을 낭비하고 치료 효과마저 떨어졌던 것이다.

수간호사인 루스 벨Ruth Bell은 병동에서 환자 안전성을 향상시키는 핵심은 의사소통을 개선하는 것이라고 말한다. 이를 위해 병동의 모든 직원이 의사소통에 초점을 맞춘 팀워크 구축 세미나에 참석하기도 했다. 세미나 후, 이들 팀은 의료인들이 의사소통에 있어 보다 개방적인 자세를 취할 것을 상기시키는 포스터를 병동 전체에 붙였다.

"이제 모든 사람이 각 환자의 치료 계획과 이를 위해 각자 어떤 역할을 해야 하는지 알고 있어요."

루스의 말이다.

또한 방사선종양학 병동에서는 병원 전체의 움직임을 보다 강화한 독자적인 손 씻기 프로그램을 전개했다. 이러한 사실은 외래 방문 중 병원에서 감염될 수도 있다는 제임스의 불안감을 일소시키는 데 큰 도움이 된다.

또한 제임스는 방사선 치료 중 입을 가운을 제공받았다. 종전에는 환자들이 옷을 그대로 입은 채 치료를 받았다. 꼭 죄는 벨트와 피부에 닿는 옷가지 때문에 방사선 표적 부위가 부정확해지기 일쑤였다. 가운을 제공하고 난 뒤로는 보다 정확하고 효과적인 치료를 할 수 있게 되었다.

마지막으로 팀원들은 병동에서 필요할 때 휠체어를 이용하는 데 어려움을 겪었다. 대부분의 휠체어가 항상 주차장에 가 있었던 것이다. CUSP 팀에서는 병원 유지보수 팀에 부탁하며 휠체어에 라벨을 달았다. 어떤 것이 종양 병동의 휠체어인지 확실히 해둔 것이다. 또한 유지보수 팀의 직원들에게 주차장을 지나면서 휠체어를 보면 병동으로 돌려달라고 말해두었다.

이제 두 번째 가상적인 증례로 전혀 다른 영역인 정신과를 살펴보자. 23세 백인 여성인 낸시<sup>Nancy</sup>가 우리의 환자다. 어느 날 밤 볼티모어 시내에서 소란이 벌어지고 있다는 신고가 접수되었다. 현장에 도착한 경찰은 옷을 반쯤 벗은 채 버스 정류장에 있던 낸시를 발견했다. 그녀는 주변에 모여든 사람들에게 소리를 지르며 거친 행동을 하고 있었다. 경찰이 말을 건네자 욕설을 퍼붓고 밑도 끝도 없는 소리를 늘어놓으며 점점 폭력적으로 변해갔다. 마약이나 알코올, 아니면 정신 질환을 의심한 경찰은 그녀를 보호 구치시킨 후 존스 홉킨스 정신과 응급실로 데리고 왔다.

정신과는 응급실 내에서 독자적으로 정신과 응급실을 운영한다. 정신과 응급실장인 패트릭 트리플렛<sup>Patrick Triplett</sup> 박사와 그의 팀은 환자 안전성을 향상시키기 위해 많은 일을 해왔다. 이것은 CUSP 프로그램이 어떻게 직접적 및 간접적으로 병동을 개선시키는지 보여주는 좋은 예이다. 이곳의 많은 일들은 소속 의료인들의 노력으로 이루어진 것으로 일부는 CUSP 프로그램과 무관하다. 그럼에도 불구하고 패트릭은 CUSP 프로그램을 통해 의료인들이 문제를 파악할 수 있도록 교육시키고 문제를 해결할 수 있다는 확신과 실질적인 방법을 찾는 데 도움을 얻었다고 한다. 또한 병동의 노력에 대한 전 병원 차원의 지원을 얻는 데도 크게 도움이 되었으며 환자 안전성의 근간이 되는 의사소통과 팀워크를 개선할 수 있었다고 했다.

패트릭과 그의 팀이 기울인 노력 가운데 하나는 경찰과 의사소통을 개선하는 일이었다. 이를 통해 낸시가 경찰에서 병원으로 인수인계 되는 과정이 효과적으로 진행되었다. 패트릭은 볼티모어 시에서 경찰 공무원들이 존스 홉킨스 등의 정신병원과 보다 원활하게 협조해나갈 수 있도록 하는 교육 과정을 개발하는 데도 참여했다. 이런 교육을 통해 환자를 진단하는 데 도움이 되도록 경찰들에게 체포된 사람의 행동과 기타 세부 사항을 보다 잘 기술하는 방법을 가르쳤다. 다른 모든 질병과 마찬가지로 정신 질환 역시 환자의 상태에 대한 정보가 많을수록 성공적으로 치료할 수 있기 때문이다.

또한 이러한 정보는 낸시가 자신과 다른 환자들 또는 정신과 응급실의 직원들에게 위험한 존재인지 판단하는 데도 도움이 된다.

이러한 교육 덕분에 의사들은 낸시가 폭력적이며(체포할 때의 저항) 자살 위험성이 있다는 사실을(체포된 후 심한 우울 상태에 빠져들었으며 자신이 살든 죽든 아무도 개의치 않을 것이라고 말함) 알 수 있었다. 체포된 장소, 가족들의 연락처, 주거지 등 경찰 보고서에 수록된 모든 정보는 그대로 환자 의무 기록에 옮겨진다. 환자에게 정신과적 증상이 나타나는 동안에는 이러한 정보를 정확하게 제공하지 못할 수 있기 때문에 대부분 경찰 보고서에 의존하게 된다. 이러한 보고서는 환자의 뜻에 반하여 입원시켜야 하는 경우, 법원에 입원 신청서를 제출할 때도 사용할 수 있다. 또한 병원에서 별 문제가 없다고 판단하여 퇴원시킬 때 쉽게 경찰에 연락할 수 있다. 의사소통이 개선되면 어떤 경우든 도움이 되는 것이다.

정신과 응급실은 두 개의 격리실에 7개의 침상이 놓여 있는 작고 복잡한 공간이다. 더구나 일반 응급실 내부에 있으므로 응급실 직원들과 정신과 직원들 사이에는 전통적으로 갈등이 잦았다. 흔히 벌어지는 일이었지만 응급실 특유의 스트레스와 정신과 응급실의 제한된 공간을 생각할 때, 두 부서 간의 갈등과 오해는 환자들에게 심각한 위험을 초래할 가능성이 있다.

경찰과 실랑이를 하면서 낸시는 이마에 상당히 큰 상처를 입었다. 이 상처는 응급실에서 치료해야 했으므로 두 부서는 서로 협조할 수밖에 없었다. 상주하는 정신과 응급실장이 있다는 사실은 놀랄 만한 효과를 발휘했다. 패트릭이 이 자리를 맡기 전까지는 정신과 교수들이 돌아가면서 임무를 수행했는데 자리를 비우는 경우가 많았다. 그러나 이제 응급실 의사들은 항상 같은 사람과 얘기할 수 있게 되었다. 패트릭은 응급실 담당 교수들과 정기적으로 만나 끈끈한 인간관계를 쌓았다. 또한 두 부서는 서로의 CUSP 팀에 소속 의사를 파견함으로써 문화와 의사소통의 문제를 현저히 개선시켰다.

개선된 관계를 바탕으로 두 팀은 서로 협력하여 낸시를 진료하고 우선 응급실에서 치료하는 것이 먼저라는 결론을 내렸다. 이런 경우 인수인계를 원활하게 할 수 있도록 환자의 전반적인 치료 계획을 명확하게 기록하는 서식이 개발되었다. 이 서식은 기본적으로 항상 환자의 안전성을 보장할 수 있도록 고안된 일종의 체크리스트다. 구체적인 내용은 다음과 같다.

□ 외상 문제가 해결되면 환자를 다시 정신과 응급실로 돌려보낸다.
□ 외상 문제가 해결돼도 환자를 퇴원시켜서는 안 된다.
□ 환자는 탈출할 위험이 있다.
□ 환자는 폭력을 행사한 병력이 있다.

이러한 인수인계 체크리스트 덕분에 낸시가 상처를 치료받는 동안 자해하거나 응급실 직원들에게 해를 입히지 않도록 면밀히 감시할 수 있다. 또한 응급실 팀은 치료를 마친 후 환자를 퇴원시키지 않고 정신과 응급실로 돌려보내야 한다는 것도 알 수 있다.

두 팀 사이의 의사소통은 환자 안전성에 더할 나위 없이 중요하다. 정신과적 문제라고 생각되는 많은 증상이 사실은 내과적인 문제인 경우가 많기 때문이다. 언젠가 패트릭이 차 문을 모두 열어젖힌 채 완전히 벌거벗은 상태로 운전하다 붙잡힌 사람의 이야기를 들려준 적이 있다. 알고 보니 그는 정신 질환을 앓거나 남용 물질에 중독된 사람이 아니었다. 심한 감염증으로 고열에 시달리다 착란 상태에서 열을 식히려고 옷을 벗고 차 문을 연 채 운전을 했던 것이었다. 이러한 문제를 올바로 진단하려면 기본적인 내과적 검사와 함께 즉시 머리 CT를 찍어봐야 한다. 이런 과정을 빨리 진행하려면 정신과 팀과 내과 팀이 서로 긴밀하게 협조해야 하는 것이다.

또한 정신과 응급실에서는 숙련된 정신과 간호사를 고용했다. 이전에는 그냥 응급실 간호사들에게 맡겼던 일이다. 이런 조치를 통해 병동 내부는 물론 정신과 응급실과 정신 병동 사이에 의사소통이 개선되는 효과를 얻었다. 이들은 정신과 환자를 돌보는 일뿐 아니라 정신과의 다른 구성원들과 똑같은 전문용어를 구사했던 것이다. 이들은 낸시의 치료 과정 전체에 걸쳐 연속성을 부여했다. 시종일관 환자의 질병에 전문적인 지식을 지닌 의료진의 치료를 받은 덕분에 인수인계는 효율적이고 정확하게 진행되었다. 환자의 행동에 대한 새로운 정보 역시 적절히 평가되고 기록되었다.

정신과 응급실은 교수로부터 의과 대학생에 이르기까지 일반 응급실과 정신과 응급실의 모든 직원을 교육하고 감독하는 방식을 개선했다. 패트릭은 언젠가 정신과 환자가 폭력적인 행동을 보였을 때 '제압'해야 하는지 물어보는 의과 대학생과 얘기를 나누었던 일을 들려주었다. 제대로 교육이 이루어지지 않는다는 증거였다.

환자를 치료 우선순위에 따라 분류하는 것은 항상 문제지만 CUSP 팀 회의를 통해 상당히 향상되었다. 종전에는 예진실에서 병원 경비원들이 마약이나 반입 금지 품목을 지니고 있지 않은지 환자들을 수색했다. 가뜩이나 좁은 예진실에서 환자들의 몸을 수색하는 일은 혼란만 가중시켰다. 이제는 완전히 달라졌다. 고위험 환자들을 선별하는 과정을 개선한데다 이들을 빨리 정신과 응급실로 돌려보내게 된 것이다. 낸시는 경찰과 함께 왔고 이미 위험군으로 분류되었기 때문에 즉시 치료받는다. 또한 경찰들에게는 정신과 응급실로 가기 전에 잠금 장치가 된 특수 상자에 총을 두고 가도록 요청한다. 양쪽 응급실의 모든 사람을 보호하기 위한 안전 조치다.

패트릭은 CUSP 회의에서 물리적 환경에 대해서도 논의했다. 그들은 특히 환자가 목을 매달 수 있는 고정된 물체에 주의를 기울였다. 낸시의 경우 자살 가능성이 있다고 생각되므로 특히 중요한 일이다. 천장에 매달려 있는 오래된 정맥주사액 걸개를 비롯하여 몇 군데 위험한 장소를 발견할 수 있었다. 또한 스프링클러 꼭지와 커튼들을 쉽게 떨어져나가도록 개조했다.

CUSP 프로그램은 폭력적인 환자들과 관련된 위험을 파악하는 데도 도움이 되었다. 낸시는 흥분하면 정신과 응급실에 놓인 의자들을 집어던지곤 했다. 이런 경우 직원들은 '블루 벨', 즉 경비 부서에 연결된 알람 시스템을 작동시킨다. CUSP 회의 중 이 시스템이 사실은 중앙 경비 부서에 연결된 것이 아니라 병원 현관에 놓인 책상에 연결되어 있다는 사실이 밝혀졌다. CUSP를 통해 시스템을 재정비할 예산을 얻어낸 결과 이제는 중앙 경비 부서에 바로 알람이 울린다. 낸시가 폭력적인 행동을 보인다면 모든 경비 팀이 알 수 있다. 부서에서는 팀을 파견하여 바로 상황을 통제한다.

이제 낸시를 정신 병동인 마이어-5$^{Meyer-5}$로 전동시킬 시간이다. 상근 정신과 간호사를 통해 정신 병동과의 의사소통이 전반적으로 개선되자 인수인계 또한 향상되었다. 정신과 응급실 레지던트가 병동 담당 교수에게 전화를 하고 간호사들끼리도 대화를 주고받는다. 낸시가 체포된 때부터 정신과 응급실에서 머무른 시간에 관한 모든 정보를 담고 있는 개선된 인수인계 서식이 전달된다. 병동으로 가는 길에는 환자의 안전성을 위해 경비 요원과 간호사, 레지던트가 동행한다. 낸시가 도착한 후에도 간호사는 병동에 남아 모든 과정이 마무리되는 것을 확인한다.

병동에 도착한 낸시는 간호 관리자 테리 굿윈<sup>Terry Goodwin</sup>과 그녀의 팀이 병동 환자의 안전성을 향상시키기 위해 취한 조치의 혜택을 받는다. 우선 그들은 자살로부터 안전한 병동을 만들었다. 욕실은 모든 배관이 벽 속으로 들어가 있어 뭔가를 걸 수 있는 장소가 전혀 없다. 옷을 거는 고리는 모두 25킬로그램 이상을 걸면 부러지도록 되어 있다. 블라인드를 작동시키는 줄과 천장의 자동 스프링클러 꼭지는 쉽게 떨어져나가도록 고안된 것들이다. 혹시라도 자해 목적으로 사용할 가능성이 있는 것들은 모두 제거되거나 개조되었다.

테리는 낙상에 대해서도 언급했다.

"일주일에 낙상 사고가 적어도 20건은 있었죠."

그녀는 환자들이 여러 가지 이유로 낙상 위험이 높다는 사실을 파악했다. 외상 환자나 알츠하이머 또는 파킨슨 병 환자는 신경학적 문제가 많았고 약 때문에 졸리거나 운동 능력이 떨어지는 환자도 있었다. 낸시도 어지럼증을 일으키기 쉬운 벤조디아제핀 계열의 약물을 복용하고 있기 때문에 낙상 위험이 있다.

팀원들은 병동에서 낙상과 상해 위험이 높은 장소를 파악했다. 우선 의자가 너무 낮아 앉고 일어서기 불편했으며, 변기도 마찬가지였다. 샤워실 바닥은 계속 왁스칠을 해서 매우 미끄러웠는데 물에 젖어 있는 경우에는 심각한 낙상 위험이 있었다. 그들은 의자를 모두 교체하고 변기를 개조했으며 바닥 공사를 다시 하여 표면을 거칠게 만들었다.

패트릭 트리플렛의 경우와 마찬가지로, 정신 병동에서 이루어진 많은 일들은 CUSP 프로그램의 직접적인 결과라기보다 안전성을 최우선적으로 고려한 의료인들의 끊임없는 노력 덕분이다. 그럼에도 불구하고 팀워크와 의사소통을 향상시키고 행정 부서의 지원을 얻어 내며 안전성 문제에 과학적으로 접근하는 CUSP 프로그램을 통해 이러한 일들이 보다 원활하게 이루어진 것은 명백하다. 예를 들어 CUSP 프로그램을 통해 간호사와 관리자들의 상호 반응이 보다 향상되었다. 문제가 생기거나 제안이 있을 때 훨씬 편하게 테리를 찾아올 수 있게 된 것이다. 자신들의 말을 비난하지 않고 진지하게 들어주리라는 확신이 생겼기 때문이다. CUSP는 또한 지속적으로 결함을 발견하고 바로잡을 수 있는 틀을 마련해주었다.

존스 홉킨스에서 가장 흔한 질병을 앓는 환자를 세 번째 예로 들어보자. 바로 심부전이다. 55세 여성으로 과체중 상태인 에델<sup>Ethel</sup>의 이상을 처음 발견한 것은 그녀의 남편이었다. 침대에 누워 있던 그녀는 아무리 해도 깨어나지 않고 말도 하지 않았다. 한참을 깨운 끝에 보인 반응은 알아들을 수도 없는 웅얼거림이 고작이었다. 구급차가 도착했다. 전형적인 심부전이었다. 심장박동 수는 130, 혈압은 90/49였고, 분당 35회 호흡을 하고 있었으며 37.7도의 미열이 있었다. 구급요원들은 그녀를 존스 홉킨스 응급실로 데려왔다

예전 같으면 환자 선별 간호사가 심부전을 놓치는 일이 간혹 있었다. 그러나 이제는 모든 환자를 의사가 함께 진료한다. 즉각적인 치료가 필요한 환자를 놓치지 않기 위한 조치다. 의사는 에델이 매우 위험한 상태라는 것을 한눈에 알아보고 입원시킨다. 에델이 허탈 상태에 빠지자 중환자 진료 영역에서 의사와 간호사, 레지던트와 기사들이 모여 소생술을 시도한다.

"피터의 안전성 문화 팀워크 덕분에 응급실에서의 팀워크도 크게 향상되었어요."

응급실 담당 교수인 줄리어스 쿠옹 팜Julius Cuong Pham 박사의 말이다. 과거에는 직원들의 책임 한계가 불분명하고 서로 무슨 일을 하는지 잘 몰랐다.

"CUSP에 참여하여 안전성 비디오를 보고 강의를 듣고 어려운 문제들을 토의하면서 의사와 간호사들의 팀워크가 아주 좋아졌지요."

소생술에 성공한 후, 의료진은 중심 정맥관을 삽입하기로 결정하고 중심 정맥관 키트와 체크리스트를 사용한다. 또한 그들은 에델에게 폐렴이 있다는 사실을 발견한다. CUSP 조치에 따라 이러한 진단과 치료가 훨씬 빨리 이루어진다. 이전 같으면 담당 의사가 흉부 엑스선 사진을 확인하는 것을 깜박 잊어버리는 경우가 있었다. 지금은 영상의학과 전문의가 이런 소견을 발견하는 즉시 전화를 걸어준다. 또한 응급실에는 폐렴이 발견되는 즉시 투여할 수 있도록 필요한 항생제를 항상 갖춰둔다. 종전에는 항생제를 구해오는 데만 몇 시간씩 걸리는 경우도 있었다.

의료진은 기도 삽관을 하기로 결정한다. CUSP 팀에서는 기도 삽관 시 필요한 모든 장비가 갖추어져 있고 호흡 치료사, 간호사, 의사가 모두 시작할 준비가 되었는지 확인하는 검토 휴식 시간을 개발했다. 기도 삽관이 잘못되어 호흡관이 기도에 제대로 삽입되지 않으면 환자는 죽는다. CUSP 팀에서 개발한 체크리스트 덕분에 에델은 이렇게 생명을 위협하는 실수로부터 안전하게 보호받는다. 이제 환자를 오슬러-4 병동으로 올려 보낼 준비가 되었다.

존스 홉킨스 병원에서 취한 중요한 조치 중 에델과 같은 환자들의 진료를 가장 크게 개선시킨 것은 바로 심부전 진료 코디네이터 제도를 도입한 일이다. 이 제도를 개발한 것은 의료 간호부장인 조앤

로너$^{Joanne\ Loannou}$다. 오슬러-4 병동의 간호 관리자를 지낸 그녀는 내가 병동에 CUSP를 도입했던 초창기부터 적극적으로 참여했다. 그녀는 CUSP를 통해 배운 것들을 평생 잊을 수 없을 것이라고 한다.

"마술 같아요. 효과가 있고 합리적이죠. 자기 일만 잘하면 돼요. 그게 제 계획이 심부전 진료를 개선시킨 방식이에요. 저는 오슬러-4 병동의 간호 관리자로 있을 때 이 일을 시작했어요. CUSP에서 영감을 얻어 이행기에 있는 환자들이 병원에 있는 동안 자신의 질병과 이를 둘러싼 모든 진료 과정, 증상과 징후를 관리하는 방법 등을 가르쳐주는 입원 환자 프로그램을 구상했죠."

조앤의 이야기는 CUSP 프로그램이 병동의 위험을 파악하고 제거하는 데 직접적으로 도움이 될 뿐 아니라, 독립적인 안전성 계획을 간접적으로 지원해줄 수도 있다는 또 하나의 예이다. 심부전 진료를 개선시킨 그녀의 조치는 CUSP 회의나 CUSP 팀을 통해 나온 것이 아니다. 오슬러-4 병동에서 CUSP 팀의 일원으로 일했던 경험에서 영감을 얻은 것이다. 그녀는 뭔가를 변화시키고 싶다면 그렇게 할 수 있다는 사실을 알게 되었다. 병원에서 우리의 노력을 지원해주는 것을 보고 자신도 할 수 있다고 생각했던 것이다. 목표는 환자의 안전성이다. 그 목표를 어떤 방법으로 달성했고 누가 공로를 세웠는지는 중요하지 않다. 중요한 것은 우리가 안전성에 있어 측정 가능한 개선을 이루어냈다는 점이다.

심부전은 재입원율이 가장 높은 질병 가운데 하나다. 재입원하는 경우 비용도 많이 들 뿐더러 합병증도 흔하다. 조앤은 환자들이 약물치료와 엄격한 식이요법의 이론적 근거를 이해하지 못하기 때문에 이런 현상이 생긴다고 믿었다. 불확실성을 제거한다는 원칙은 의사와 간호사 사이의 의사소통뿐만 아니라 환자와의 의사소통에도 적용되는 원칙이다. 환자가 자신의 치료 계획을 명확히 이해하지 못하거나 애매한 지시를 받는다면 실수할 가능성이 높아진다.

심부전 환자의 식이요법은 매우 엄격한 제한이 따른다. 심부전은 심장이 확장되고 혈액을 효율적으로 분출하지 못하는 질병이다. 환자가 수분을 많이 섭취하면 이러한 비효율성이 위험한 정도에 이른다. 숨이 차고 다양한 기능에 이상이 생겨 입원을 피할 수 없다. 치료에 성공하여 체내 수분량이 감소하면 증상이 사라지고 퇴원한다. 그러나 한 번 심부전 증상을 겪은 환자는 언제나 재발할 위험이 있다. 그럼에도 불구하고 환자들은 종종 핫도그나 감자튀김 등 염분 함량이 높은 음식을 먹는 습관으로 돌아가곤 한다. 이런 음식들을 먹으면 수분 저류를 피할 수 없고 결국 다시 입원하게 된다. 마치 회전문과 같다. 조앤과 그녀의 팀은 이러한 회전문을 통해 환자가 끊임없이 위험에 처하는 일을 막으려면 입원해 있는 동안 질병의 개념을 교육시켜야 한다고 생각했다. 성공한다면 환자들은 보다 안전해지고 반복되는 입원을 피할 수 있을 것이었다. 이러한 원칙은 당뇨병, 우울증, 폐 질환을 비롯하여 치료 계획이 복잡한 모든 질병에 적용될 수 있다. 명확한 지침이 없다면 실수는 반복된다.

"진료 코디네이터는 환자들에게 질병과 약에 대해 알려줍니다. 이 환자들은 보통 집에 갈 때 약을 한 보따리씩 가져가거든요."

조앤의 말이다.

에델에게는 입원하자마자 진료 코디네이터가 배정되었다. 교육을 통해 재입원을 막고 나아가 심정지와 사망을 예방하려는 조치이다. 약의 용법과 용량은 물론 각각의 약을 복용하는 목적도 가르쳐준다. 개인 헬스 트레이너를 두는 것과 같다. 진료 코디네이터는 다양한 교육 도구와 반복적인 퀴즈를 통해 에델이 입원해 있는 동안 이러한 내용을 완전히 소화하도록 도와준다. 환자에게 배운 것을 다시 말해보라고 하여 완전히 자신의 것으로 만들도록 하는 것이다. 의료인이 환자에게 그저 말만 하면 환자는 그것을 의료인의 책임으로 간주하고 지키지 않는다. 더욱이 환자들은 지시 사항을 종종 의료인의 의도와는 다르게 해석한다. 예를 들어, 약을 하루 두 번 복용하라고 하면 어떤 환자는 아침 7시와 정오에 복용한다. 의사들은 대략 12시간 간격으로 복용하기를 원하지만 투약 지시가 이러한 부분까지 명확하지는 않다. 연구에 따르면 환자가 한 번 배우고 이를 다시 반복할 경우 기억을 유지하는 비율이 20퍼센트에서 75퍼센트로 늘어난다. 마지막으로 진료 코디네이터는 에델이 퇴원한 뒤에도 자주 집으로 전화를 걸어 상태를 확인한다.

또 하나의 매우 흔한 질병을 마지막 예로 들어보자. 뇌졸중이다. 이번 환자는 흡연과 고혈압 병력이 있는 70세의 남성으로 갑자기 몸 한쪽의 근력이 약화되었다. 그를 조지$^{George}$라고 하자. 그는 안전 신고 센터를 통해 존스 홉킨스 응급실을 찾았다. 구급차에서 이미 뇌졸중에 의한 응급 상황이라는 것을 알고 미리 무전 연락을 취해둔 터였다. 그러나 응급실 의사들이 미리 연락을 받지 못했더라도 뇌졸중을 알아볼 수 있도록 훈련받은 환자선별 팀에서 즉시 뇌졸중 팀을 부른다. 뇌졸중 팀은 최근에 고도로 전문적인 의사들로 구성되었으며 응급 뇌졸중 치료를 전문으로 한다. 환자가 발생하면 15분 내에 도착한다. 또한 병원에서 한 시간 이내의 거리에 있는 담당 교수가 24시간 응급 콜을 받는다.

조지가 받게 될 개선된 진료의 많은 부분은 뇌졸중 병동에서 환자를 돌보던 신경과 전문의 에릭 올드리치Eric Aldrich가 있었기에 가능했다. 그는 의사가 된 후 대부분의 시간을 존스 홉킨스에 종합적인 뇌졸중 프로그램을 확립하는 데 바쳤다. 뇌졸중 팀도 그의 작품이다.

"뇌졸중 팀을 만들기 전까지 대부분의 병원에서는 환자에게 아스피린을 준 후 구석에 눕혀놓고 좋아지기를 바라는 것 외에는 별로 할 수 있는 일이 없다고 생각했어요. 운 좋게 살아남으면 재활의학과로 보내고요."

에릭의 말이다.

허혈성 뇌졸중(혈전으로 인한 뇌졸중)에서는 최대한 빨리 조직 플라스미노겐 활성인자tissue plasminogen activator, tPA를 투여하는 것이 가장 중요하다. tPA는 동맥을 막고 있는 혈전을 녹여 뇌혈류를 회복시킴으로써 더 이상의 손상과 신경학 결손을 방지한다. 치료가 늦어지면 매초 단위로 뇌세포를 잃게 되고 환자가 사망할 가능성이 높아진다. 장기적으로 장애가 남지 않을지 신체 한쪽이 마비되어 먹거나 마시거나 말할 수 없는 상태가 될지 결정하는 것은 얼마나 빨리 tPA를 투여하느냐에 달려 있다. TPA 투여까지 걸리는 시간을 단축시키기 위해 뇌졸중 팀에서는 첨단 호출기를 사용한다. 이 호출기가 도입되기 전에는 응급실 의사가 신경과에 연락할 때 회신 전화번호 끝에 911을 추가하여 응급 뇌졸중 환자가 있음을 알렸다. 깜빡 잊고 911을 누르지 않으면 신경과 레지던트는 뇌졸중 환자가 있다고 생각하지 않는다. 당직 전문의가 다른 환자를 돌보고 있는데 응급 환자가 있다는 사실을 모른다면 당연히 일이 끝날 때까지 기다린다. 귀중한 시간을 놓치는 것이다.

새로운 호출기는 뇌졸중 팀을 직접 호출한다. 또한 드롭다운 메뉴가 내장되어 응급실에서 추가 정보를 입력할 수 있으므로 분초를 다투는 환자가 있다는 사실을 정확히 전달할 수 있다.

또한 응급실에서 응급 외상 환자를 치료하는 것처럼 뇌졸중을 치료할 수 있도록 교육을 실시했다. 병원에서 환자를 진료하려면 환자의 이름이 필요한데 외상 환자의 경우 이름을 알 수 없으므로 가명으로 접수시킨다. 이러한 제도를 뇌졸중 환자에게도 확대시킨 것이다.

다음으로 조지가 받은 혜택은 뇌졸중이 허혈성인지 출혈성(뇌혈관이 터져서 발생하는 뇌졸중)인지 알기 위해 다른 환자보다 먼저 CT를 찍은 것이다. 혈전에 의한 뇌졸중이고 발생한 지 세 시간 이내라고 판단되면 tPA를 투여한다. 세 시간이 지났다면 tPA를 권고하지 않는다. 출혈성 뇌졸중의 경우에는 tPA를 투여하지 않는다. 출혈이 심하다면 신경외과에 의뢰해야 한다. 이 모든 일들이 이제는 대개 10분 이내에, 늦어도 30분 이내에 완료된다.

응급실에서 필요한 치료를 받은 조지는 이제 일반 병동으로 입원하거나 신경과학 중환자실neuroscience intensive care unit, NCCU로 가게 된다. 뇌졸중은 출혈성이었지만 당장 응급 수술이 필요하지는 않았기 때문에 응급실에서는 NCCU로 입원시킨다.

에릭의 노력으로 이제는 환자가 NCCU에 도착하기도 전에 검사 준비가 끝난다. 현재 신경과에서는 이러한 검사에 거의 즉각적인 결과를 요구한다. 뇌졸중 환자에게는 시간이 가장 중요하다. 올바른 치료를 빨리 시작할수록 기능을 회복할 가능성이 높기 때문이다. 과거에는 검사 결과를 얻는 데 며칠씩 기다리기도 했다.

에릭의 작업은 진료 표준화와 이로 인한 이익을 보여주는 좋은 예이다. 존스 홉킨스 같은 병원에서는 수천 가지의 진단명을 지니고 각기 다른 조치가 필요한 환자들을 치료한다. 표준화가 불가능한 경우도 있다. 과학적 근거가 부족하기 때문에 직관과 경험에 의존하여 치료해야 하는 것이다. 그러나 뇌졸중 같이 많은 지식이 축적되어 있는 질병은 표준화를 통해 환자의 경과를 크게 향상시킬 수 있다. 그럼에도 불구하고 어떤 과정을 표준화시켜야 하는지, 환자가 신속하게 치료받는 데 장애가 되는 사항들을 어떻게 극복할 것인지, 결과는 어떻게 측정할 것인지 등을 판단하여 모든 환자가 최선의 치료를 받을 수 있도록 시스템을 변화시키려면 에릭과 같은 과학자가 있어야 한다.

NCCU에서 조지는 중심 정맥관을 시술받는다. CUSP 팀의 선임 행정직 에드 밀러 덕분에 이 시술은 더욱 개선되어 이제 올바른 예방 조치가 완벽하게 취해진다. NCCU에서는 중심 정맥관 카트를 병동의 투약 주문 시스템에 연동시킨다. 사용한 물품이 자동적으로 보충되는 것이다.

또한 간호사들은 조지에게 또 다른 뇌졸중이 찾아오는 경우 어떻게 알 수 있는지 교육을 시작한다. 뇌졸중을 예방하는 생활 습관 변화 교육이 포함되는 것은 당연하다. 의료진은 환자가 금연, 식이요법, 투약 관리 등을 보다 잘 이해할 수 있도록 도움을 아끼지 않는다.

이제 조지는 중환자실에서 뇌졸중 병동인 마이어-9$^{Meyer-9}$로 전동된다. NCCU에서 마이어-9로의 인수인계 과정 또한 CUSP에 의해 향상되었다. 우선 NCCU에서 마이어-9와 마이어-8(이 두 병동은 가장 자주 NCCU와 함께 일한다)로 직접 사람이 올라가 의사와 간호사들에게 인수인계 과정에 어떤 내용이 포함되기를 원하는지 묻는다.

"인수인계 과정은 저희보다 그들에게 훨씬 중요해요. 따라서 저희는 먼저 무엇이 필요한지 물어보고 최대한 거기에 맞춰주죠."

NCCU 전문 임상 간호사인 베시 징크<sup>Betsy Zink</sup>의 말이다.

그녀는 지난 24시간 동안 환자에게 정맥 투여된 항고혈압제의 총량이 얼마인지, 얼마나 자주 투여되었으며 마지막 용량은 언제 투여되었는지 등 뇌졸중 환자에 대해 꼭 알아야 할 사항들을 추가했다고 설명한다. 마이어 병동의 의사와 간호사들은 또한 환자가 연하 선별 검사를 받았는지도 알아야 한다(환자가 삼키는 기능을 상실했는지 알아보는 검사로 그 결과에 따라 병동에서 흡인성 폐렴 예방 조치를 취한다).

마이어-9 뇌졸중 병동(뇌기능 회복 병동이라고도 한다)에는 이러한 환자들을 전담하는 뇌졸중 팀이 있다. 과거에는 뇌졸중 환자들이 병원 전체에 흩어져 있었다. 이제는 한 병동에 모여 있기 때문에 팀원들이 모두 함께 회진을 돌 수 있다. 중환자실이나 와인버그-4C 병동에 모여 있는 리치의 환자들처럼 뇌졸중 환자들을 돌보기 위해 고도의 훈련과 경험을 쌓은 전문가들로 이루어진 전담 팀의 진료를 받는다. 대부분의 환자들이 한 병동에 모여 있으므로 뇌졸중 팀의 교수들 또한 병동 바로 옆에 연구실을 두고 있다.

조지의 상태가 안정되면 그는 마이어-9에서 재활 병동인 홀스테드-3<sup>Halsted-3</sup>로 옮겨간다. 홀스테드-3에는 전담 CUSP 팀이 있으며 간호 관리자인 수 베릴로<sup>Sue Verillo</sup>는 CUSP를 통한 의사소통 개선 방식에 열렬한 지지를 보내는 인물이다.

"우리 병동에서는 의사소통이 제대로 되지 않는 것이 가장 큰 문제였어요. 너무나 많은 팀이 일하고 있기 때문에 어떤 사실을 모두에게 알린다는 것이 어려울 때가 많지요."

이 문제를 해결하기 위해 그들은 단일한 치료 계획 전자 서식을 개발했다. 조지의 치료에 관한 모든 정보 또한 이 서식에 기록된다. 페이지마다 드롭다운 메뉴가 있으며 메모를 할 수 있는 공간도 있다. 낙상 위험, 심부정맥혈전증 예방, 통증 상태, 간호 계획 등이 하나의 서식에 담겨 공유 드라이브 상에 저장되므로 교대 시에 누구나 자유롭게 기록할 수 있다.

또한 이 병동에서는 일일 목표 목록을 병동의 필요에 맞도록 변형시켰다. 많은 진료 팀이 드나들기에 모두 함께 회진을 돈다는 것이 항상 가능하지는 않은 것이다. 대신 병동 직원들은 모든 팀을 하루에 한 번씩 만나 조지의 치료 계획을 이해하려고 노력한다. 이 만남을 통해 논의된 모든 사항은 그의 차트에 기록한다.

홀스테드-3 병동에서는 또한 환자의 병력, 팀 미팅 시 논의 사항, 가족의 목표, 퇴원 계획 등을 적은 전자식 노트를 활용한다. 조지를 언제 퇴원시키고 이 목표를 위해 어떻게 도와줄 것인지 이 노트를 통해 결정한다. 또한 다양한 뇌졸중 병동에서 환자들에게 제공하는 교육 자료들을 검토하여 병원 어디서든 똑같은 정보를 얻을 수 있도록 배려한다.

치료를 마치고 집에 갈 때쯤이면 조지는 뇌졸중 예방법과 혹시라도 재발할 경우 즉시 알아차리는 요령, 자신이 복용하는 약물들이 어떤 기능을 하며 왜 중요한지 등을 명확하게 이해할 수 있다. 치료진은 또한 입원 중 어떤 치료를 받았는지, 외래 방문 시 치료 계획은 무엇인지, 향후 치료 중에는 어떤 일들을 해야 하는지 등을 그의 가정의와 상의한다.

수는 CUSP에서 가장 좋은 것은 의사소통이 제대로 이루어지지 않는 것을 용납하지 않는 것이라고 한다.

"저희는 물리치료, 작업 치료, 언어 간호, 의사, 사회사업가, 가정 간호, 약제부 등 모든 팀을 한자리에 모아요. 진정한 종합 치료죠. 환자 안전성에 관한 문제라면 무엇이든, 누구에게나 전화할 수 있는 개방적인 문화를 만들려고 노력해요. 어떤 문제도 방치하지 않고요. 의사의 지시가 잘못되었다면 저희가 바로잡아주죠. 오늘 저는 진료 부장님께도 제대로 된 서류를 갖추지 않고 환자를 병동으로 보냈다고 한마디 했는걸요."

암, 정신 질환, 심장 질환을 비롯한 수많은 질병 치료에 있어 환자 안전성이 향상된 과정과 마찬가지로 뇌졸중의 안전성 조치 역시 CUSP에서 직접적으로 유래한 것이 있는가 하면 간접적인 영향을 받은 것도 있고, 안전성에 관한 인식이 고쳐되면서 자연스럽게 이루어진 것도 있다.

에릭 올드리치가 처음으로 뇌졸중 센터를 짓기 시작했던 1990년대 후반, CUSP는 아직 걸음마 단계였다. 스스로의 계획을 바탕으로 에릭은 뇌졸중 프로그램에 필요한 자금을 지원받고자 했지만 예산은 빠듯했다. 그러나 그는 굴하지 않고 1만 달러의 교육 연구비를 따낸 후, 마이어-7 병동의 빈 방 몇 개에 병원 지하실에서 찾아낸 중고 흑백 모니터를 나무 받침대에 고정시켜 4병상 규모의 뇌졸중 병동을 개설했다.

2004년 CUSP 프로그램이 존스 홉킨스 병원 전체로 퍼져나갈 때, 그는 최고 경영진이었던 리치 그로시Rich Grossi와 에드 밀러를 만나 이번에는 필요한 것을 얻어냈다. 그의 말에 따르면 당시 에드 밀러는 존스 홉킨스에 뇌졸중 센터를 짓는 일을 문자 그대로 '식은 죽 먹기'라고 했다. 오늘날 존스 홉킨스에는 마이어-9 병동에 6병상 규모의 뇌졸중 병동을 갖추고 8명의 정식 교육을 받은 신경과 간호사와 상근 임상 간호사, 두 명의 전문의가 근무하고 있다. 에릭은 4병상 규모의 우스꽝스러운 병동을 동부 연안은 물론 미국 전역을 통틀어 가장 우수한 정식 뇌졸중 센터로 탈바꿈시킨 것이다.

"CUSP 프로그램을 통해 환자 안전성을 중시하는 환경이 조성되자 갑자기 모든 프로그램에 이전에는 생각할 수도 없던 예산 지원이 시작됐죠."

에릭의 말이다.

"이렇게 생각해보죠. 우리가 예산이 필요할 때 에드 밀러가 NCCU CUSP 팀에 있었던 것이 나쁘지 않았어요. 덕분에 안전성에 관한 인식이 수면 위로 떠오르면서 다른 많은 문제도 함께 주목받게 된 거죠. 힘겹게 버티다 사라질 수도 있었던 프로그램들이 꽃을 피우기 시작했어요. 병동에 최고 경영자가 있으니 실현된 거죠. 장군들은 어디에 군대를 보내야 할지 알고 있으니까요. 사람들에게 뭔가 해보자는 생각을 갖도록 하려면 분위기를 만들어주고 자기는 슬쩍 빠져야 해요. 그래야 일이 되는 거예요. 그를 모셔온 덕분에 환자 안전성에 우호적인 환경이 조성됐어요. 여기에 씨를 뿌린 덕에 열매를 맺은 거죠."

여기서 또 한 번 윈-윈 할 수 있었던 것은 에릭의 계획이 조지와 같은 환자들을 더욱 안전하게 만들었을 뿐 아니라 뇌졸중이라는 질병을 병원에서 가장 손해가 나는 영역에서 스스로 자립할 수 있을 만큼 이익을 내는 영역으로 탈바꿈시켰다는 사실이다. 나 역시 때를 잘 만난 셈이다. 미국 의학연구소의 보고서와 보건의료개선협회, 조인트 커미션, 전국 진료의 질 포럼<sup>National Quality Forum</sup> 등에서 추진한 일 등이 이제 바야흐로 날개를 펼친 전국적, 국제적 움직임의 원동력이 되었던 것이다. 우리의 가장 큰 공로라면 이러한 환자 안전성의 큰 물결 속에서 과학적 방법과 측정의 중요성을 일관되게 주장해온 것이다. 확고한 과학적 근거 없이 어떻게 변화를 주장할 수 있는가? 어떻게 소렐의 눈동자를 똑바로 쳐다보며 이제는 조시가 죽지 않을 것이라고 확신을 가지고 얘기할 수 있는가?

# 결론

조시 킹이 세상을 떠난 지 10년 후, 소렐이 다시 병원을 찾았다. 우리는 커피를 마시며 그간 밀린 이야기를 나누었다. 이윽고 대화는 공통 관심사인 환자 안전성 문제로 흘렀다. 소렐은 다시 한 번 딸을 잃고 난 10년 사이에 우리가 이 문제를 확실히 향상시켰는지 알고 싶어 했다. 처음으로 나는 그녀가 마땅히 들어야 할 대답을 해줄 수 있다고 생각했다. 나는 그녀의 눈동자를 똑바로 쳐다보며 이렇게 말했다.

"네, 이제 존스 홉킨스는 보다 안전한 곳이 되었어요. 당신이 큰 역할을 해주었어요."

그녀는 조용해지며 의자에 몸을 뒤로 기댔다. 강인한 표정이 풀리면서 눈동자가 희망과 호기심으로 반짝거렸다. 그녀는 대답을 듣고 싶어 했다.

"존스 홉킨스도 다른 곳과 마찬가지로 가야 할 길이 멀어요. 하지만 모든 사람이 노력한 덕분에 이곳에서는 환자 안전성이 최우선적인 가치가 되었고 앞으로도 그럴 겁니다. 우리가 존스 홉킨스와 미시간에서 성공을 거둔 이후 환자의 안전성을 개선시키기 위한 새로운 방법과 생각들이 봇물을 이루었어요. 이제 우리는 이것들이 미국 전역으로, 나아가 전 세계로 퍼져나가도록 노력하고 있어요."

그녀는 약간 불안해 보이는 미소를 지었다.

"그럼 소아과는요? 어린이들을 보다 안전하게 하기 위해서는 어떤 일을 하고 계신가요? 조시 같은 아이가 다시는 생기지 않을까요?"

"저희 어린이병원에 많은 자금을 기부해주신 덕분에 말린과 그녀의 팀은 환자 안전성을 획기적으로 개선시킬 수 있었어요. 어린이병원장인 조지 도버<sup>George Dover</sup>와 말린의 팀은 수요일마다 안전성 점검 회진을 돌아요. 병원 전체를 돌아다니며 환자에게 위험성이 없는지 점검하고 위험을 최소화시키기 위한 조치를 취한 후 결과를 확인하죠. 병원의 직원이라면 누구나 접속하여 실수를 보고하는 시스템도 갖추었어요. 말린의 팀에서 보고된 내용을 검토하고 조사한 후 위험을 줄이기 위한 조치를 취하죠. 소아청소년과 레지던트들과 마찬가지로 실습을 나오는 의과 대학생들도 의학적 실수를 조사하는 방법을 배워요."

나는 말을 이었다.

"그녀의 팀은 특히 조시가 앓았던 혈행성 감염을 감소시키는 데 획기적인 발전을 이루어냈어요. 어린이병원의 레지던트들은 정기적으로 어린이 소생술 교육을 받고 있고요. 이런 노력을 시작했을 때 실수 발생률은 30퍼센트에 달했어요. 하지만 교육을 시작한 뒤로는 실수를 거의 찾아볼 수 없답니다. 어린이 환자의 투약 안전성도 괄목할 정도로 향상되었어요. 병동마다 전문 약사를 두고 안전성 확인 횟수도 훨씬 늘어났지요. 투약 실수가 완전히 없어졌다고 할 수는 없지만 놀랄 만큼 줄어든 것은 사실이에요.

말린은 이 프로그램을 국내 6개의 중환자실로 확대했어요. 여기서는 중심 정맥관 감염이 거의 사라졌고 이제 그녀는 전국의 소아청소년과 중환자실, 나아가 전 세계로 이 프로그램을 확대시킬 기회를 찾고 있어요. 사실 일이 너무나 커졌기 때문에 말린은 소아청소년과 내부에 별도로 환자 안전성 부서를 운영하고 있어요. 제가 알기로는 전 세계적으로 교육 병원에서 안전성 전담 부서가 생긴 것은 처음이에요. 전통적으로 어떤 과든 교육연구부장과 임상진료부장이 있어요, 하지만 진료의 질과 환자의 안전성을 이끄는 사람은 없었죠. 이제 소아청소년과에서는 말린이 그 일을 담당하고 있어요.

어린이 중환자실PICU은 이제 일일 목표 목록을 사용하고 강력한 CUSP 팀을 갖추고 있어요. 팀원들 사이의 의사소통은 놀랄 정도로 향상되었고요. 병동에서는 의사 지시 사항을 컴퓨터를 통해 입력하고 일반 병동에 인수인계하는 과정도 훨씬 체계화되어 중요한 정보가 누락되는 일이 없어졌어요. 지금이라면 조시가 탈수되었다는 사실을 모르고 넘어가지 않을 거예요. 게다가 혈행성 감염이 실질적으로 완전히 사라졌기 때문에 탈수를 유발한 이런 감염을 아예 앓지 않을 거고요.

조시가 세상을 떠난 후, 말린은 오직 외과 병동에 입원해 있는 두 살 미만의 어린이들을 내과적으로 공동 관리하기 위한 목적으로 어린이 입원 환자 전문의 프로그램을 개발했어요. 사실 모든 어린이에게 입원 환자 전문의가 필요하겠지만, 우선 조시처럼 가장 어리고 연약한 아이들을 먼저 보살피기로 한 거죠.

또한 간호사와 보호자들은 이제 직접 신속대응 팀을 호출할 수 있어요. 이전에 이런 팀이 있었다면 조시가 걱정되었을 때 엄마가 부를 수도 있었을 거예요. 그랬다면 조시를 PICU로 옮기고 탈수되었다는 사실을 확인하는 등 필요한 조치를 취했을 거고요. 간호사나 병동의 다른 누구라도 걱정되는 점이 있다면 신속대응 팀을 부를 수 있어요.

최근에 조시가 입원해 있던 병동의 고참 간호사를 만났는데 조시의 경우와 놀랄 만큼 비슷한 이야기를 들려주더군요. 그녀는 눈물을 글썽거리며 외과 병동에 입원해 있던 한 어린이가 계속 나빠지는데도 외과 의사들이 아무런 대응을 하지 않았던 일을 회상했어요. 하지만 그녀는 PICU에 연락해서 즉시 문제를 해결할 수 있었죠. 다행히 아이는 아무런 해를 입지 않았지만 간호사가 빨리 움직이지 않았더라면 문제가 생길 수도 있었어요. 그녀는 이렇게 말했어요. '제 눈앞에서 또 다른 조시 킹이 생기도록 하지는 않을 거예요. 절대로요. 필요하다면 제가 아이 손을 잡고 PICU로 데려갈 거예요. 피터, 이제 절대로 그런 일은 없어요.' 조시의 기억이 그녀의 영혼 속에 얼마나 아프게 자리 잡고 있는지 생생히 느껴졌어요.

그렇다고 모든 일이 다 끝난 건 아니에요. 신속대응 팀과 입원 환자 전문의와 임상 간호사들 덕분에 병동이 보다 안전해진 건 사실이지만 간호사들은 아직도 일부 의사들이 전체 진료 팀의 말을 듣고 따르지 않는다고 말하고 있어요. 전국에 어느 병원에서든 똑같은 불만을 듣게 되죠."

나는 소렐에게 다음과 같은 이야기를 들려주었다. 최근 우리는 성인 환자 중환자실 한 곳에서 앞으로 우리 앞에 놓인 과제와 지금까지 우리가 이루어온 발전을 동시에 뚜렷이 보여주는 일을 겪었다.

레지던트 한 명이 한밤중에 중심 정맥관 시술을 위해 외과 전임의의 도움을 청했다. 그는 병동에 들어와 장갑만 끼고 수술용 모자와 가운을 착용하지 않은 채 시술을 시작했다. 간호사들이 제지했지만 그는 꺼져버리라고 소리를 질렀다.

"안 입어! 그런 건 바보 같은 짓이라고."

간호사가 물러서지 않자 그는 더욱 완강히 버텼다. 할 수 없이 간호사는 수간호사와 임상 간호사를 불렀다. 외과 전임의는 엄청나게 화를 냈고 결국 파워 게임이 시작되었다. 더 큰 문제는 간호사가 외과 교수에게 연락했는데도 교수가 아무런 조치를 취하지 않았다는 점이었다. 전임의는 중심 정맥관 감염 방지 조치를 취하지 않았다. 그들은 내게 연락하여 상황을 설명했고 다음날 아침 나는 그를 만났다.

"자네가 의사로서 성공하고 싶다면 실력이 좋아야 해. 하지만 그것만으로 훌륭한 의사가 되는 건 아니야. 정말로 훌륭한 의사는 사람들과 조화롭게 지내고 환자의 경과를 향상시켜주는 사람이라네. 자네는 무한한 잠재력을 지니고 있어. 하지만 그런 잠재력을 실현하려면 좋은 실력과 함께 사람들과 한 팀으로 협동하는 법을 알아야 하네. 간호사들은 어젯밤에 보인 자네의 행동을 어떻게 생각할 것 같은가?"

"그게, 저, 좀 거칠었죠."

"거칠었다… 어리석은 소리! 지금 우리는 그 일이 왜 잘못되었으며, 다시 반복되지 않으려면 어떻게 해야 하는지를 말하고 있는 거야. 나는 환자들을 위험에 처하게 할 수 없고, 자네가 계속 다른 직원들을 무시하도록 내버려두지도 않을 거야. 그러니 왜 그랬는지 나 한번 들어보세."

그의 태도가 누그러지더니 눈물을 흘리기 시작했다. 장기이식 환자 때문에 사흘이나 잠을 못 잤다는 것이었다. 외과 전임의에게는 의사의 장시간 근무를 금지하는 규칙이 항상 적용되는 것은 아니었다. 결국 그는 잠도 자지 못한 채 과로에 시달리다 못해 편집성 정신분열병 환자 같은 행동을 보인 것이었다. 결혼 생활도 순탄치 않았다. 그런 상황에서 간호사가 계속 밀어붙이니 그만 폭발하고 만 것이다. 그렇다고 그의 행동이 정당화되는 것은 아니지만 이러한 일이 다시 생기지 않으려면 어떻게 해야 하는지 알 수 있었다. 의사들을 밀어붙인다고 일이 되는 것이 아니다. 시스템을 바꾸어야 한다. 의과대학 교육 과정 중에 이러한 스트레스를 관리하는 방법을 제공해야 한다. 지식 교육과 감성적, 사회적 훈련을 조화시켜야 하는 것이다.

꽤 오랜 시간이 지난 후 그가 내게 연락을 해왔다. 그는 다른 유명한 교육 병원에서 교수 자리에 있었다. 친근하고 쾌활한 목소리였다.

"선생님, 저한테 안전성의 과학과 리더십에 대해 설명하면서 체크리스트를 사용하고 문화와 팀워크를 개선하는 것이 얼마나 중요한지 말씀해주신 것 기억하시죠? 감사합니다. 아직까지도 생생하게 기억하는데 정말 도움이 많이 되었어요. 한 회의에서 환자 안전성에 관한 강의를 하게 되었는데요. 혹시 선생님의 슬라이드를 좀 쓸 수 있을까 해서요. 인터넷에 좋은 슬라이드가 많이 올라와 있더라고요. 선생님의 방법을 가르쳐주면 여기 동료들에게 많은 도움이 될 겁니다. 저희 병원은 환자 안전성이 많이 떨어져서 선생님의 이론을 도입해보고 싶습니다."

우리의 작업은 진정으로 검증된 셈이었다. 우리의 목소리가 이보다 더 생생하고 분명하게 전달된 예를 찾을 수 있을까. 내 얼굴에 미소가 번졌다. 자랑스러운 아버지가 된 느낌이었다. 내가 해온 일이 진정으로 변화를 일으키고 있구나. 병원 문화가 변하기 시작하는구나.

"그보다 기쁜 일이 있겠는가. 물론 원하는 대로 써도 좋네. 자네 이름을 쓰고 마음껏 사용해도 좋아."

"감사합니다."

나는 마지막으로 소렐에게 이렇게 말했다.

"이런 성공은 한 병동에 국한된 것이 아니에요. 방문하는 모든 병동에서 저는 우리가 그간 해왔던 일과 조시의 이야기가 보건 의료에 대한 시각 자체를 바꾸었다는 말을 듣습니다. 이러한 일을 통해 모든 사람의 가슴속에 있는 선한 마음이 밖으로 표출되었다고 믿고 있지요. 의료에서 선한 마음은 환자에게 최선의 진료를 제공하고 싶다는 소망을 통해 드러납니다. 의료인들에게 방법을 가르쳐주고 목표를 이룰 수 있도록 지원해주고 건설적인 피드백을 제공한다면, 그들은 자기 일에서 큰 만족을 느끼며 그것만으로도 환자 진료가 향상됩니다."

소렐을 만난 지 얼마 안 되어 그간 내가 해온 일의 근원을 돌아보게 만드는 두 가지 소식이 들려왔다. 첫 번째는 모교인 페어필드 대학에서 내게 졸업식 축사를 부탁해온 것이었고, 두 번째는 나의 계부가 암으로 죽어가고 있다는 것이었다.

어머니는 2004년 9월 두 번째 남편인 폴과 재혼했다. 결혼한 지 3개월 만에 그는 대장암 진단을 받았다. 이후로 폴은 계속 투병 생활을 해왔다. 최근 가망이 없다는 소식이 들려왔다.

역시 암이 원인이었던 내 아버지의 죽음은 내가 의사가 되고 환자 안전성 문제에 전념하게 된 동기 가운데 하나였다. 이제 계부마저 암으로 잃는다는 사실과 처음 아버지의 병을 알게 되었던 캠퍼스로 돌아간다는 사실은 여러 가지 복잡한 감정과 추억을 불러일으켰다.

생각을 해야 했다. 나에게 생각을 정리하는 가장 좋은 방법은 달리기였다. 신발을 갈아 신고 문을 나섰다. 노스센트럴 레일로드 트레일North Central Railroad Trail은 볼티모어 카운티에서 북쪽 펜실베이니아까지 뻗어 있는 길이다. 예전에 철로였던 것을 하이킹과 자전거 길로 정비한 것이다. 잔잔한 강물을 따라 굽이치는 길에는 인동덩굴과 소나무 향이 가득하다. 나는 종종 이 길을 달리거나 아이들과 함께 자전거를 탔다. 잠깐 달리는 것으로는 부족할 것 같아 16킬로미터 코스를 택했다. 내가 '참선參禪 달리기'라고 부르는 일이다. 제대로 될 때면 모든 고통이 사라지고 시간이 정지하며 영혼이 고요해진다. 이러한 경지에 이르려면 속도를 잘 조절해야 한다. 너무 빨리 달려 숨이 찰 정도가 되면 충분히 이완할 수 없다. 반대로 너무 천천히 달리면 엔도르핀이 분비되지 않는다. 나는 참선 달리기에도 체크리스트를 사용한다.

그날은 운이 좋았다. 원하던 경지에 이르러 나는 미시간에서 지금까지 가장 큰 규모의 과학적으로 입증된 질 관리 개선 프로젝트를 어떻게 성공으로 이끌었고, 결국 전국으로 보급시켰는지 생각했다. 우리는 환자의 안전성을 존중받는 과학의 영역으로 끌어올렸다. 그리고 그 과학을 이용하여 수많은 생명을 구하고 엄청난 비용을 절감했다. 신뢰할 수 있는 정보를 바탕으로 진료 방식과 보건 정책을 수립했다. WHO와 함께 몇몇 국가에 우리 프로그램을 도입하기도 했다. 이제는 안전성의 과학을 의과대학과 간호대학 학생들, 레지던트들, 교수들에게 가르치고 있다. 의사와 간호사 사이의 팀워크와 의사소통을 개선시켰으며 의료 현장을 다시 기쁨이 넘치는 곳으로 변모시켰다. 자랑스럽게 생각할 만한 성취 목록이었다.

땀을 닦으려고 선글라스를 밀어 올리다 나는 평화와 불안이 섞인 묘한 감정을 느꼈다. 평화는 많은 환자들을 돕고 진료 방식을 변화시키면서 개인적인 보람까지 느낄 수 있을 정도로 운이 좋았다는 생각으로부터 기인한 것이었지만, 앞으로 해야 할 엄청난 일들과 여기에 따르는 불확실성을 생각하면 한편으로 불안한 마음이 들었던 것이다.

크리스 괴셀이 다음 목표는 무엇이냐고 물었던 일이 떠올랐다. 확실히 알지 못한다고 대답했었다. 이러한 개념들은 보건 의료에 국한된 것만은 아니다. 최근 나는 런던의 바클레이즈<sup>Barclays</sup> 은행에서 우리 이론을 금융 분야에 적용시키는 방법에 대해 강연했다. 이 강연이 엄청난 성공을 거둔 것을 보며 나는 우리의 원칙이 사람과 팀과 조직에 관한 보편적인 진실을 담고 있기 때문에 그토록 성공적이었다고 생각했다. 우리의 원칙은 세상을 보다 좋은 곳으로 만들고 자기 자신을 넘어선 어떤 것에 기여하며, 확실한 성과를 얻으면서도 혁신을 촉진시키고 헌신과 성취를 자랑스럽게 여기기 위해 꼭 필요한 것들이다. 체크리스트를 만들고 목표를 향한 진행 상황을 측정하며 문화를 변화시키는 작업은 비단 혈행성 감염뿐 아니라 은행과 금융, 개인 건강관리와 다이어트, 가족과의 관계에서도 똑같이 적용될 수 있다. 리더십의 보편적인 모델인 것이다.

땀 때문에 눈이 따갑고 햇볕에 얼굴이 달아오르는 것을 느끼며 나는 리더십의 정의를 생각했다. 리더십이란 세상을 보다 좋은 곳으로 만들기 위해 문제를 해결하는 능력이다. 이러한 과정을 위해 사람들을 초대하고 그들이 변화를 이루어낼 수 있도록 희망을 제시하는 일이다.

계속 달리면서 나는 이러한 개념을 페어필드 졸업생들과 어떻게 나눌지 궁리했다. 그들에게 환자의 안전성에 관한 우리의 작업과 이미 성취한 것, 그리고 성취하고 있는 것들을 들려주고 싶었다. 그러나 이 학생들은 이제 막 세상으로 나아가 다양한 직업적 개인적 도전에 직면할 참이었다. 의료 분야에서 우리의 성취만을 얘기한다면 무척 지루해할 것이 뻔했다. 우리가 해온 일을 머지않아 그들이 직면할 도전과 연결시켜야 했다. 강이 굽이치는 곳에서 자전거를 타고 있는 엄마와 딸을 지나치는 순간 갑자기 한 가지 생각이 떠올랐다. 조시는 나를 현실에 연결시켜주었다. 이제 나도 그 아이를 내 후배들과 연결시켜주리라.

달리기가 생각을 떠올리는 데 도움을 준다면 글쓰기는 생각을 명료하게 하는 데 도움이 된다. 어떤 말을 할지 정해졌으므로 집으로 돌아가 종이 위에 써볼 차례였다.

대학 측에서는 친절하게도 볼티모어에서 페어필드까지 나를 데리고 갈 기사를 보내주었다. 5시간 동안 차를 타고 가면서 연설문을 마지막으로 손질하고 이것저것 밀린 일을 할 수 있었다. 나는 에단을 데리고 가 형의 집에서 하룻밤을 보냈다. 나의 형들인 폴과 존은 모두 아이들을 데리고 내 연설을 들으러 올 생각이었다.

다음날 아침 우리는 캠퍼스로 차를 몰고 가며 아버지가 암에 걸렸다는 소식을 처음 들었던 주차장, 친구들과 어울려 시간을 보냈던 구내식당과 체육관, 라크로스 경기장, 기숙사, 도서관을 둘러보았다. 오늘의 나를 만들어준 수많은 추억과 경험이 깃들어 있는 장소에 돌아오니 큰 깨달음을 얻은 것 같은 기분이 들었다. 1만 5000명이 넘는 학생과 부모들, 동문들, 가족들 앞에 마련된 연단에 오르니 그러한 느낌이 더욱 커졌다.

평범하게 연설을 시작했다. 초대해준 대학 측에 감사를 표하고 졸업생과 부모들에게 축하를 보냈다. 페어필드의 학생 시절을 회상하며 나의 형제들, 아버지, 삼촌이 모두 이 학교 출신이라는 사실도 밝혔다. 그들이 사회에 나가 맞닥뜨리게 될 도전들을 언급하며 이러한 난관을 뚫고 나가는 것이 그들에게 주어진 책무라는 점을 강조했다. 이어 내가 존스 홉킨스와 미시간에서 했던 일과 함께 이러한 일을 어떻게 전 세계적으로 확산시키고 있는지 설명했다. 이 일들이 나의 임무이자 목표가 된 과정을 그들과 함께 나누며 이 세상을 좀더 나은 곳으로 만들기 위해 각자에게 주어진 작은 부분을 성취하는 길을 찾게 될 것이라는 나의 믿음을 전달했다. 그리고 나는 조시 이야기를 꺼냈다.

목 속에 친숙한 무언가가 걸리는 것 같았다. 오래 전 그들의 집에서 킹 가족을 만나고 소렐과 토니와 더불어 조시 이야기를 할 때와 똑같은 슬픔이 느껴졌다. 수많은 상황에서 수없이 반복했던 단순한 이야기지만 언제나 깊은 감동을 주었다. 나는 그 자리에 모인 사람들 또한 그러하리라 확신했다.

제 딸 엠마와 놀랄 만큼 비슷한 귀여운 여자 아이 조시 킹은 18개월의 나이로 막을 수 있었던 실수들이 연속된 탓에 세상을 떠났습니다. 그 중 가장 큰 실수는 카테터 감염이었습니다.

그 아이의 4주기를 맞아 엄마는 제게 만일 조시가 다시 입원한다면 죽게 될 가능성이 줄어들었는지 물었습니다. 저는 그간 저희가 존스 홉킨스에서 해왔던 모든 일들을 설명하기 시작했습니다. 그녀는 갑자기, 그리고 너무나 당연하게도, 제 말을 끊었습니다. 그녀는 우리가 무슨 일을 하고 있는지 알고 싶은 것이 아니었습니다. 그녀는 만일 조시가 다시 입원한다면 죽게 될 가능성이 줄어들었는지를 알고 싶은 것이었습니다. 그녀는 환자들이 안전해졌느냐고 묻고 있었습니다. 그녀는 결과를 원했습니다. 그때는 저도, 존스 홉킨스 병원도, 미국 보건 시스템도 그녀에게 확실한 대답을 할 수 없었습니다. 저는 그녀가 대답을 들을 권리가 있다고 믿었습니다. …… 많은 사람들이 저희가 너무 대담한 일을 벌이고 있으며 실패할 수밖에 없다고 말했습니다. 또 다른 사람들은 저희가 너무 순진하다고 생각했습니다. 정신이 나갔다고 하는 사람들도 있었습니다. 장애물은 많았고 자원은 부족했습니다. 도전에 직면한 많은 사람들이 장애물을 보고 좌절한 끝에 아예 시작도 하지 못합니다. 그러나 어떤 사람들은 그 너머에 빛나는 목표를 바라보며 장애물을 극복하거나 피해 나가야 한다고 생각합니다. 저희는 목표를 바라보았습니다. 저희는 이 세상의 수많은 조시 킹들만을 바라보던 것입니다.